‖北京针灸名家丛书‖

济世金针

钮韵铎

主　　编　钮雪松

副 主 编　闫松涛

编　　委　赵建宏　钮雪梅　王　霞

　　　　　王　平　倪国勇　孟进兵

　　　　　曾瀚琳　苏　杭　杨　坤

　　　　　张　丹

主　　审　钮韵铎　胡益萍

中国中医药出版社

·北　京·

图书在版编目（CIP）数据

济世金针——钮韵铎 / 钮雪松主编 . — 北京：中国中医药出版社，
2018.1（2023.1重印）

（北京针灸名家丛书）

ISBN 978 – 7 – 5132 – 4642 – 2

Ⅰ . ①济… Ⅱ . ①钮… Ⅲ . ①针灸疗法—临床应用—经验—中
国—现代 Ⅳ . ① R246

中国版本图书馆 CIP 数据核字（2017）第 304695 号

中国中医药出版社出版

北京经济技术开发区科创十三街 31 号院二区 8 号楼

邮政编码 100176

传真 010-64405721

三河市同力彩印有限公司印刷

各地新华书店经销

开本 880×1230 1/32 印张 14.5 彩插 0.5 字数 373 千字

2018 年 1 月第 1 版 2023 年 1 月第 2 次印刷

书号 ISBN 978 – 7 – 5132 – 4642 – 2

定价 69.00 元

网址 www.cptcm.com

服 务 热 线 010-64405510
购 书 热 线 010-89535836
维 权 打 假 010-64405753

微信服务号 zgzyycbs
微商城网址 https://kdt.im/LIdUGr
官 方 微 博 http://e.weibo.com/cptcm
天猫旗舰店网址 https://zgzyycbs.tmall.com

如有印装质量问题请与本社出版部联系（010-64405510）

《北京针灸名家丛书》
编委会

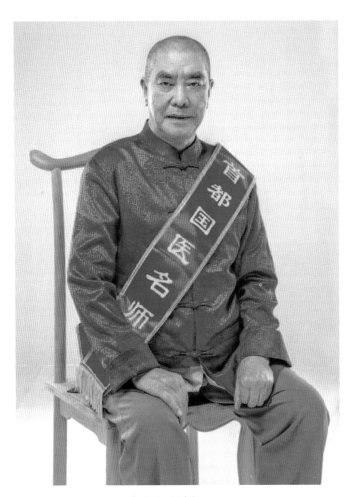

钮韵铎教授近照

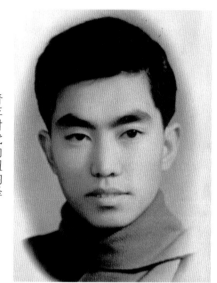

青年时代的钮韵铎

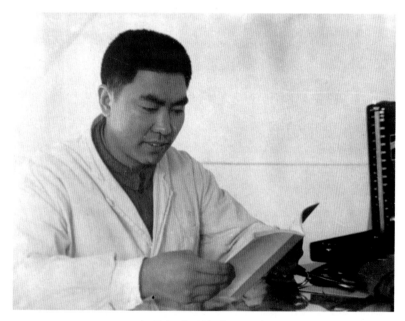

钮韵铎在北京中医医院

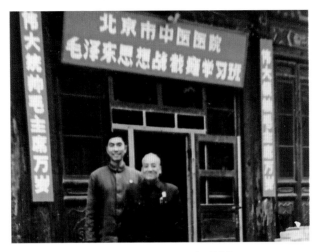

钮韵铎和恩师王乐亭教授

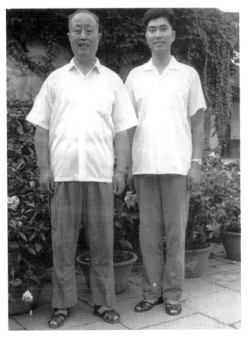

钮韵铎与岳父胡荫培教授

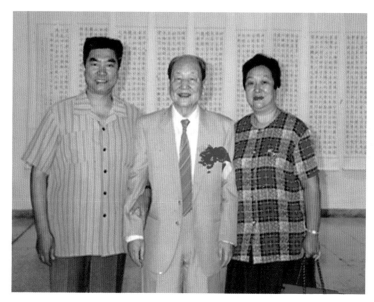

钮韵铎夫妇与老领导李广祥部长合影

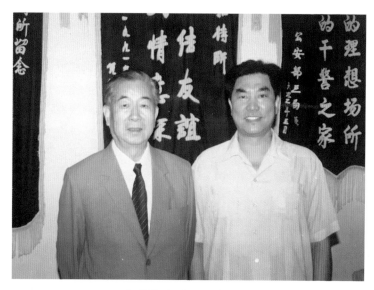

钮韵铎与崔月犁部长

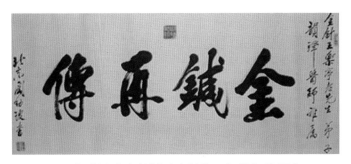

国医泰斗关幼波教授对金针传人钮韵铎的题字

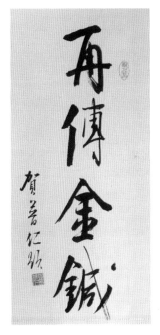

国医大师贺普仁教授对
金针传人的题字

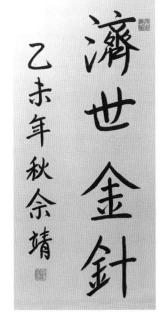

国家中医药管理局佘靖
局长题字

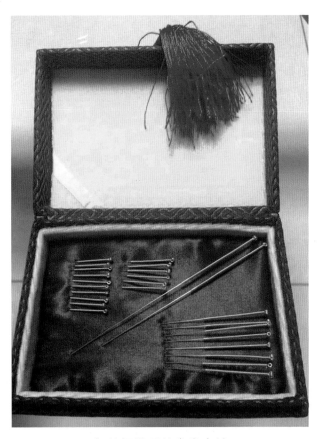

钮韵铎使用的毫发金针

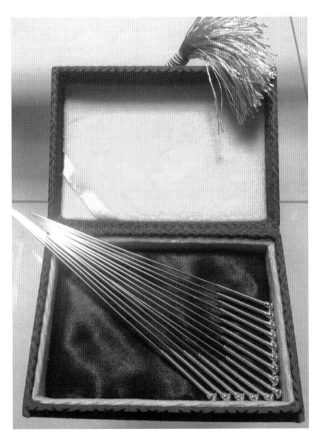

钮韵铎使用的六寸、七寸金针

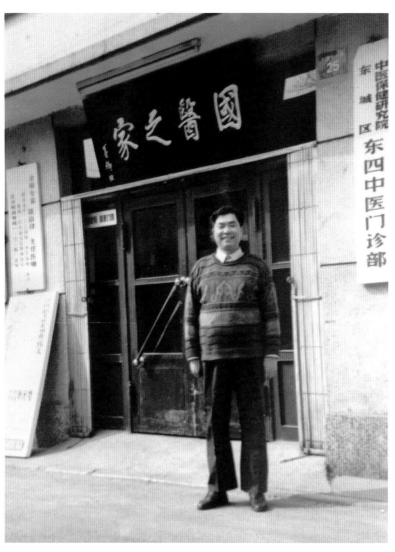

钮韵铎在搬迁到东四十一条的东四中医门诊部前留影

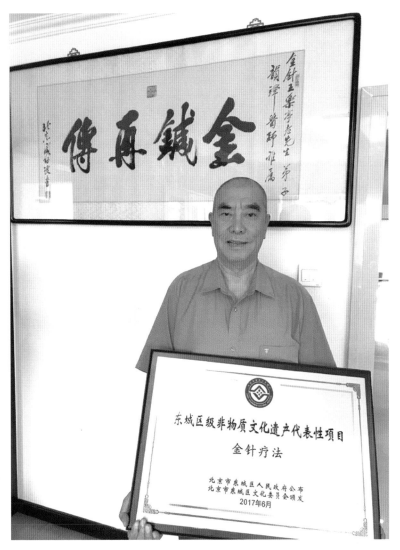

"金针疗法"入选东城区级非物质文化遗产代表性项目名录

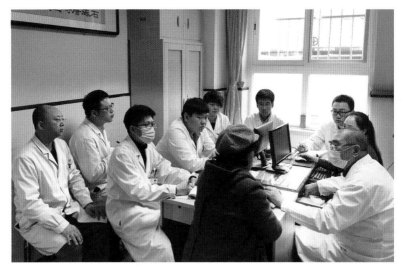

钮韵铎在海运仓门诊部带教应诊

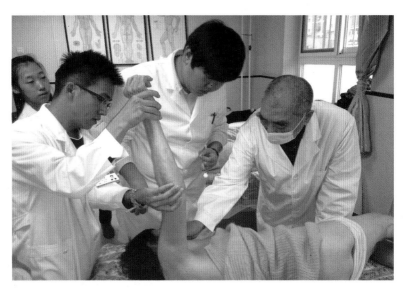

钮韵铎临床带徒并指导针刺

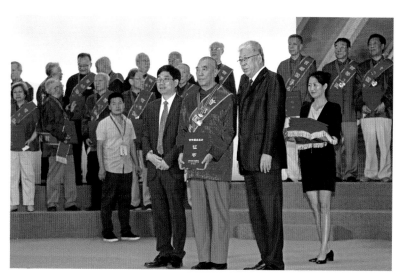

钮韵铎被评为第三届首都国医名师

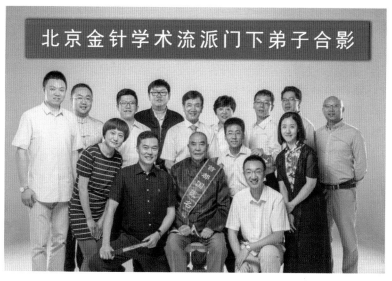

金针流派弟子与再传弟子同钮韵铎合影（左起：曾瀚琳、杨坤、王霞、鄢伟伦、钮雪松、苏杭、赵建宏、钮韵铎、钮雪梅、孟进兵、赵元辰、王平、张宸、倪国勇、闫松涛）

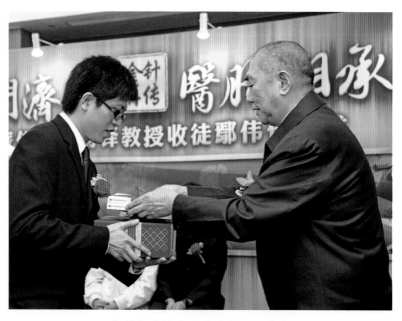

钮韵铎收徒中国台湾弟子鄢伟伦

内容简介

　　钮韵铎先生为京城针灸名家金针王乐亭和胡荫培的亲传弟子，从医50余载，针灸理论及临床经验颇丰。本书重点介绍他一生致力于金针的理论和临床研究，对他独特的学术思想体系和临床经验做了总结。全书分5章。医家小传，介绍了钮韵铎先生求学成才的经历；谈穴论针，介绍先生对背俞穴、华佗夹脊穴、根节理论、透刺法及血络的理解，还有安神定志法的应用心得和体会；针药互济，介绍先生针药并用治疗内、外、妇、儿、骨伤、五官各科疾病80余种，每病附有典型病例介绍；瘫痿治验，记述了先生对外伤性截瘫、小儿脑瘫、中风偏瘫及痿证的治疗心得；薪火传承，记录了钮韵铎先生的弟子对其学术思想和临床经验的总结。本书具有较高的学术和收藏价值，是针灸临床和教学工作者的重要参考书。

前　言

　　针灸疗法作为祖国传统医学中重要的组成部分，有着数千年的历史，针灸疗法理论与技术的形成和发展离不开一代又一代的针灸人。黄帝与岐伯等的君臣问对，成就了以《灵枢》为代表的针灸理论体系；扁鹊著《难经》，阐发针灸经旨，丰富了针灸理论；皇甫谧删浮除复，论精聚义，撰成《针灸甲乙经》，使针灸疗法自成体系；其后历朝历代，贤人辈出，葛洪、杨上善、孙思邈、窦默、徐凤、杨继洲、高武、李学川，直至近代的承淡安、黄石屏等，如璀璨群星，闪耀在针灸历史的天空。正是这些精英的薪火传承，才成就了针灸的繁盛大业。

　　北京有着数百年的历史，特殊的历史地位和厚重的文化积淀，造就了众多针灸名家。王乐亭、胡荫培、牛泽华、高凤桐、叶心清、杨甲三、程莘农、贺普仁……这些德高望重的针灸前辈，成为了北京近现代针灸学术的代表人物，他们的学术思想和精湛技艺推动了北京地区针灸学术的发展，在北京地区针灸史上留下了浓墨重彩的一笔。他们的道德情操、学术思想和临床技艺是针灸界的宝贵财富，应当深入挖掘整理并发扬光大。

　　北京针灸名家学术经验继承工作委员会是在北京针灸学会领导下的一个学术研究组织，主要任务就是发掘和整理北京地区针灸名家的学术思想和临床技艺，凡在北京地区针灸界有一定影响力的、德高望重的、有独特学术思想和临床技艺的针灸专家，都是我们工作的对象。我们本着客观、求实、慎重、细致的原则，力求全面展示北京针灸名家们的风采，展示他们的学术价值和影响力，为推动北京地区针灸学术的发展，为针灸疗法促进人民健康、提高生活质量做出自己的贡献。

这套丛书对于我们来说是工作成果的体现，对广大读者来说是走近针灸名家、向他们学习的有利工具。通过它，可以了解这些针灸名家的追求与情怀，可以感受到他们的喜怒哀乐，可以分享他们的临床所得，使自己得到受用无穷的精神食粮。这就是我们编辑这套丛书的目的。

北京针灸名家学术经验继承工作委员会

《北京针灸名家丛书》编辑委员会

2016 年 8 月

序

我与钮韵铎主任是老同事、老朋友，几十年来一直保持着友好的联系，同在北京中医医院时，虽然不在同一科室，也非同一专业，接触的机会也不多，但在1965年，院领导指示：由我和钮韵铎、祝宝枝组成一个小组，专门收集、研究和整理全院名老中医的学术思想、理论发挥和临床经验。经过近一年的时间，我们完成了一本科研论文集《中医学术论文选集》和一本临床经验集《中医临床验案选》，通过内部印刷和发行，赠送业内人士，颇受欢迎，这在当时全市中医医院界尚属首举，为中医医院临床科研事业开辟了新的思路和方法。在与钮、祝二位共事期间，我亲眼看到钮韵铎有很强的科研分析能力和整理文献的能力，思维清晰，创造性也很强，这一点在他独立工作实践中得到了充分的发挥。

1984年，钮韵铎调离了北京中医医院，在中国民间中医医药研究开发协会任职并从事涉外饭店的特约门诊工作；1988年，他又组织开办中医门诊部。对此，我一直为他感到惊讶和担心，因为脱离公职，敢于到民间医疗机构搞民营，在当时的中医业界也是为数不多的，需要相当大的勇气和魄力。通过几年的努力，他把"国医之家"中医门诊部和中医医院办的有声有色，科室齐全，执业的医师、专家、医技人员都很全面，门诊量也很大，因为疗效好、服务态度好、经营管理好，老百姓口碑相传，故此金针学术名扬海内外。他所在门诊部连年被东城区卫生局评为"卫生工作先进单位"，自己也被评为"先进个人"。

而今，其子钮雪松主编了《济世金针钮韵铎》一书，详读之后更加使我"惊讶"。从全书的编写思维方法上来说，"站得很高，写的很细，实实在在，毫不夸张"；从"医家小传、谈穴论针、针药互济、瘫痿治验"，到"薪火传承"和最后的"附录"，层次清楚，有章有序，主附分明，内容丰厚，涉及内、外、妇、儿、皮肤、五官各科。钮大夫学术精深，内科传承了名师魏舒和之精粹，针灸技艺深得金针王乐亭和胡荫培之真传，并有独特的发挥，行医济世五十余载，针药结合，救人无数，实可谓"医之大家"。钮韵铎先生出身于革命家庭，爱国、勤奋、创新性强，具有很高的医、教、研、管理能力，确实是一位中医针灸界的优秀楷模，值得我为之敬仰和努力学习，他对于中医针灸学的发展做出了重大的贡献！

于今《济世金针钮韵铎》即将付梓之际，谨为此序，以示祝贺！

高益民

2017 年 6 月 20 日

目 录

第一章
医 家 小 传

　　钮韵铎，满族，1938 年 12 月 20 日出生于山西省文水县马西村。主任医师，北京金针学术流派掌门人，京城治瘫专家，第三届首都国医名师。现任北京市东城金针研究学会名誉会长，北京朝阳国医之家中医医院名誉院长，海运仓中医门诊部首席专家。行医50 余载，历尽坎坷，矢志向学，继承王乐亭、胡荫培两位大师的衣钵，整理金针绝技，课徒授业，为金针学术流派的承上启下者。

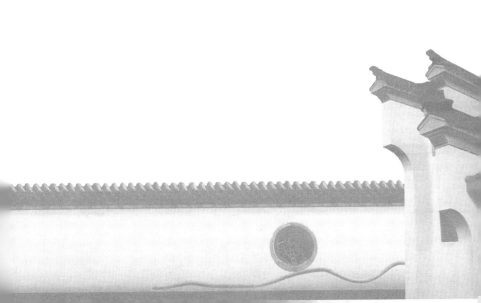

一、出身革命家庭，仇日寇，念党恩

1937 年 10 月秋，侵华日军大举进攻太行山、吕梁山一带，不久，山西西北部、中部地区大片土地被日寇侵占。太原市、文水县城相继失陷，老百姓陷于水火之中。与此同时，山西人民在中国共产党领导下，奋起抵抗，抗日力量蓬勃发展。钮韵铎的祖籍山西省文水县马西村坐落在吕梁山脚下，是文水平原与吕梁山区通路上的主要村落，也是抗日武工队经常活动的区域。

钮韵铎的祖父钮鸿藻（1892—1973）当时在文水县城的汇源银号任职员，受共产党干部贾石亭等人的影响走上了革命道路。1938 年春，受党的委托，46 岁的钮鸿藻以"回家养病"为由回到马西村，以商人、绅士身份为掩护，以自己的家作为党的秘密贸易存货点，带领全家投入抗日活动。他们掩护和接待党的过往干部，传递情报，建立了可靠的交通站。钮韵铎就出生于这样一个革命家庭。

1940 年农历八月初一，日寇对山区的抗日根据地开展扫荡，实行"三光"政策。由于汉奸的出卖，作为地下交通站的钮家，其住房和庭院首当其冲被日寇放火烧毁，祖父也被打得腰腿致残。气急败坏的日寇把全村 500 多村民押到马西村庄东门外的一个大广场上，架起四挺机关枪，要把村民通通杀掉，钮韵铎全家老少七八口人都在其中。在此危急时刻，从山上下来一支武工队，他们偷袭了鬼子的据点，引走了要杀害村民的日军，从而挽救了整个马西村老百姓的生命。

日寇虽然撤走了，但钮韵铎家已被烧了个精光，满院子残垣断壁，衣食无着，生活顿时陷入困境。地下党闻讯后，连夜派人送来粮食和衣物，全家人才得以勉强度日。党的热情关怀，温暖和感动了钮韵铎一家。因交通站被破坏，党的干部建议钮家人分

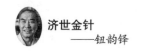

散开居住，分别投亲靠友，所以钮韵铎与姐姐在母亲的带领下，去了外祖父家。交通站继续由钮韵铎的祖父祖母办下去。

1949年以后若干年才知道，经常来往钮韵铎家交通站的干部中，有山西省原副省长王西同志和地委、县委领导，以及当时河南、内蒙古的部分省级干部，这些领导同志都是得到交通站掩护的老同志。曾有武汉来的调查组调查一位老干部和钮鸿藻在1949年前的关系时，正赶上当年担任八路军独立营营长的刘华英同志在村里办事，刘营长对外调人员讲："当年的八路军都是钮鸿藻的干儿子。"可见钮韵铎家与经常往来的党的干部和八路军官兵结下了多么深厚的鱼水情。钮韵铎家是中国共产党可靠的交通站，为抗日战争、解放战争都做出了积极的贡献。

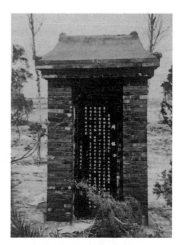

图1　碑铭

1998年清明节前，正值钮韵铎祖父病故25周年，吕梁地区同志、文水县委及镇领导、村干部和钮家共同商量，决定在钮韵铎祖父坟墓前设立墓碑，以示纪念。

二、幼受中医启蒙，敬岐黄，知商道

钮韵铎随母亲和姐姐来到外祖父家，外祖父赵梅岑（1882—1949）是一位秀才，汉文基础好，中年时曾在文水县城旁边的堡子村开设一家医馆，接待周围的患者，是当地有相当名气的儒医。赵梅岑先生平时诊务繁忙，为患者诊脉开方、针灸拔罐、配方抓药，每日忙忙碌碌却没有助手，也没有接班人。幼年的钮韵铎跟在外祖父身旁耳濡目染，熏陶了 4 年，闻惯了中药的芳香气味，也见识了针灸、拔罐的疗效，幼小的心灵对中医有了根深蒂固的感情和热爱。

钮韵铎的母亲为人贤淑善良，从小就教导钮韵铎做人要诚实，待人要宽厚，鼓励他学好文化，经常用"若要人前显贵，必要私下受罪"这句话教育他。有一次，钮韵铎吃坏了东西，胃里难受，呕恶欲吐，并且头痛如裂。母亲见后，急忙取出一支缝衣针，在他两手的中指掌面第 1、2 节横纹中央的位置刺了一下，然后往外挤血，每个手指都挤出 7 滴血，钮韵铎很快感觉胃里好受许多，也不恶心了。随后，母亲又拿出一条毛巾，从后向前兜住钮韵铎的脖子，让钮韵铎拽紧毛巾的两端，母亲用缝衣针在钮韵铎的头顶上、后头部、头两侧、眉心处点刺，最后按揉太阳穴、刮前额、揪耳朵。治疗结束后，钮韵铎顿时感觉神清气爽，头居然一点儿也不痛了，这是钮韵铎有生以来第一次接受中医治疗，而且是自己母亲亲自治的。后来钮韵铎学了医才知晓，当初母亲给他点刺放血的穴位叫"中缝"，是四缝穴中的一个，主治小儿疳积、呃逆、反胃；而头上点刺的穴位，大概就是百会、四神聪、头维、率谷、风府、风池、攒竹之类。通过这次治疗经历，钮韵铎对中医治病产生了浓厚的兴趣。

1944 年春，日寇加紧了对吕梁山区抗日力量的疯狂镇压，堡子村也成为险地，母亲带着钮韵铎姐弟俩离开外祖父家，赴京投奔经商的父亲。

钮韵铎的父亲钮全楫，字子舟，是一位典型的晋商，常年在外闯荡，在当时的北平市东单北大街开了一家叫"利通祥"的食品店，有三间铺面房，经营干鲜果品、糖果、糕点、洋酒、罐头等。钮韵铎来京后，每日跟在父亲身边，看店里的伙计们干活儿。父亲为店里定了很多规矩，对伙计们的要求很严格。有一次，钮韵铎吃店里卖的糖炒栗子，见有两枚发黑的变质栗子，便随手扔到了

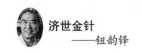

地上。父亲看到有变质的栗子很生气，他认为卖货必须保质保量，不能将变质的栗子卖给顾客。父亲捡起栗子，将掌柜的叫来痛加训斥，责令掌柜的先将店里所有的栗子下架，然后将变质的栗子挑出来，并要求从原产地购进上好的栗子来卖。由此可见，其经营作风是货真价实、童叟无欺。父亲多次教导钮韵铎："人之立世，诚信为本！"这也成了钮韵铎日后开办医疗机构奉行的宗旨。

钮韵铎13岁那年，母亲患上了类风湿关节炎，脊柱疼痛变形，病卧在床。钮韵铎作为长子，自然成为家中的顶梁柱。他既要操持家务，又要负责照顾好弟妹，还不辞辛苦地把大夫接到家中为母亲诊病，亲手煎煮中药服侍母亲喝，邻里街坊都赞他是个孝顺孩子。经过半年多的调治，母亲的类风湿痊愈了，亲眼见证中医的良效，钮韵铎更加崇拜医生这个救死扶伤的职业了。

三、青年圆梦中医，读伤寒，拜魏公

钮韵铎自幼勤奋好学，矢志攻读，从小学到中学成绩一直名列前茅。1957年，18岁的他考入由著名伤寒学派专家陈慎吾教授主办的北京"私立汇通中医讲习所"学习。这所民办学校的师资力量雄厚，陈慎吾主讲《伤寒论》，穆伯陶讲《黄帝内经》，谢海洲讲本草，仉即吾讲临床经验，许作霖讲针灸。

在这里，钮韵铎接受了中医启蒙教育，从中医发展史、中医基础理论、到《黄帝内经》《伤寒论》

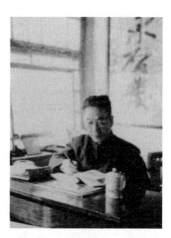

图2 伤寒学家：陈慎吾

《金匮要略》等，他都认真学习。特别是陈慎吾老师讲授的《伤寒论》，他更是全神贯注地听，课堂笔记十分清晰，至今还保留着。他记得老师在课堂上讲：张仲景确立的辨证论治法则，揭示了证、方、药三者之间的关系。从方药之间的关系可以看出，有药无方只能治症，而不能治病；有方无药，不会随证化裁，则不能适应临床变化的需要，所以治病必须有方有药。只有掌握了《伤寒论》六经病脉证并治，才能以不变应万变，临证时才能得心应手，运用自如。至今钮韵铎遣方用药仍时常运用经方，有时还会向他的弟子们背诵一段《伤寒论》的原文，足见他对古代先贤的辨证思路及处方用药之精熟。

1959 年，北京市卫生局将"私立汇通中医讲习所"与"北京中医进修学校"合并，组成"北京市中医学校"，校长是宗维新、沈玉峰，钮韵铎被分在第一班。专业院校的课程较"私立汇通中医讲习所"大为丰富，不仅有中医各科课程，还有一部分西医基础课程。这使钮韵铎眼界大开，在此他更是如饥似渴地学习更系统、更全面的中医知识，为日后临床打下了坚实的基础。

1961 年，钮韵铎完成学业，从北京市中医学校毕业，被分配到北京中医医院内科工作，院领导安排他为医院第二批"师带徒"的老中医专家学术继承人，拜著名中医内科专家魏舒和先生为师，学习时间 3 年，继承工作结束后参加全院出师统考。

魏舒和（1891—1965），字长熙，河北省蔚县人，是京城四大名医施今墨先生门下的大弟子，曾任华北国医学院教务主任。魏舒和先生于 1956 年北京中医医院建院时，由北京市卫生局聘请到医院内科工作，同时受聘在中苏友谊医院专家门诊部为国际友人诊疗。

能给这样一位内科大家当徒弟，钮韵铎感到无比幸运，他特别珍惜这

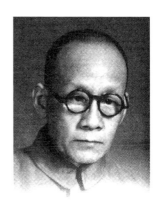

图 3　施派名医：魏舒和

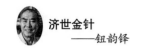
来之不易的机会，下决心好好跟老师学习。他对老师格外尊敬，每日早早来到诊室，给老师倒水沏茶，打扫卫生。在生活上尽最大努力照顾老师，送牛奶、跑腿办事、取药、购饭票、领工资等一应杂事全都包了。跟师侍诊时他把老师讲的及时记下来，回家后再认真揣摩，这样下来确实学到不少知识。虽然他很努力，但魏先生对他并不欣赏，跟师娘讲："这个学生用功，接受能力较强，但是文化水平低，字写得不好，我不愿意带他。"当钮韵铎听到师娘转告老师的这番话时，羞愧无比，他"泪往肚里咽，哭都没有声"，他恨自己没上大学，没下功夫练好字！但是，恨有什么用？只有自己苦下功夫，加倍努力，用实际行动改变存在的差距，用辛勤汗水弥补先天不足！从此，钮韵铎中午放弃了休息，午饭后就坐在护士服务台翻看全科各位医生上午的诊疗病历，牢记所有医生的处方特点；晚上则认真整理老师当天的看病记录和所讲的有关内容，并参看《沈氏尊生书》《张氏医通》《赤水玄珠》等古代医籍；同时还练习书法，每日都要学习到深夜。跟师2年后，院党委要求继承工作的徒弟们提交学习心得，钮韵铎的学习心得像一本书一样已汇集成册，内容近8万字。魏先生亲自写序，给予"内容丰富而有实用价值"的评语，并取名为《临床实践》。党委书记葛英武见到手稿后非常高兴，在全院职工大会上举着这本书表扬钮韵铎，说他努力学习业务，继承工作做得好，并号召全院青年医生向钮韵铎学习，这是对钮韵铎最大的鼓励和鞭策。魏先生也彻底改变了对这位徒弟的印象，更加悉心地教导和培养他。

钮韵铎从魏先生身上学到了很多施派的学术经验。魏先生学识渊博，用药精准，疗效甚佳，是施派学术思想在北京中医医院的代表人物。他擅长治疗肺系疾病、脾胃病和中医内科杂症。他擅用大方，药物的组成搭配很有法度，不同于一般医生处方之随意堆砌。每味药的使用都必须与其他药物相互为用，七情相和。

用药虽有二三十味之多，但配合得体，法度严谨，毫无繁琐冗赘之感，颇有华贵大气之势。他还擅用施氏"对药"，所谓"对药"，就是针对诸多病症中的某一症状选两三味药物组合搭配使用，他的处方中有很多"对药"的组合，每每取得意想不到的效果。魏先生不仅善用大方，其使用单方、小方也得心应手，效如桴鼓。他治病有独到之处，如"耳聋治肺"，在治疗由于阴虚肝热，心肾不交，燥火上炎导致耳窍不利时，用大补阴丸为主，更增加杏仁、桔梗以宣肺，蝉蜕、菖蒲以利窍，得收良效。他治学极为严谨，对学生要求非常严格，他常讲："取之上，尽得于中；取之中，尽得于下。"意思是说，在学习上尽管用高水平要求，往往得到的却是中等；若是要求低了，则效果更不堪设想。他曾著有《古方集解》一书，但在"文革"中被毁，令人心痛。魏先生的学术思想及临床经验由高忠英、钮韵铎等弟子整理和总结，他的部分论文被收入《北京市老中医经验汇编》。

1964年正月初二，钮韵铎去老师家拜年，进门后却发现全家笼罩在悲伤的气氛中，原来是魏先生病了，他的左下颌长了肿瘤，开始很小，后来逐渐长大且质地坚硬。魏先生估计情况不太好，可能不能上班了，他嘱咐钮韵铎每月按时将工资送来，医院有什么事情要及时告知。钮韵铎怀着无比痛苦的心情，恋恋不舍地离开老师家。

随着魏先生病重停诊，钮韵铎的师承任务中断了。院领导为此进行研究并征求各方面意见，决定安排钮韵铎拜针灸科王乐亭先生为师，并建立新的师徒关系。从此，钮韵铎开始了在针灸领域中的学习与探索。

1965年，为接受卫生部主管中医的郭子化副部长和吕炳奎司长对北京市中医工作的检查，在北京市卫生局中医科长郗需龄亲自主持下，北京中医医院成立了学委会，由刘静宜主管行政工作，编辑人员有高益民、钮韵铎和祝宝枝。在张敬发院长的支持

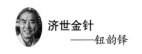

下，大家日夜辛劳，终于如期举办了全市的大型学术报告会，并出版了两本书——《中医临床验案选》和《中医学术论文选集》，得到了包括郭副部长和吕司长在内的各级领导的肯定和全院同志的赞扬。

1965 年 4 ～ 5 月，北京中医医院中医人员进行统考，除 50 岁以上和西学中的人员免考外，各科医师和老中医培养的徒弟都要参加。考试内容包括中医基础理论及中医内科、妇科、儿科、外科和针灸。钮韵铎的六科总分为 557 分，全院第二。当时张敬发院长承诺：中专生考试及格者给予 65 届大学生的待遇，真是"鲤鱼跳龙门"。遗憾的是由于"文革"的到来而未能落实。

四、南北金针收徒，育新苗，联佳姻

王乐亭（1895—1984），名金辉，河北省香河县人，师承针灸名家陈肃卿，1929 年考取医师执照，在宣武门外校场大六条开业行医，以六寸金针专治瘰疬的独门绝技而名满京城，有"金针大王"之美誉。1956 年，受卫生局特邀调入北京中医医院，任针灸科主任。曾担任北京中医学会理事、针灸委员会委员、北京第二医学院中医系针灸学教授等职。

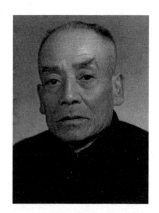

图 4 "金针大王"王乐亭

钮韵铎是王乐亭先生的最后一个徒弟，由于魏先生病重，王先生对这位"关门弟子"比较照顾，经常向钮韵铎问及魏老的病情，并遣钮韵铎下班后去魏家探望。王乐亭先生学识渊博，古稀之年仍不懈研读多种医书，他指导钮韵铎要认真学习《黄帝内经》(简称《内经》)《针灸大成》《针灸精粹》等医学专著,鼓励他坚持文化学习,博取众家之长。

王乐亭先生治学严谨,他培养弟子严肃认真有章法。他对钮韵铎说过这样一句话:"工作如上战场,紧张严肃而待。"扎针时,王先生要求他按标准取穴,针刺方向和深度都不能差。有一次钮韵铎针刺时取穴不够精准,王先生见了二话不说,当即将患者身上的针拔出扔在地上,然后亲自示范,为患者重新针刺。这一举动令钮韵铎无地自容,他羞愧地俯身将老师扔在地上的针一根根捡起来,认真体味老师的讲解和针刺手法,以保证下次不再犯同样的错误。在王先生的这种"课徒"形式下,钮韵铎在不长的时间内,无论病证分析、立法配穴,还是针刺手法,都有了很大提高。至今钮韵铎还常以王先生的话来教导自己的学生:"扎针不但给患者治病,同时也要讲究艺术性,所谓没有规矩不能成方圆。""扎针讲究横平竖直,一排针的针柄都要在一条直线上,这样让人看起来很舒服。"

王乐亭先生的教学方法灵活、多样、有趣。为了加强对常用腧穴名称和定位的记忆,他采用非常独特的趣味记忆方法,如对名称中含有"天、地、门、中、内、外、气、血、阴、阳"十个字的穴位进行分类归纳,使这些常用腧穴的名称从字面上就可区分类别,便于临床记忆。他经常会向钮韵铎提问:"试问人体腧穴的名称,有哪些穴位在字面上分别含有天、地、门……""请你说说该穴的归经与取法?"在这样的教学方式下,钮韵铎自然把腧穴熟记在心,应答自如。

王乐亭先生的成名绝技是六寸金针治疗瘰疬,在门诊经常遇到慕名前来治疗瘰疬(颈淋巴结核)的患者,先生每次为他们扎金针时,徒弟们都会围上来看。钮韵铎对师父的金针疗法特别感兴趣,曾问王先生,治瘰疬病为何用金针扎?王先生告诉他,他使用的金针是用九成黄金、一成黄铜的合金特制的针具,与银

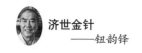

针、铁针、不锈钢针均不同。虽说金、银、铜、铁都能做针，但据文献记载以金针最佳。用金针治疗，对患者有一种精神上（心理上）的安慰作用，而且金性不随四季冷热变化，与人的体温适宜，针刺时痛感轻，刺入体内不变质，无副作用，也没有滞涩难出的现象，且针孔不易发炎，治疗作用快，疗效高。另外，金的性质柔软，不易折断，容易避免医疗事故（折针）的发生，这是王先生多年临床实践的总结。

1949 年后，北京城内用金针治病的医家不多，名气较大的有两位，一位是金针王乐亭，另一位是北京积水潭医院的针灸专家胡荫培，业界尊称两位为"南王北胡"。

胡荫培（1913—1987），字少衡，河北省保定市人，祖传三代世医，家传针灸术，师承京城四大名医之施今墨，精通大方脉，曾代理华北国医学院院长一职。1935 年考取医师执照，在东四十二条开私人医馆，擅治中医内、妇、儿科杂病。治疗时多使用自制的"小金针"，此针长仅寸半，用 24K 纯金加钢制成，柔软而有韧性，痛感轻微，疗效好，名噪北城，有"毫发金针"之美誉。

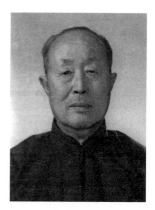

图 5　"毫发金针"胡荫培

1958 年受北京市卫生局聘请，进入北京积水潭医院，任针灸科主任。曾担任北京中医学会理事、针灸委员会委员、卫生部医学科学委员会学术委员等职。

王乐亭与胡荫培两位"金针"的交情非同一般，他们初次相识是在 1940 年的北平医学讲习会上。在讲习会学习期间，王乐亭先生不仅在学习上大有收获，而且还找到一位志同道合的朋友——针灸医师胡荫培先生，虽然王乐亭比胡荫培年长 18 岁，但他们有共同的兴趣和爱好，惺惺相惜，一见如故。两人经常在一起切磋探讨，交流心得，或谈天说地，把酒言欢，不仅成为业务上的好伙伴，也成了生活中的好朋友。兄弟般的深厚友谊为日后的共同发展打下了基础。

王、胡二位先生的多年交情还成就了一桩美好姻缘。钮韵铎是王乐亭先生的关门弟子，是个诚实能干的青年医师，很受老师器重，曾与胡荫培先生的女儿胡益萍在同一所学校学习，两人一见钟情，萌生爱意。王乐亭先生得知后十分高兴，主动充当"月老"为他俩牵线搭桥。他专门去胡荫培先生家提亲，胡先生答应面试后再做定夺。时隔不久，胡荫培夫妇在北海公园五龙亭约见钮韵铎。随后胡先生详细询问了钮韵铎的家庭情况，包括家长在1949年前后的工作情况，接着便进入"业务考核"。胡先生问钮韵铎对"治痿独取阳明"如何理解。钮韵铎答道："治痿独取阳明原指的是针灸的治疗方法，在临证运用时，古人多取足阳明胃经的穴位来进行调治，例如解溪、冲阳、陷谷、内庭等都是经常被选用的。我认为针灸治疗痿证的基本原则也同样可以应用到药物治疗上，正如古人所说'胃为水谷之海，气血之源'，痿证患者如果重视调理胃肠的消化吸收功能，其气血必然旺盛，所以对痿证的治疗是有帮助的。"胡先生听后面露微笑，点头示意面试结束，然后对年轻人说了声："有空可以到家来玩。"事后钮韵铎问胡益萍家里什么意见，胡益萍告诉他家长的意见是："的确不门当户对，事已至此，女儿愿意即可。男孩子懂事，有发展，中医院的人反映不错，基本上还能满意，但不理想。"听到此，钮韵铎悬着的心算落地了。更让钮韵铎意外惊喜的是，国庆节后的某一天，胡先生突然来到中医院内科门诊，带着钮韵铎楼上楼下转了一个大圈，看望中医同道，向熟人介绍说："他是我女儿的对象，请多关照。"钮韵铎的心里别提多高兴了！

1965 年 8 月 22 日这一天，钮韵铎、胡益萍在东四十二条 22

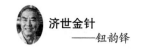
号的胡家大院内举办了结婚典礼。中国儿童艺术剧院的演员担任司仪,恩师王乐亭的夫人、师娘吴文玉为证婚人,内科老中医王大经为介绍人,参加婚礼的嘉宾有眼科专家丁化民、捏积专家冯泉福、代表因病住院的魏舒和先生的魏天麟、北京中医医院和牛栏山医院的单位同事、双方父母及亲友近百人。最令新郎新娘感到意外的是,傍晚时分,末代皇帝爱新觉罗·溥仪及其夫人李淑贤夫妇也来到现场,在为他们送上祝福的同时,还送给了新人们一副亲笔题写的扇面,敬录的是毛主席的诗词。溥仪夫妇参加钮韵铎的婚礼震惊了所有在场的亲友,这件事在李淑贤的回忆录《我的后半生》和《末代皇帝与皇妃》中均有提到。担任介绍人的王大经先生在婚礼上说:"钮韵铎也是我的学生,为人非常钻研业务,魏老为他打下很好的基础,当前是王先生之徒、胡老之婿,希望他能更加努力,不负老师们的教导,作为中医界的一颗'新苗儿',在我们的共同培育下,苗壮成长,做到青出于蓝而胜于蓝!"这番话说出了老一辈中医临床家对青年一代寄托的希望,不仅博得参会者的热烈掌声,也对钮韵铎的心灵造成了极大的震撼,这对他来说既是鼓舞,又是鞭策,激励着他在医学的道路上不断探索和进步,而"毫发金针"嫁女、"金针大王"保媒也成了京城中医界的一段佳话。

婚后的钮韵铎像充足了电的发动机,以饱满的热情、充沛的精力,如饥似渴地学习中医理论,钻研针灸学。白天上班跟着王乐亭先生端针侍诊,记学习笔记;业余时间服侍于胡荫培先生身边,阅读胡先生私人开医馆时留存的处方,听胡先生讲解医案和临床经验。这一得天独厚的学习条件,使钮韵铎尽得两位针灸大师的亲传,医术有了质的飞跃,无论用药施针皆能得心应手,疗效甚佳,特别是中药处方皆有施派特点,对中药的应用渐至纯熟。由于曾随魏先生学习三年,钮韵铎对于施今墨的学术思想已不陌生,所以对胡老的医疗经验感到格外亲切。胡荫培先生的学术传承重任已然责无旁贷地落到了钮韵铎和胡益萍这两位年轻人的肩上，他们夫妇俩尽心尽力地帮助胡先生整理医案和宝贵的临床经验，并汇编成册，在有关刊物上发表了多篇文章。

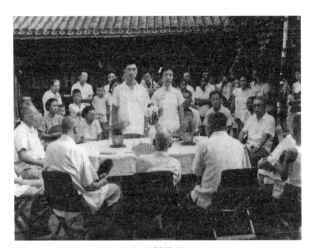

（1）婚礼照

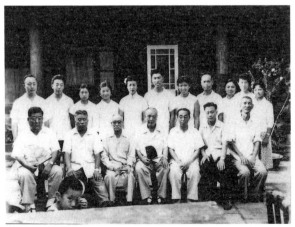

（2）婚礼时的合影（前排左二起王大经、王乐亭、冯泉福、丁化民、魏天麟（魏舒和之子），后排左一胡荫培

图 6　钮韵铎娶胡荫培之女的婚礼照

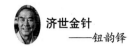

五、全力投入工作，搞科研，战截瘫

"文革"开始后不久，王乐亭和胡荫培先生都被勒令停止工作，劳动改造。钮韵铎则由针灸科调回内科参加门诊工作。1968年，北京中医医院新的医院领导就如何恢复医院正常的工作秩序发动各科室展开讨论。

"内科搞什么？"鉴于当时北京中医医院有大量外地求医的外伤性截瘫患者，有人提议开展综合疗法治疗外伤性截瘫病。因为这些患者肢体瘫痪，行动困难，须有专人照顾；还有不少截瘫患者患有褥疮，既要在针灸科扎针，又要到内科取口服药，还需去外科换药，如此往来各科，对于他们来说十分不便。所以在1968年冬天，由内科率先成立了"综合治瘫小组"，作为王乐亭弟子的钮韵铎任组长，成员有王乐亭的另一位弟子耿永明医生，以及汤久恒、黄秀英两位医生和护士王美萍。他们在内科开辟了一间特大诊室，既可以诊病开药，又能进行针灸治疗、外科换药，甚至手术扩疮、治疗尿路感染都可以及时解决，大大方便了截瘫患者，也得到了院领导的重视。

"综合治瘫小组"的治疗方法是综合性的，包括针灸、中药、穴位药物注射、功能锻炼指导，同时重视合并症的治疗，所以疗效较好，许多患者慕名而来，平均每日要接待50多名患者。他们发现，患者多是来自全国各地生产一线因公负伤的煤矿工人，而且大多数都集中居住在安定门外煤炭部的临时招待所。为了更好地为患者服务，他们向院领导提出了送医送药上门的建议，经院领导同意后，"综合治瘫小组"与煤炭部临时招待所达成了上门服务的协议，并在1969年3月25日以"北京中医医院截瘫病医疗组"的名义进驻该招待所。

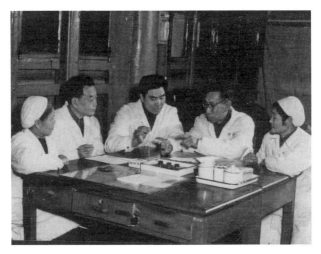

图 7　钮韵铎领导的治瘫小组在研究截瘫病

　　煤炭部招待所有 60 余名截瘫患者，病程最长的已卧床 18 年。损伤部位高低各异，损伤程度轻重不同，且大都有合并症，患褥疮的占 80%，几乎都有尿路感染，还常有肺炎的合并症发生。治疗小组的 5 名年轻医务人员感到压力很大，如何才能取得疗效？光靠夜以继日地忘我工作是不够的，重要的是保证医疗质量。如何才能做到这一点？作为组长的钮韵铎想到了自己的老师王乐亭先生，有王老先生的参加，何愁质量无保证？但当他向医院领导提出请王乐亭先生参加治瘫小组的工作时，却被拒绝了。钮韵铎又再三努力，院领导终于做出决定：将王乐亭下放到工农兵的患者当中接受改造，但前提是不能参加医疗工作。这已经是最好的结果了，就这样，王乐亭先生在 1969 年 5 月终于又回到了他朝思暮想的患者中间。

　　来到治瘫小组的王乐亭先生如鱼得水，能为患者解除病痛比什么都令人高兴。在钮韵铎的照顾安排下，王先生的生活和工作环境有了很大改善，这使他迸发了极大的工作热情。他每日查阅

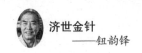

资料，研究病案，协助解决治瘫小组遇到的各种问题。就是在这不断的研究摸索中，"王乐亭治瘫七法"逐渐形成，在截瘫病综合治疗中发挥了重要的作用。钮韵铎与耿永明都是王乐亭先生的徒弟，又是中医内科医生，他们通过刻苦研究，不断积累经验，对截瘫病的规律已有了初步认识，也在临床尝试着针药结合进行治疗，现在又得到老师的指导，治疗效果明显提高。

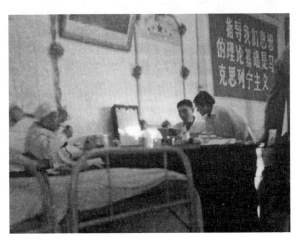

图 8　钮韵铎和王乐亭在治瘫小组

　　1969 年 12 月，治瘫小组治好了第一例截瘫患者董某，在社会上引起了很大反响，北京电视台在晚 8：20 ～ 9：00 的黄金时段现场直播采访北京中医医院治瘫小组的医生和患者，以及展示患者的功能锻炼情况，院领导组织全院职工在大礼堂看电视，反应极佳。

　　1970 年 9 月，北京市卫生局将原结核病防治所的房屋（北池子 2 号）调拨给治瘫小组使用，治瘫小组开设了 20 ～ 30 张床位的截瘫病房和专科门诊，并于国庆节后开诊，成为北京市专门的治瘫机构。

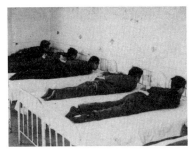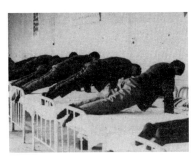
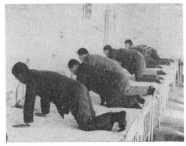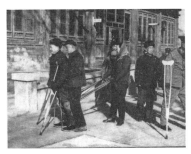

图9　截瘫病人的康复训练 1-4

　　1970 年 10 月 3 日，院领导对治瘫小组工作人员做了调整，王乐亭先生也成为工作人员之一，这意味着他又可以名正言顺地为患者看病了，这正是王先生梦寐以求的。

　　1971 年 2 月 6 日，周恩来总理在人民大会堂小礼堂接见"全国中西医结合会议"评选出的 22 位中西医结合先进典型代表，其中就有北京中医医院治瘫小组。周总理看过治瘫小组的材料后说："要有耐心、韧性、倔强心。"这是周总理对截瘫治疗工作的具体指示。

　　1971 年 6 月 15 日，由卫生部安排、北京市卫生局焦政委亲自主持，北京妇产医院举办了 5 周的"南方十七省市治疗截瘫经验交流学习班"，共有 78 名学员。授课内容有钮韵铎的"中医中药治截瘫"、高培林的"针灸治瘫"、钱英的"截瘫病人的尿路感

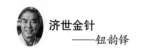

济世金针
——钮韵铎

染"和高益民的"褥疮的防治",特别项目是王乐亭先生的截瘫针刺操作演示。

1971年6月26日,在北池子2号治瘫小组庭院中举办了"截瘫病人运动会"。北京卫生局和北京中医医院领导亲临现场。钮韵铎担任主持并解说,治瘫学习班的全体78名学员悉数到现场观摩。参加运动会的截瘫患者共计有100多位,比赛项目有扶拐行走、持棍行走、自由行走、负重行走、背人行走,还有做操、跳舞、铲土劳动等,这些昔日瘫卧在床的患者经过治瘫小组的精心治疗,如今不但站了起来,而且迈出了可喜的步伐。看到此情此景,在主席台就坐的市卫生局领导起身走向王乐亭先生,紧紧握住他的双手,亲切地说:"王先生,你们辛苦了,谢谢你们的努力。"这个意想不到的举动令在场的所有医务人员都颇感震惊,感人的气氛也使王乐亭先生激动不已,喜悦而感动的热泪从他眼中流出。运动会声势浩大的场面,给所有人留下了难以忘怀的美好记忆,更增添了治瘫小组治疗截瘫的信心,也增强了截瘫患者战胜疾病的决心。

1971年7月20日的《北京日报》发表《截瘫病人终于站了起来》的报道,7月27日《人民日报》全文转载,此后全国各地报刊陆续登载。

1972年4月,由高益民、钮韵铎合编的《外伤性截瘫防治手册》由人民卫生出版社出版、新华书店发行,字数10.7万字,印数138,000册。

1980年2月,"中西医结合治疗外伤性截瘫"的科研课题荣获北京市科技成果二等奖。北京中医医院张敬发院长在全院大会上代表市卫生局、市科委向治瘫小组代表钮韵铎颁奖。

"截瘫病人运动会"后,王乐亭先生心情特别好,工作积极性很高,在前面工作的基础上他又开始思考如何进一步提高治疗截瘫的疗效。他认为"治瘫七法"是治疗中医痿证包括截瘫的主要针刺方法，无论内因还是外伤引起的瘫痪均可用此法治疗，它是整体调治的基本方法，是循经取穴的大配方，又是阴阳表里相配的组合，七组之中共取九条经脉，每组配方之中除第五组（任脉）外，皆是以阳经穴位为主，阴经穴位为辅。根据数年的临床观察，绝大部分截瘫患者为外伤所致，十之八九为胸腰段损伤引起的下肢瘫痪。所以应用此七组方案治疗基本能够满足要求，但是对于颈椎高位截瘫的效果不够理想，尚需进一步探讨。

在王乐亭先生的带领下，钮韵铎等治瘫小组成员们不断研究探索，终于在 1975 年秋总结出了新的治疗方法，"治瘫七法"再增补"足三阴经"滋补肝肾，缓痉息风；"手三阳经"活血化瘀，强健肘臂；"手三阴经"调气活血，养血安神；"手足十二针"调和营卫，益气养血，疏导全身经络。形成了比较完善的、整体的、有效的治疗脑和脊髓病变引起的各种瘫痪的基本针治方案——"瘫痪针治十一法"，简称"治瘫十一法"。

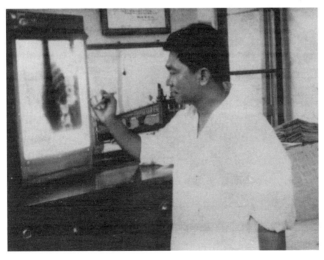

图 10 钮韵铎潜心研究截瘫病

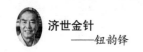

经过 12 年的努力，"综合治瘫小组"系统观察治疗了外伤性截瘫患者 500 例（临床资料完整者）。患者经过 2～10 个疗程（1～5 年）的综合治疗后，基本痊愈 76 例，显著进步 152 例，有效 189 例，无效 83 例，总有效率为 83.4%。

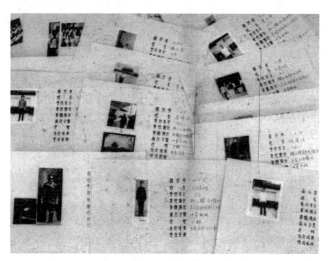

图 11　钮韵铎治疗截瘫的成功病例

1981 年下半年，有关财政方面提出了对截瘫患者重金一次赔清了断的方法，外地截瘫患者陆续返回自己的单位，"综合治瘫小组"也完成了"战截瘫"的光荣使命。

六、培养针灸学员，为人师，教有方

钮韵铎不仅是一位理论扎实、经验丰富的临床医师，还是针灸教学的好手。1974 年至 1975 年，钮韵铎在西北医疗队工作期间为甘肃省武威县办了 14 期针灸训练班，学员包括县地医院、职工医院和 24 个公社的卫生院所的医生和"赤脚医生"236 名。

钮韵铎体会到，教学的过程也是学习的过程，在教学中经常会产生"悟性"，这实际上是业务学术的升华。因此他对教学工作有很浓厚的兴趣，也乐于将自己的学术经验传授于人。

1981年，43岁的钮韵铎由治瘫小组调回针灸科从事临床教学工作，上班的第一个任务就是为"工农兵学员提高班"讲针灸课。当时这个培训班的针灸课已讲授过半，由于学生对老师讲的课不满意，对立情绪严重，使师生关系很紧张。医院党委要求针灸科严肃对待此事。面对这样一种局面，钮韵铎深感责任重大，丝毫不敢马虎。他认为应当结合临床讲授理论，这样可以提高学生的兴趣。于是他把应讲授的内容融化在几个临床病案中，认真备课写教案。这样在讲课时使学员们像听故事似的，既学到了理论，掌握了要点，又随着病案的分析与将理论与临床联系在一起，同时还了解到金针王乐亭的一些学术观点。两节课下来，他们感到受益匪浅，下课时对钮韵铎报以热烈的掌声。这样一来，缓解了学生对针灸课的不满。全部课程结束时考试，针灸课得分最高。班主任为此特来针灸科致谢，并表扬钮老师教学有方。

此后，钮韵铎一边诊病针灸，一边授课带教。带教的学生有北京第二医学院中医系的、北京中医学院分院的、北京中医学校针灸专业班的、国际针灸留学生班的，还有中医研究院针灸研究所举办的国际班和全国针灸高级班的等等。实习生、进修生、外国留学生，送走一批，又来一批。不管是哪儿的学生，只要跟过钮韵铎的，都对他认真负责的教学态度、

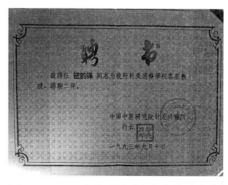

图 12 1993 年钮韵铎被聘为客座教授

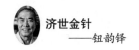

深厚的基础理论、丰富的临床经验和有吸引力的教学方法留下了深刻的印象。

七、开设特约门诊，涉外事，治外宾

1984 年底，46 岁的钮韵铎被调到中国民间中医医药研究开发协会筹办处，这个单位是由时任卫生部部长崔月犁、卫生部中医局局长吕炳奎、公安部副部长李广祥等几位老领导发起成立的，相关文件由卫生部上报国务院，经国家体制改革委员会批准。成立大会于 1985 年 6 月 20 日在人民大会堂山东厅隆重举行，时任中央书记处书记习仲勋同志等中央领导出席了开幕式。协会理事会正式成立，前三届协会理事长先后由李广祥、吕炳奎、王雪苔担任。秘书长一直由言林同志担任。钮韵铎是协会的副秘书长。随后协会又成立了保健研究院，北京中医医院的吉良晨任名誉院长，钮韵铎任保健研究院的副院长兼医务处处长。

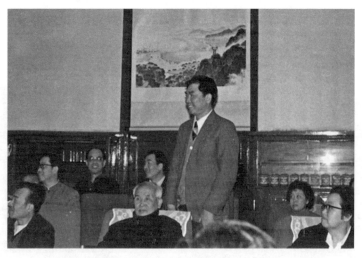

图 13　钮韵铎调入中国民间中医医药研究开发协会任副秘书长

保健研究院下设外宾特约门诊，钮韵铎负责组织医务人员学习外事纪律，培训医疗技能。先在北京饭店设立了特约门诊，后又相继在建国饭店、京伦饭店、民族饭店、香格里拉饭店、西苑饭店、长城饭店、昆仑饭店等涉外宾馆设立了特约门诊，采用中医特色的针灸、拔罐、按摩等方法为世界各国的来宾和友人治疗与保健，使国际友人初步体验到了中国古老的传统医学，受到了他们的赞扬。1985年秋季的一个下午，一位住在北京饭店新楼的40岁的欧洲男士，因胃痛来特约门诊求医，正好是钮韵铎接诊，患者通过翻译要求做针灸治疗。钮韵铎运用中医四诊为其检查时，发现患者面色青白，身有汗出，舌质紫暗，脉象参伍不调，于是告诉翻译这不是一般的胃病，很可能是心脏疾患，请他立即备车，送患者到北京协和医院外宾急诊室诊治。患者被送到协和医院时症状加剧，检查为心肌梗死，虽经十几个小时的抢救，患者最终还是因大面积心梗而病故。事后，北京饭店的总经理向协会领导写信表示由衷的感谢，因为患者若真的猝死在客房中，很有可能会引起国际纠纷，用总经理的话说是"越想越后怕"。协会领导和相关部门也很重视这件事，专门发通报表扬钮韵铎对患者认真负责的态度，以及精湛的诊疗技术。

八、创办中医机构，搞义诊，治疑难

1988年初，50岁的钮韵铎又接受了新任务，在北京市东城区建一家社会办医疗机构，地点自选，协会负责购置医疗设备，医生可从协会的理事中选聘。经反复思考，他决定院址就设在自己家的外院，即胡荫培先生四合院的外院。这里曾是胡家医馆的旧址，两间西房和两间北房重新修建粉刷即可使用。聘请的坐诊医生有内科专家刘渡舟、儿科专家刘弼臣、内科专家谢海洲、妇科专家王子瑜、肾病专家吕仁和、按摩科专家臧富科、骨科专家

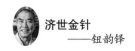

奚达、皮外科专家哈毅，还有针灸科的刘金梅、耿永明、韩福如等医师。难办的是申请营业执照，经过多方努力，最后在上级有关部门的帮助下终于取得了营业执照许可证。

1988年3月1日，"北京市东四中医门诊部"正式开诊。地址在东四十二条74号，各大报纸都做了新闻报道。小胡同顿时热闹起来，每日院内和大门外都簇拥着来看诊的患者们。

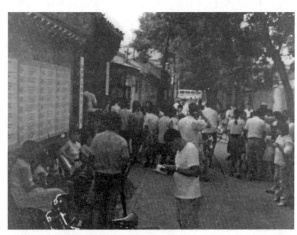

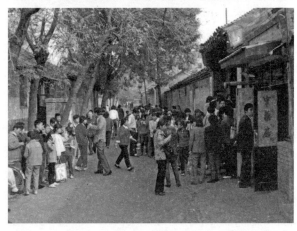

图14 东四中医门诊部开业后很受老百姓欢迎

协会理事长李广祥部长为门诊部题写了"国医之家"匾额，意喻中医门诊部集聚了京城名医大家，实力雄厚；四方病患来此就诊能感受到家的亲和与温暖。这幅牌匾一直挂在门诊部大门外，至今已经历了 28 个春秋，"国医之家"的名号在京城广为人知，其医德与医术得到了社会各界的一致认可。

由于业务发展迅速，患者很多，很快门诊部的地方就不够用了，甚至到了冬天也没有候诊室。见到这种情况，上级协会出资于 1990 年购买了东四十一条 25 号的一座四合院，经改建后，国医之家于 1991 年 4 月迁到这里。新的门诊部院子大、诊室多，又陆续聘请了不少专家。发展最红火的 1995 年，各位专家从早忙到晚，一早起来门口就排满专挂"治咳大王"滕宣光的号；"小儿王"刘弼臣本应晚间 8 点下班，常常得拖延到 9 点之后才能回家吃饭；儿科专家方鹤松限号 40 位，决不加号；"小儿周"周志仁也患者盈门；钮韵铎治疗小儿脑瘫，一上午就挂 70 多号；治不孕症的妇科大家赵松泉更是一号难求。

钮韵铎的办医理念是：施仁心、讲诚信！将门诊的服务对象定位为平民百姓，不搞特需与高端，严格遵循北京市物价局规定，治疗费和挂号费均为亲民标准。对于特困户或无业的残疾人还提供免费服务。有这样一件事，1991 年 11 月 27 日上午，手持武清县东蒲洼乡人民政府介绍信的残疾人甄某带 3 岁半的女儿小志梅来看病。小志梅也是残疾人，除了会叫爸爸、奶奶，不会讲别的话，听力还好，但智力较差，上肢正常，右下肢无力，可以倚物站立，但不会迈步行走。见到患者父女这种情况，钮韵铎当即免除了二人的挂号费，又赠送健步虎潜丸两大盒（3 个月药量），还给他们 20 元作为返程车费。1992 年 2 月 20 日，小志梅来复诊，已经可以扶床边侧身行走了，个儿也长高了，智力也有改善。钮韵铎再赠送健步虎潜丸两大盒及"通督健脑合剂"草药20 包。1992 年 6 月 13 日三诊时，小志梅的病情继续好转，可以

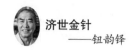

扶物行走，再赠送健步虎潜丸两大盒、草药 20 包。1993 年 10 月
22 日四诊，小志梅能说简单句子，发音清楚，可以自行缓步行
走。遂再赠药物同前，临走时小志梅对钮韵铎说："谢谢爷爷，再
见。"当看到他们坐着小轱辘车满意离去的背影，钮韵铎感到很
欣慰，他对助手们说："学医的人要秉持一颗慈悲心，尽力帮助这
些生活困难的残疾人。"

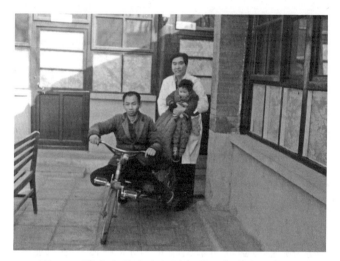

图 15　残疾人父女在门诊部得到钮韵铎的帮助

　　1992 年 5 月 31 日，国医之家与宋庆龄基金会共同举办"迎
六一，献爱心，为了孩子们的健康"大型儿童义诊活动，得到了
社会各界的支持。
　　参加义诊活动的有 30 多位专家、教授，包括刘渡舟、焦树
德、刘弼臣、尚天裕、周志仁、赵松泉、钮韵铎、奚达、张淑
玉、诸葛庭芳、关继波、傅延龄、哈毅等。义诊活动从上午 8 时
一直延续到下午 14 时。闻讯而来的患者人流涌入东四十一条胡
同，来到专家咨询台求医问药。由于患者人群越来越多，完全堵

塞了交通，当地派出所急调 10 余名民警前来维持秩序。近中午时，天气炎热，专家们不顾日晒和酷暑，耐心地解答患儿家长的问题。当天共诊治、咨询千余人。这次活动在京城造成影响很大，对此共有 9 家新闻媒体进行了报导。

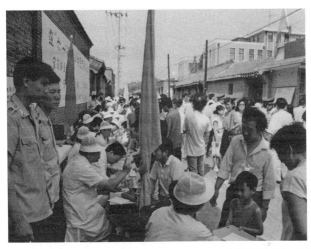

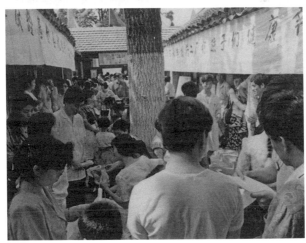

图 16　儿童节义诊活动

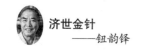
1992年7月26日，国医之家与永安堂药店联合为天安门国旗班战士义诊，免费上门送医送药。钮韵铎带队前往，参加义诊的专家有刘渡舟、奚达、李守良、傅延龄、哈毅、刘景玉、奚雄等。半天的时间共诊治90多人次，受到国旗班战士的热烈欢迎和部队首长的赞誉。

钮韵铎既是良医，又是优秀的管理者。他经营的"东四中医门诊部"多年来一直都是东城区卫生系统的先进单位，他也被多次评为先进个人。1993年1月14日上午，北京市卫生局及各区县卫生局联合检查组来到门诊部进行突击检查，这次检查可谓全面而彻底。他们从前到后，从院落、诊室设备、药房、药库、消毒设备，到诊疗登记本、处方发票收据、药品质量、价格，并且随访患者，还有所有应诊医师、护士、药工的三证。检查过后20多天，东城区卫生局主管人员找钮韵铎谈话，认为东四中医门诊部的整体结构非常好，院落环境清洁整齐，诊室布局合理，服务台设专人门诊登记，处方收据保存完整，规章制度齐全，工作井井有条。药房品种齐全，饮片干净，特别是中药库整齐、美观、清洁卫生，没有发现质量问题，给检查组留下良好的印象。

1993年2月23日，崇文区卫生局带领全区的民办、社办医疗机构负责人约20多位，前来门诊部参观指导。参观者对门诊部一致评价很高，认为够得上全市推广的标准，特别是卫生界的退休老干部路石讲道："东四中医门诊部的工作成绩为民社办争了一口气。值得同行业认真学习。"

1988年至2002年，钮韵铎主持下的国医之家经过艰苦奋斗，取得了较好的经济效益和社会效益。随着国家政策的放宽，解决了对私人诊所和民办医疗机构的限制，再加上大病统筹和医保定点医疗的冲击，使医疗市场空前活跃，给门诊部带来新的挑战和危机。由于几位名老中医的离去，中年医师回家开业，门诊部的医疗队伍明显减员，出现"有兵无将"的尴尬局面。

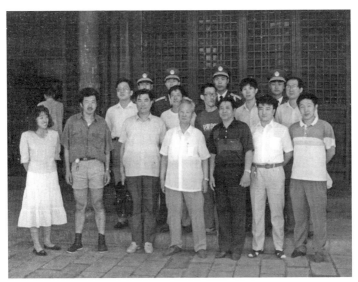

（1）为国旗班战士义诊（前排右2起）李守良、奚达、刘渡舟、钮韵铎

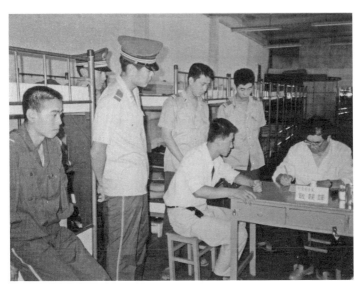

（2）钮韵铎为国旗班战士诊断、处方、针刺治疗

图 17

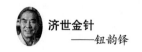
2003 年 3 月，北京"非典"疫情爆发，门诊部也不得不于 5 月 1 日停业，6 月 6 日开诊后业务依然萧条，经营艰难。

然而最大的困难是，由于常年的繁重工作，钮韵铎的健康出现了危机，体检发现：双肾动脉硬化，导致肾功能损伤。尿素氮（BUN）29.7mmol/L，肌酐（CR）198μmol/L。这个噩耗令从来不注意休息的钮韵铎心理上受到极大打击。当时他 65 岁，已达退休年龄，经家人再三劝阻，钮韵铎无奈地向单位上级提出退休申请。但是，上级领导找不出接替门诊部法人的适当人选，所以宣布"国医之家"歇业，收回东四十一条 25 号的房产，另改做他用。

九、建立金针学会，办医院，谋发展

门诊部停了，这些患者怎么办？应聘的专家怎么办？在这进退两难的形势下，病中休养的钮韵铎割舍不下对"国医之家"的感情，立即四方筹款，在东直门内南小街路东购买了一套铺面房，指导其女儿继续开办医疗机构，更名为"海运仓中医门诊部"，并且沿用原来的专家队伍，保留原有业务，全体职工都搬迁到新址，继续为患者们服务。

2004 年 12 月，经东城区卫生局同意，民政局批准成立了"北京市东城金针研究学会"，筹备人员有钮韵铎及韩福如、杨宝琴、李定忠、周德安、赵长信、黄伟夫等老专家。在成立大会上，东城区卫生局局长王炜揭牌并讲话，他提出："金针研究学会要搞出自己的特点，继承与创新，努力为针灸事业做出新的贡献。"大会宣布：请中国针灸学会副会长杨宝琴担任金针研究学会名誉会长，金针传人钮韵铎教授任会长，韩福如教授任副会长，钮雪梅担任学会秘书长。

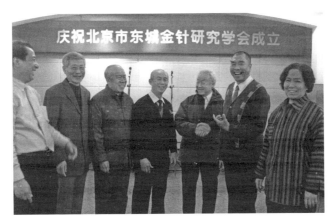

图 18　北京市东城金针研究学会成立

　　2005 年 1 月，学会的实体单位名称经卫生局批准调整为"北京市东城金针研究学会海运仓中医门诊部"，其经营性质确定为"非营利性医疗机构"。诊疗科目为：中医各科及针灸科专业。2005 年 2 月，门诊部经药监局多次访察后，被评为"优良药房"。当时东城区获此殊荣的单位共 10 家，包括协和医院、市中医院等都是大医院，民社办医疗机构只有海运仓中医门诊部 1 家。2006 年 1 月 1 日，海运仓中医门诊部被北京市劳动和社会保障局审核批准为"医保定点"医疗机构，2006 年底被民政局评为区先进单位。

　　海运仓中医门诊部中医技术力量雄厚，除了保留东四中医门诊部原班医技力量外，还聘请了全国著名的中医专家、北京市名老中医及身怀绝技的专科医师定时定期应诊。门诊部全天开放，分为上午、下午、晚间三个门诊时间，星期天不休息。医疗项目分设中医各科，包括内科、儿科、妇科、针灸科、皮肤科、外科、骨伤科、按摩科、眼科、耳鼻喉科、中药房等。钮韵铎的门诊继续以综合治疗各种瘫痪为特色，且运用针药结合的方法治疗

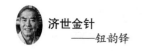

内科、妇科、儿科疑难病症，疗效显著。门诊部自开业起，由于地理位置佳、交通便利、应诊时间长、治疗项目丰富、专家技术过硬、服务态度好，受到广大患者交口称赞，不论是炎夏三伏，还是寒数三九，每日上班前，门诊部门外总会排起长队，国医之家的名气越来越大。

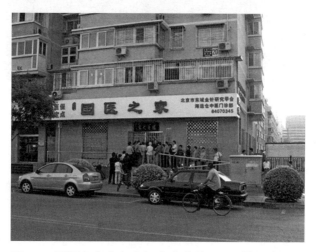

图 19　国医之家在东直门内南小街 20 号楼重张开业

2011 年 11 月，钮韵铎在朝阳区酒仙桥地区开办了"北京朝阳国医之家中医医院"，这是北京市东城金针研究学会下属的第二家以针灸为特色、以中医综合诊疗为一体的医院，为海运仓中医门诊部的酒仙桥分店。该院面积 3000 多平方米，地上 2 层，地下 1 层，属于非营利性医疗机构，秉承"金针济世、诚信为本"的经营理念，聘请京城知名中医专家定期门诊，为附近百姓的健康提供服务，并于 2015 年 12 月获批成为医保定点单位。医院设有住院病床 20 张，诊疗、治疗床 70 张，诊疗范围包括：内科、妇科、儿科、外科、皮肤科、内分泌科、五官科、针灸科、按摩科，还有化验室、心电图室、B超室、手术室、血液透析室等西医检查、治疗科室等，以治疗疑难病为特长，例如心血管病、呼吸系统疾病、肝胆疾病、肾病、糖尿病、脾胃病、神经系统疾病，截瘫、偏瘫、面瘫、小儿脑瘫、小儿多动症，三叉神经痛、类风湿关节炎、五官科疾病，骨质增生、骨关节病、老年病、妇科病、心理疾病及各种顽固性皮肤病等。

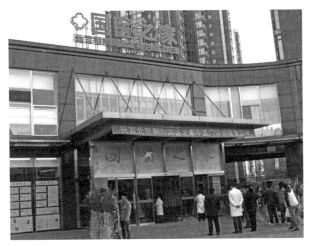

图20　2011年成立了北京朝阳国医之家中医门诊部，
2015年更名为：北京朝阳国医之家中医医院

十、建设传承梯队，广收徒，兴学术

为了振兴中医事业，传承金针学术，2011年，钮韵铎将"南王北胡"的金针学术思想合二为一地传承下来，创立了"北京金针学术流派"，成立了"北京金针学术流派传承工作室"。在他的指导和带领下，深入挖掘、整理王乐亭和胡荫培两位金针大师的学术思想、临床经验、

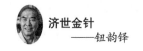
技艺和特点，并将金针疗法再次应用到临床中，除了保留"六寸金针治疗颈淋巴结核""毫发金针治疗甲状腺病"的绝技，还研发出金针调神、金针运气、金针散结、金针疗痛、金针解郁、金针美容等多种技法，临床疗效显著，颇受患者们的好评，新闻媒体多次采访报道，称钮韵铎为"当代金针王"。

钮韵铎对技术不保守，在繁忙的诊余还不断地总结经验，先后发表《针灸治疗外伤性截瘫》《浅谈痿证》《针药并施治疗中风偏瘫》《透刺针法》《截法治疗带状疱疹》《背俞穴的临床应用》《冬葵合剂治疗尿潴留》《血络与疼痛》《针刺能否促进脊髓的再生》等学术论文 30 余篇，还参与编写《中医临床验案选》《中医学术论文选集》《外伤性截瘫防治手册》等书。为了怀念先师，全面继承王乐亭教授的临床经验，使"金针王"之学术流芳于世，进一步发扬祖国医药学遗产，钮韵铎于 1994 年撰写《金针再传》一书，由科学技术文献出版社出版，全书 36 万字。2012年 12 月，在他的指导下，由钮雪松医师主编的《金针大师王乐亭》《毫发金针胡荫培》两部学术专著正式出版发行。2014 年 10月，钮韵铎再度整理编写《金针再传·跟师王乐亭临证随笔及经验选穴》一书，也已出版问世。这几本书全面地对王、胡二老的生平传记、学术思想、临证经验进行总结，梳理了北京金针流派的发展脉络，揭示了金针治病的特殊疗效，为针灸学术发展提供了有价值的参考资料。

钮韵铎重视学术传承和梯队建设，积极培养青年中医师，组织开展各种形式的学习和培训。对王乐亭教授和胡荫培教授的学术经验进行收集、整理和总结，并继续研究和开发金针的功效和治疗范围，以多种形式定期进行学术研讨，同时指导中青年医师学习中医理论与名家经验，教他们撰写医案、科普文章和论文，组织整理和编写学术专著，使后辈们在学识、经验和技术各个方面都有了明显提高，推进了"北京金针"的传承与发展。

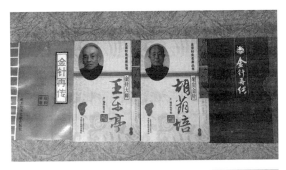

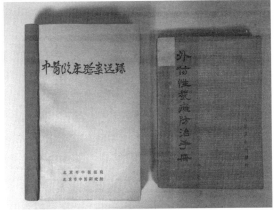

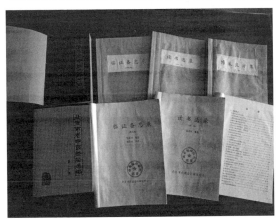

图 21　钮韵铎参与编写的学术著作

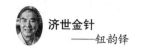
2013 年 10 月 12 日，经名老中医施小墨引荐，钮韵铎教授收中国台湾弟子鄢伟伦为徒，施派众多弟子、中医同道及北京市中医药管理局屠志涛局长参加拜师典礼。

2014 年 3 月 29 日，由金针研究学会组织，青年医师王平、倪国勇、孟进兵拜钮韵铎教授为师，参加拜师仪式的有百余人。

2014 年 12 月至 2017 年 2 月，金针研究学会又组织了二次收徒仪式，青年医师曾瀚琳、杨坤拜钮韵铎教授为师，"北京金针学术流派"再添传承人。

目前，钮韵铎教授有亲传弟子 11 人，分别是赵建宏、钮雪松、钮雪梅、闫松涛、王霞、鄢伟伦、王平、倪国勇、孟进兵、曾瀚琳、杨坤。他们都活跃在中医临床的第一线，运用施派的中医方脉理论、王氏的独特针灸配方、胡氏的针药结合治百病的经验，在中医各学科、各专业中展露锋芒，独当一面。

随着中医针灸被联合国教科文组织列入"人类非物质文化遗产代表名录"，针灸的发展已引起多方面的关注和重视。作为针灸业界的一支奇葩，钮韵铎带领"北京金针学术流派"的弟子们积极地整理、总结和申报。2017 年 6 月，"金针疗法"正式入选"第五批东城区级非物质文化遗产代表性项目名录"。作为该项目的代表性传承人，钮韵铎肩负着将金针学术发扬光大的使命与重任，在他和弟子们的不懈努力下，金针学术思想必将绽放在新时代的文化传承中，服务于社会，造福于人民。

第二章
谈穴论针

　　钮韵铎在长期的跟师学习和临床实践中对腧穴理论和针刺方法有了较深的理解和感悟,并将此运用于临床,取得了很好的疗效。本章主要介绍他对背俞穴、华佗夹脊穴、根节理论、透刺法及血络的理解,还有安神定志法的应用心得和体会。

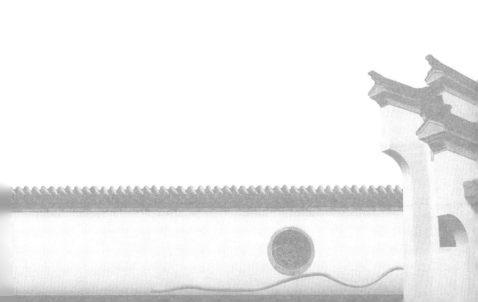

一、背俞穴的临床探讨

背俞穴是临床上经常应用的腧穴，属足太阳膀胱经，由大杼至白环俞和由附分至秩边的 34 个穴位中，大部分都是以脏腑名称或脏腑功能命名的，说明这些腧穴与脏腑有密切的联系。背俞穴不但有疏通经络的作用，更重要的是具备调节脏腑功能的作用。早在《黄帝内经》中对背俞穴即有详细的记载。本部分内容拟结合脏腑对背俞穴的主要内容进行深入探讨。

（一）对《灵枢·背腧》的理解

《灵枢·背腧》："黄帝问于岐伯曰：愿闻五脏之腧（俞），出于背者。岐伯曰：胸中大腧，在杼骨之端，肺腧在三焦之间，心腧在五焦之间，膈腧在七焦之间，肝腧在九焦之间，脾腧在十一焦之间，肾腧在十四焦之间，皆夹脊相去三寸所，则欲得而验之，按其处应在中而痛解，乃其腧也。灸之则可，刺之则不可，气盛则泻之，虚则补之。以火补之，毋吹其火，须自灭也。以火泻者，疾吹其火，传其艾，须其火灭也。"这段经文主要论述的内容有以下几点。

1. 重点介绍特定俞穴的位置。指出五脏背俞都位于脊背正中线的两侧。

2. 介绍了用手指按压取穴的方法。凡以手指按压，患者感到胀痛酸沉或原来痛楚感得到缓解者，便是穴位之准确位置。这是检验取穴准确与否的一种经络腧穴检测方法。

3. 提出背俞穴以灸法为宜，不可妄用针刺。但并未肯定地指出背俞穴只能用灸法，不能用刺法，而是告诫人们对于背俞穴的

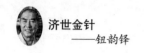
针刺应当慎重操作，既要取穴准确，又要针刺深浅适宜。如《素问》有"刺胸腹者必避五脏""刺中三日死，其动为咳""刺中膈皆为伤中，其病难愈，不过一岁必死"等记载。

4. 详细介绍灸法补泻。其原则是"气盛则泻之，虚则补之"。《太素》对此解释："言灸补泻，火烧其处，正气聚，故曰补也；吹令热入，以攻其病，故曰泻也。"

灸法有一般针刺方法所没有的特殊作用，尤其是对虚寒证有温经散寒、回阳固脱之功。灸法不但有补虚作用，也有泻实之功，也常用于热证、实证。如伤风、感冒灸风池、风门、大椎；肝阳上亢灸涌泉；喉痹、鼻衄灸少商等。所以，灸法只能补虚不能泻实的认识是不全面的。

（二）背俞的临床应用

背俞穴临床使用较广，早在明代杨继洲《针灸大成》中就提出："血证，取五脏俞或六腑俞加血会治之。"王乐亭教授在临床中对"五脏俞加膈俞""六腑俞加膈俞"有所发挥，在此基础上创立了"背部老十针"配穴组方，疗效很好。现结合这三个配方，谈谈背俞穴在临床上的应用。

1. 五脏俞加膈俞

（1）取穴：肺俞、心俞、膈俞、肝俞、脾俞、肾俞。

（2）功用：益气固肺，补心健脾，育肾柔肝，养血安神。

（3）主治：五脏衰败，气血两亏，脑髓空虚，神志不宁，妇人脏躁等。

（4）操作：直刺 0.5 ～ 1.2 寸。

（5）配方析义

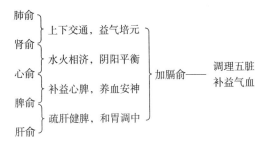

肺俞
肾俞 — 上下交通，益气培元
心俞 — 水火相济，阴阳平衡
脾俞 — 补益心脾，养血安神
肝俞 — 疏肝健脾，和胃调中
加膈俞 —— 调理五脏 补益气血

2. 六腑俞加膈俞

（1）取穴：胆俞、胃俞、三焦俞、大肠俞、小肠俞、膀胱俞、膈俞。

（2）功用：通调腑气，消食利水，疏导经脉，益气养血。

（3）主治：腑气不通，消化不良，腰骶疼痛，六腑热病（血热妄行，各种出血症）。

（4）操作：直刺 0.5 ～ 1.2 寸。

（5）配方析义

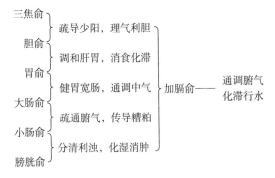

三焦俞 — 疏导少阳，理气利胆
胆俞 — 调和肝胃，消食化滞
胃俞 — 健胃宽肠，通调中气
大肠俞 — 疏通腑气，传导糟粕
小肠俞 — 分清利浊，化湿消肿
膀胱俞
加膈俞 —— 通调腑气 化滞行水

3. 背部老十针

（1）取穴：胆俞、肝俞、大肠俞、脾俞、胃俞。

（2）功能：健脾益胃，疏肝理气，通调腑气，宽中降逆。

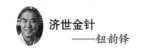

（3）主治：慢性脾胃病，体虚久病。

（4）操作：直刺 0.5～1.2 寸。

（5）配方析义

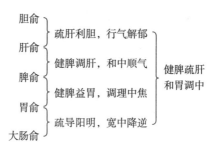

【典型病例】

例1：巅顶痛

袁某，女，38 岁，工人。初诊日期：1982 年 8 月 24 日。

主诉：头顶痛 3 年余。

现病史：头顶隐痛，晨起较重，下午渐轻，记忆减退，情绪不好时头痛加重，精神不集中，头晕眼花，夜寐不实，神疲力乏，颈、胸、背、腰部酸痛重着难移，饮食尚可，二便调，不能坚持正常工作。

既往史：患先天性心房间隔缺损，1977 年 7 月因劳累过度出现心前区后背疼痛、气短乏力、心动过缓、胸闷不舒，行"房间隔修补手术"。手术时间长达 7 小时，输血 1200mL，术后半个月出院，不久上班工作。1970 年曾患左侧偏头痛，已治愈。

舌象：舌质淡红，苔白。

脉象：沉细。

辨证：气阴两虚，督脉失养，阳气不能上达巅顶。

立法：益气养阴，通络止痛。

取穴：五脏俞加膈俞。

手法：补法，留针 30 分钟。

针治 5 次后病情明显好转，头痛减轻，头晕基本消失，睡眠较好，唯劳累后腰背酸痛，其他均好。

针治 10 次后巅顶痛基本消失，仅劳累后微痛，腰背酸痛明显减轻，停针观察。

1 个月后复查，巅顶痛已愈，精力充沛，睡眠好，能胜任正常工作，临床治愈。

按语：头痛是临床上常见的自觉症状，可出现于各种急慢性疾病，一般分为风寒头痛、风热头痛、肝阳头痛、肾虚头痛、气血亏虚之头痛、痰浊头痛、瘀血头痛等。本患先天秉赋薄弱，"房间隔缺损"，术后没有充分休息，复加劳累，情志不舒，使气血甚亏，脑髓失养，发为巅顶痛。根据"脑为髓海""头痛巅疾，下虚上实"的理论，结合患者巅顶痛晨起较重、下午渐轻，辨此头痛为气阴两虚，督脉失养，阳气不能上达巅顶之虚性头痛。《内经》云："头者，精明之府。"五脏六腑精气上注于头方能维持正常生理功能；若五脏六腑之精气亏虚，不能上注于头，则会出现头痛、耳鸣、失眠、神疲乏力等一系列虚损症状。所以调补五脏俞加膈俞，治其根本，使脏气恢复，脑髓充实，气血升发，则巅顶痛可愈。

例 2：脏躁

孙某，女，31 岁，教师。初诊日期：1982 年 11 月 11 日。

主诉：失眠多梦、心烦急躁 7 个月。

现病史：1982 年 3 月出现烦躁哭泣，不饥不眠，虽经当地多方中西医治疗，其症却日益加重。现患者头晕头胀，胸闷不舒，善太息，心烦不安，时欲哭泣，恶心欲吐，口苦咽干不喜饮，虽每晚服大剂量安眠药，仍彻夜难眠或睡则噩梦纷纭，大便秘结，神情呆板、淡漠，难以思考、回答医生提出的问题。

既往史：素体健康。

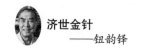
舌象：质淡，舌体胖，苔白厚腻。

脉象：弦滑细。

辨证：肝郁气滞，湿邪中阻，心脾两虚。

立法：疏肝健脾，补心安神。

取穴：五脏俞加膈俞。

手法：补法，留针30分钟。

针治3次后可以安睡3小时，并能进少量饮食。针治12次后，病况明显好转，神清气爽，无昏睡感，谈笑如常，食欲佳，不服安眠药可睡8～9小时，能胜任一般家务劳动，并能思考和分析问题，再巩固治疗10次，病情稳定，结束治疗。

随访：患者回家后，精神好，睡眠安，纳谷香。一月余来信告知，病已痊愈。

按语：脏躁多发于青壮年，以妇人为多。《金匮要略·妇人杂病脉证并治》云："妇人脏躁，喜悲伤欲哭，象如神灵所作，数欠伸。"其病多由肝郁化火，灼伤阴津，五脏阴虚，心不主神而发。"脏"即病在五脏，为其功能失调也；"躁"为失润而致。故治以养心阴、安神志、调理五脏为主，辅以疏肝解郁理气，选用"五脏俞加膈俞"以调五脏气血之平衡，证与治合，故仅针20多次而临床痊愈。

例3：腹胀

赵某，女，41岁，工人。初诊日期：1983年9月10日。

主诉：腹部胀满20余年。

现病史：多年来由于经常郁闷，情志不舒而致腹部胀满，喜太息，纳少不思饮食，每日排便一次，不成形，夹有不消化食物；伴有神疲乏力，怕冷，气短心悸，胸闷胁胀，腰脊酸痛，两手麻木作痒。虽经多方投医求治，病情仍不见好转。

既往史：体弱多病，经常患感冒。

舌象：舌质淡红，苔白。

脉象：沉细弦。

辨证：肝郁脾虚，中焦寒滞，水谷不化，运化失常。

立法：疏肝健脾，温中散寒，行气化滞。

取穴：六腑俞加膈俞。

手法：补法，留针30分钟。

治疗经过：分3个疗程。

第一疗程：针刺六腑俞加膈俞，加艾灸。针治3次后，粪便中未见不消化食物。针治5次后，两手腕麻木等症明显减轻，面色稍有红润。针治8次后，饮食香甜，食量增加，腹胀减轻。

第二疗程：取穴同前。针治2次后，肠鸣音增强，自觉腹内脏器蠕动；针治6次后，腹胀明显减轻。

第三疗程：六腑俞加膈俞与背部老十针交替使用。针治10次后，腹部症状完全消失，大便正常，临床痊愈。

按语：患者平素善郁且多怒，性情急躁，朱丹溪曰："气血冲和，万病不生，一有怫郁，诸病生焉。"肝属木，其气主升，喜条达，行其疏泄，今因郁怒而伤肝，气郁不舒，中焦阻滞，以致腹胀而满；胃为太仓，主受纳与腐熟水谷，胃病则纳少；脾主运化，为胃行其津液，脾病则食不化，腑气不通，脏腑失养。久病及肾，则疲乏无力、腰脊酸痛、面色晦暗无泽；肾虚不纳气，则气短懒言。经针刺六腑俞加膈俞3个疗程后，诸症告愈，而收全功。

例4：纳呆

唐某，女，23岁，学生。初诊日期：1982年11月15日。

主诉：不思饮食已3年。

现病史：疲乏消瘦，四肢无力，纳谷不香，胸胁满闷，时时作恶，每日进食2～4两，食后腹胀，大便两三日一行，量少，

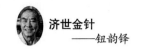

便溏，排气不畅。伴手足发凉，衣着稍少则恶寒感冒，月经量少，色淡。曾服中西药、针灸治疗均未见明显疗效。

既往史：12岁曾患慢性痢疾。3年前因饮食不节诱发慢性肠炎，已治愈。

舌象：舌质淡红，苔白厚。

脉象：沉弦。

辨证：脾虚气弱，肝胃失和。

立法：健脾益气，疏肝和胃。

取穴：背部老十针，加灸。

手法：补法，留针30分钟。

针治3次后，纳谷香甜，食量大增，每日可进食8两。针治12次后，手足得暖，精神转佳，大便每日一次，成形。针治20次后，诸症皆失，纳食每日0.5千克左右，月经量、色、周期均正常，临床痊愈。

按语：该患者于10年前正值生长发育之重要阶段患慢性痢疾，酿成脾虚之体，虽经治愈，但中气早伤，肠胃虚弱。奈何3年前青春之际又患慢性肠炎半年之久，脾胃虚损更重且伤阳气。两次后天之疾患遗留痼疾，曾经中西药相继治之，亦未奏效，今针背部老十针加灸，20次，临床收功，可谓疗效卓著。

例5：腰背寒

刘某，男，50岁，工人。初诊日期：1982年12月2日。

主诉：腰背部畏寒2年余。

现病史：自觉腰背寒冷，虽添加衣被无济于事，伴有四肢肌肉抽痛，右侧髋、膝、踝关节痉挛，屈伸不利，右脚趾时感麻木，夜间为甚，诸症冬季明显，入夏则症状减轻。又患者常咯稀白痰，纳少便溏，四肢不温。

既往史：无特殊记载。

舌象：舌质淡，苔薄白。

脉象：沉细。

辨证：脾肾虚寒。

立法：温补脾肾。

取穴：脾俞、肾俞。

方法：艾灸，每次 30 分钟。

共行艾灸 20 次，腰背部无畏寒感，四肢转温，其他诸症明显好转。再取艾灸治疗，继续观察，巩固疗效。

按语：寒证分为内寒、外寒两大类。外寒多为感受阴寒之邪所致，内寒多为脾肾阳虚，阴邪内盛所致。因肾中藏有真阳，为一身阳气之本，故阳虚内寒之证多与肾有关。根据八纲辨证、脏腑辨证分析本例临床表现，脾肾虚寒阳气亏损，不能温煦周身，故见恶寒喜暖、肢冷踡缩；又背为阳，所以阳虚时，腰背畏寒明显，阳虚不能温化水液，故患者经常咯稀白痰、便溏；阳虚不能达四末，故见四肢不温，舌质淡，苔薄白，脉沉细。《素问·至真要大论》云："诸病水液，澄澈清冷，皆属于寒。诸寒收引，皆属于肾。"《素问·举痛论》云："寒则气收。"故辨为脾肾虚寒证。取脾俞、肾俞，灸之以达温补脾肾、祛湿散寒、温经通络、行气活血之目的，艾灸 20 次，已见明显疗效。

（三）讨论

1. 背俞穴是脏腑经气输注于背部的腧穴，具有调理五脏六腑的生理功能，可使阴阳平衡，气血经络畅通。当脏腑发生疾病时，往往反映到这些腧穴上，所以取其相应的俞穴便能治疗该脏腑的疾病。因此背俞穴对调节内脏机能、防病治病有良好效果。

2. 在古人背俞篇的基础上总结出的"五脏俞加膈俞"配方，

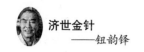

治疗五脏衰败、气血两亏、脑髓空虚、神志不宁、妇人脏躁等。"六腑俞加膈俞"配方，主治腑气不通、消化不良、腰骶疼痛、六腑热病。"背部老十针"配方，善治慢性脾胃病、体虚久病等。

3. 根据"五脏者藏精气而不泻也，故满而不能实"（《素问·五脏别论》）的理论，五脏以补为主。五脏俞中，肺俞与心俞位于上焦，主神明，司呼吸；肝俞与脾俞置于中焦，共理中州；肾俞独居于下焦，统摄下元。由此水火相济，精血互生，气血调和，阴阳平衡，故治五脏衰惫诸证。

4. 在六腑俞中，小肠俞通于手太阳，膀胱俞通于足太阳，大肠俞通于手阳明，胃俞通于足阳明，三焦俞通于手少阳，胆俞通于足少阳。针刺六腑俞可以通调手足三阳六条经脉，有通调腑气、化滞行水之功用。治疗消化系统的疾病为何用六腑俞而不用五脏俞呢？因"五脏者主藏精气，以藏为贵""六腑者，传化物而不藏，故实而不能满也""阴精宜充实，固密属阳，腑属阳，主运化，以通为用"。选用六腑俞，其意义与五脏俞加膈俞相似。六腑属阳，以下降为顺，泻而不藏，功主受纳，腐熟运化，输转水谷之精微，传送糟粕，通调三焦气化，通利二便。六腑不通则腑气郁滞，轻者上逆作呕，重则痛、呕、胀、闭四证俱悉，而上下不通矣。"中宜旋则运"，五脏之营养来源于六腑，故用六腑俞乃是"疏腑以养脏"的具体运用。

5. 根据古人"异病同治"之法，以上巅顶痛、妇人脏躁两案均取"五脏俞加膈俞"收效，这只是一斑，临床中以背俞穴治疗的病种还有很多，只有通过实践探索，才能逐步了解背俞穴作用的全貌。

6. 在针刺背俞穴的同时，加艾灸则其补虚作用更强大，善治五脏六腑阳虚阴盛之证，有温经散寒、回阳固脱之功能。

二、华佗夹脊穴的临床应用

（一）华佗夹脊穴的功效

华佗夹脊穴虽属经外奇穴，但在功效上仍与经络系统有着不可分割的联系。这主要是因为它位于足太阳膀胱经之背俞与督脉之间，而这二者在经络上又有着密切的联系。十二经脉中手足三阳经皆与督脉相交会，尤其是足太阳膀胱经之背俞穴均在其两侧，其脏腑的经脉与督脉相互沟通，督脉又为"阳脉之海"，有调节诸阳经的功能。所以足太阳膀胱经的背俞穴与督脉在功效上具有相通之处，即二者都可以调整脏腑功能，温阳散寒，疏通经脉，可治疗因脏腑功能失调或感受风寒、经脉不通而致的一些病证。由于背俞穴与督脉在功效方面有如此密切的联系，华佗夹脊穴又位于二者中间，且各个穴位均与背俞穴、督脉上的穴位相平行，从而决定了华佗夹脊穴既有资助督脉之力、调整和振奋人体阳气的功能，又有调整脏腑、疏通经脉的作用。故凡一切脏腑虚损、气血不足、髓海空虚证皆可用之。

具体言之，胸1、3、5、7、9、11及腰1、3、5段具有强心补肺、疏肝健脾、调达气机、活血化瘀的作用，针之可以调节五脏功能，以达到补气养血、扶正祛邪的目的。胸2、4、6、8、10、12及腰2、4段具有通调腑气、温肾壮阳的作用，针之可以温经通脉、疏风散寒、调和营卫。在治疗过程中，此两组穴位可以交替使用，或根据病情所需，选择与病证相符的穴位，从而使阴阳调和、气血渐复、营卫渐和、风寒得散，促进疾病痊愈。

由华佗夹脊穴的功效与特点决定了其主治疾病的广泛，归纳起来主要有以下几种：咳嗽、喘息、胸胁痛、脊背酸痛、下肢麻痹及某些脏腑、躯干、四肢的病证。笔者临床上多用于治疗脊

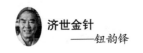
髓损害所致的瘫痪，颈、胸、腰椎疼痛，类风湿关节炎、肺病咳喘，以及脏腑虚损、气血两亏等慢性疾患。

（二）华佗夹脊穴的取穴与刺法

1. 取穴方法 华佗夹脊穴的取穴方法多从第 1 胸椎下始，在其两侧各旁开 3 ～ 5 分，直至第 5 腰椎，共 17 对 34 穴。由于穴数较多，取之不便，因而著名老中医金针王乐亭将其简化，隔一椎 1 穴，左右共 16 穴，穴虽少但效不减。

2. 进针要求 华佗夹脊穴与脊柱之间的距离为 3 ～ 5 分，针刺时可以进针 1 寸。为避免危险，要求所取之穴与脊柱的距离不能超过 5 分，并且要做到取穴准，所扎之针要上、下、左、右在一条直线上，这样不仅进针规范，针具整齐，还可保证疗效。

（三）华佗夹脊穴的主治症候

1. 华佗夹脊穴与邻近穴的对照（表 2-1）

表 2-1　华佗夹脊穴与邻近穴的对照

夹脊穴（棘突下缘）	督脉	足太阳膀胱经		共同具有的主治
		第一侧线	第二侧线	
胸 1	陶道	大杼	（　）	头痛、咳嗽、发热、项强
胸 2	（　）	风门	附分	感冒、咳嗽、项强、胸背痛
胸 3	身柱	肺俞	魄户	咳嗽、肺痨、肩背痛
胸 4	（　）	厥阴俞	膏肓	心痛、咳嗽、气喘
胸 5	神道	心俞	神堂	咳喘、胸闷、心悸、脊背强痛
胸 6	灵台	督俞	谚语	咳嗽、胸脘痛、肩背强痛
胸 7	至阳	膈俞	膈关	胸闷、呕吐、咳喘、吐血、黄疸、背痛

夹脊穴 （棘突下缘）	督脉	足太阳膀胱经		共同具有的主治
		第一侧线	第二侧线	
胸8	（ ）	（ ）	（ ）	（ ）
胸9	筋缩	肝俞	魂门	胸胁背痛、胃痛呕吐、癫痫
胸10	中枢	胆俞	阳纲	黄疸、胁痛、腹胀痛
胸11	脊中	脾俞	意舍	呕吐、黄疸、泻痢、脱肛
胸12	（ ）	胃俞	胃仓	胃脘痛、腹胀、呕吐
腰1	悬枢	三焦俞	肓门	腰背强痛、腹胀痛、便秘泄泻
腰2	命门	肾俞	志室	腰骶痛、阳痿、遗精、遗尿、 月经不调
腰3	（ ）	气海俞	（ ）	腰痛、肠鸣、腹胀、痛经
腰4	腰阳关	大肠俞	（ ）	腹胀、腹泻、便秘、腰痛
腰5	（ ）	关元俞	（ ）	腰痛、泄泻

注：（ ）无穴。

2. 华佗夹脊穴的阶段治疗 据高等医药院校教材《针灸学》（邱茂良 . 上海科学技术出版社）论述归纳如下。

（1）胸1～3，主治上肢疾患。

（2）胸1～8，主治胸部疾患。

（3）胸6～腰5，主治腹部疾患。

（4）腰1～5，主治下肢疾患。

3. 扶督脉之阳，助膀胱经之气 据著名老中医王乐亭之观点，胸腰段主治病证有如下特点。

（1）胸2～8主治胸背上肢疾患，主脏主血。

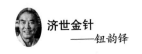

（2）胸 9～腰 4 主治腹部及下肢疾患，主腑主气。

（四）对华佗夹脊穴的发挥——分经说法

华佗夹脊穴，文献称为经外奇穴，不属十二经与奇经八脉。国外有学者将其分为两经，即膈俞经和八俞经。八俞经通上肢，统率手之三阳经；八俞经通下肢，统率足之三阴经。

1. 膈俞经 起于中指尖端外侧，与三焦经平行上至肩关节，行于胸椎第 1 椎入里，贯脊两侧下行，止于 7 椎下缘。

2. 八俞经 起于足第 3 趾外侧尖端，与肾经平行，上行绕过阴部，从尾骨处贯脊上行，止于第 8 胸椎上缘。

3. 膈俞经、八俞经 两经一上一下、一阴一阳，其功能主要是调理上下肢阴阳平衡，疏通脏腑气血，补督脉之阳，助膀胱经之气，畅通经络脉道，可以治疗各种脊髓和神经根之病变。

4. 补泻手法 根据膈俞经、八俞经之分管上下及阴经阳经的特点，拟定以下捻转补泻手法。

（1）膈俞经（7 椎以上）：右侧补法，大指向前，反之为泻。左侧补法，大指向后，反之为泻。

（2）八俞经（8 椎以下）：右侧补法，大指向后，反之为泻。左侧补法，大指向前，反之为泻。

【典型病例】

例 1：产后痹证

戴某，女，35 岁，教师。初诊日期：1982 年 10 月 12 日。

主诉：产后全身关节疼痛 4 个月。

现病史：患者 4 个月前顺产，产后受风，致全身关节疼痛，以肩、背、腰为甚，痛甚，如冰水刺骨，难以忍受。动则汗出，恶风畏寒，纳食不香，大便不畅，眠尚可。

舌象：质淡红、苔薄白。

脉象：沉细。

辨证：气血两亏，风寒乘虚袭入，经脉气血凝滞不通而发痹证。

立法：补益气血，温阳通脉，疏风散寒。

取穴：华佗夹脊穴（胸 1、3、5、7、9、11，腰 1、3、5 段）。

手法：补法，留针 30 分钟。

针治 8 次后，疼痛明显减轻，无冰水刺骨之感，汗出减少，稍有恶风畏寒。针治 14 次后，仅腰部还有冷痛感，其他关节疼痛基本消失，唯在劳累后稍痛，微有汗出。针治 17 次后，疼痛全部消失，全身感觉有力，纳食香甜，二便正常，结束治疗。

【按语】"产后痹证"以痛痹、行痹为多见，其病因病机和证候表现与中医内科杂病之痹证相同。产后所以发生痹证，是由于产妇在生产时的创伤和出血及产程等各种因素，使气虚血少，经络空虚，腠理俱疏，皮毛不实，营卫不固，致血道易塞，气道易滞，因此有产后百脉空虚的说法。如果此时感受风寒之邪，最易导致经络阻塞、气血凝滞而发生痹证，因此以大补气血、温经通脉、疏风散寒为治疗原则。独取华佗夹脊穴针灸可收较好疗效，说明华佗夹脊穴可补益气血、鼓舞全身阳气，具有扶正祛邪、疏通经气的作用。

例 2：痿证

张某，男，35 岁，工人。初诊日期：1982 年 5 月 12 日。

主诉：双手指麻木、右腿行走困难 7 个月。

现病史：患者于 1981 年 11 月出现右手拇指、示指指端麻木、感觉障碍，曾行脑电图、肌电图、腰穿等检查，未发现异常，考虑可能为脊髓病变并进行治疗，病情未得到控制。现右手全麻，左手中、环、小指麻木，触物时有手套感，动作迟缓，右足麻木，右膝关节颤抖，走路跛行，针刺时似片状感，右肩部 3 个月前出现疼痛，逐渐加重，活动受限，全身疲乏无力，纳食不香，二便尚调。

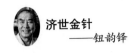
舌象：质淡红，苔白。

脉象：沉细。

检查：双侧肌腱反射大致对称，右上肢肌张力偏高、肌力Ⅳ级，右下肢肌张力偏高、肌力Ⅴ级，左侧肌张力、肌力正常。第3胸椎右侧以下及下肢感觉欠敏锐。

辨证：气血两亏，营卫失调，筋脉失养。

立法：补气养血，调和阴阳。

取穴：华佗夹脊穴（胸2、4、6、8、10、12及腰2、4段）。

手法：补法，留针30分钟。

针治7次后，右手麻木减轻，活动较前灵活，右下肢明显有力，右足尖麻木明显，饮食、二便正常，舌淡红，苔薄白，脉沉弦。针治19次后，右腿感觉显著好转，脚趾和足心感觉敏锐，第3胸椎右侧以下到腹部感觉恢复正常。右腿走路平稳，右手感觉较前敏锐，右上肢活动较前灵活。针治32次后，右腿感觉恢复正常，行走轻松自如，但行走过久则右膝关节无力，右手拇指及示指皮肤由凉转温。针治40次后，双手麻木基本消失，力量增加，右腿感觉、活动功能恢复，右肩部疼痛减轻，活动灵活，已坚持全天工作，继续巩固治疗。

按语： 痿证的形成与诸脏腑的功能失调均有关系。《临证指南医案·痿》邹滋九按明确指出，本病为"肝、肾、肺、胃四经之病"，说明了肝、肾、肺、胃及气血津液的不足是形成痿证的主要因素。但无论哪方面原因，多数都影响到督脉、带脉，使督脉受损，带脉之气血运行失常。

例3：水肿

金某，女，69岁，干部。初诊日期：1984年8月1日。

主诉：全身浮肿多年。

现病史：近年来全身浮肿，按之没指，周身乏力，精神不振，痰多色白而黏，可以咳出，纳少不香，经常腹泻，因服药甚多而无明显效果，故求针治。

既往史：40多年前因住潮湿窑洞和长期用冷水洗漱，致关节疼痛，腋部、腘窝部淋巴结肿大，曾经中药及针灸治疗。近5年来多次服用大剂量的中西药，但疗效不明显，患者已丧失治疗信心。有吸烟史，并有少量饮酒及嗜浓茶的习惯。

舌象：质红，体胖大，有齿痕，苔黄厚。

脉象：滑数。

辨证：脾虚运化失职，痰湿内阻经络。

立法：益气利湿，化痰通络。

取穴：华佗夹脊穴（胸2、4、6、8、10、12及腰2、4段）。

手法：补法，留针30分钟。

针治10次后浮肿逐渐消失，全身稍感轻松，但仍痰多，色白而黏易咳出，腋部、腘窝部淋巴结仍肿痛。针治20次后，活动自如，四肢有力，纳香，二便调，舌质淡，苔微黄，脉滑。针治35次后，全身浮肿皆消，肢体活动良好，精神佳，可以登上景山最高处，腋窝、腘部淋巴结明显减小，已不疼痛，纳可，二便调，结束治疗后返回山西休养。

按语：患者由于久居湿地，感受了风寒湿邪而致脾肾阳虚。脾阳虚，运化失职，津液得不到正常的代谢和输布，反而凝聚成为痰饮，即"脾为生痰之源"。肺失其宣降则痰多色白而易于咳出，即"肺为贮痰之器"，或是溢于肌肤而成为水肿；肾阳虚，气化失常，就会引起水液代谢障碍而成为水肿，同时腰膝无力、怕冷、出汗。总之，本病主要是由于脾肾阳虚、水液输布和排泄发生障碍所致。

（五）讨论

所举的三个病例，分别为痹证、痿证和湿痰水肿。一般说来，痹证从证候表现和病机分析属实者偏多，因为疼痛多是不通

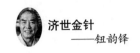
而为，痹证的不通是由经脉气血凝滞所致。痿证从证候表现和病机来看，属虚者为多，筋脉之弛缓、肌肉之萎软无力多与气血津液亏虚，不足以濡养筋脉、肌肉有关。湿痰阻滞，邪困脾肾，阳气不达四末，以致浮肿、困倦、精神疲惫之候。然而这三种截然不同的病因、病证、病程却通过华佗夹脊穴的治疗都取得良好的疗效，原因何在？华佗夹脊穴虽然属于经外奇穴，但由于它位于背俞穴与督脉之间，因而决定了它兼有二者的主治功能。所以针刺既可以起到背俞穴的作用，调整脏腑，补益气血，疏通经气；又能资助督脉，调整全身的阳气，补充背俞穴之不足。可知华佗夹脊穴在临床上对于因诸虚劳损而产生的病证具有一定的疗效。痹证表现虽然为实，但其本质却是因虚所致，而运用华佗夹脊穴最擅长治疗脏腑虚损、气血不足、阳气不振所导致的各种慢性病证，因此也同样取得良好的疗效。

用华佗夹脊穴治疗疾病，要根据具体病情、证候，灵活选择穴位，不可拘泥。如在治疗肺病咳喘时，除选用胸3段夹脊穴外，还可根据辨证，配合其他经络的穴位，只有辨证施治，灵活运用，方能收到事半功倍的效果。

三、根结法的实用效应

根结法是根据《灵枢·根结》"根""结"理论产生的一种配穴与针刺方法。

何谓"根结"？根，根本也，脉气所起为根；结，终结也，脉气所归为结。明·张景岳《类经》说："下者为根，上者为结。"清·张志聪《黄帝内经灵枢集注》曰："根结者，六气合六经之本标也……根者，经气相合而始生；结者，经气相将而归。"《简明中医辞典》解释根结为"经脉以四肢末端为根，头面胸腹为结"，以说明四肢与头面躯干之间的联系。

（一）《灵枢》的论述

"根结"一词出于《灵枢·根结》，"奇邪离经，不可胜数，不知根结，五脏六腑，折关败枢，开阖而走，阴阳大失，不可复取"。意思是说：邪气侵入经脉，传变多端，如果不明确经脉根结及其与脏腑内外的生理关系，就不能做到正确的治疗，导致被邪气扰乱，三阴三阳的"开""合""枢"之作用败坏，阴阳相离，精气走失，其症则不可治疗矣。

根结的具体位置在《灵枢·根结》中有明确所指："太阳根于至阴，结于命门。命门者，目也。阳明根于厉兑，结于颡大。颡大者，钳耳也。少阳根于窍阴，结于窗笼。窗笼者，耳中也……太阴根于隐白，结于太仓。少阴根于涌泉，结于廉泉。厥阴根于大敦，结于玉英，络于膻中。"

表 2-2　足六经根结

经脉	根	结	结穴
太阳	至阴	命门（目）	睛明
阳明	厉兑	颡大（钳耳）	头维
少阳	窍阴	窗笼（耳中）	听宫
太阴	隐白	太仓	中脘
少阴	涌泉	廉泉	廉泉
厥阴	大敦	玉英	玉堂

根结法是按照上述根穴、结穴两两作为一组运用于临床的配穴和针刺，常用于治疗脏腑经络的虚寒性病变。气虚（或轻者）者用针刺，阳虚（或重者）者用灸法。刺法具有取穴少而疗效佳的特点。

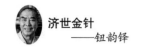

济世金针
——钮韵铎

（二）根结法穴解

1. 足太阳膀胱经，根于至阴，结于睛明。

至阴：《席弘赋》："脚膝肿时寻至阴。"《百症赋》："至阴、屋翳，疗痒疾之疼多。"《甲乙经》："头重，鼻衄及瘛疭，汗不出，烦心，足下热，不欲近衣，项痛，目翳，鼻及小便皆不利，至阴主之。"

睛明：《玉龙赋》："两眼红肿痛难熬，怕日羞明心自焦，只刺睛明鱼尾穴，太阳出血自然消。"《针灸大成》："主目远视不明，恶风泪出，憎寒头痛，目眩内眦赤痛，伴伴无见，眦痒，淫肤白翳，大眦攀睛胬肉，侵睛雀目，瞳子生瘴，小儿疳眼，大人气眼冷泪。"

2. 足阳明胃经，根于厉兑，结于头维。

厉兑：《外台秘要》："厉兑主尸厥口噤气绝，脉动如故，其形无知，如中恶状。"

头维：《玉龙赋》："眉间疼痛苦难当，攒竹沿皮刺不妨，若是眼昏皆可治，更针头维即安康。"《甲乙经》："寒热，头痛如破，目痛如脱，喘逆烦满，呕吐，流汗，难言，头维主之。"

3. 足少阳胆经，根于足窍阴，结于听宫。

足窍阴：《甲乙经》："手足清，烦热汗不出，手肢转筋，头痛如锥刺之，循循然不可以动，动益烦心，喉痹，舌卷干，臂内廉痛不可及头，耳聋鸣，窍阴皆主之。"《铜人》："窍阴，治痈疽头痛心烦，喉痹舌强口干。"《丹溪心法》："妇人月经不调，刺窍阴三分。"《医学纲目》："胆寒不得卧，窍阴一分补之灸。"

听宫：《灵枢·刺节真邪》："夫发蒙者，耳无所闻，目无所见……刺此者，必于日中，刺其听宫。"《百症赋》："听宫、脾俞，祛残心下之悲凄。"《甲乙经》："癫疾狂，瘛疭眩仆癫疾，暗不能言，羊鸣沫出，听宫主之。"

60

4. 足太阴脾经，根于隐白，结于中脘。

隐白：《保命集》："血不止，鼻衄，大小便皆血，血崩，当刺足太阴井隐白。"《神农经》："隐白，妇人月事过时不止，刺之立愈。"《针灸大成》："隐白，主小儿客忤，慢惊风。"

中脘：《玉龙赋》："脾家之症有多般，致成翻胃吐食难，黄疸亦须寻腕骨，金针必定夺中脘。"《杂病穴法歌》："霍乱中脘可入深。"《扁鹊心书》："黄帝灸法，气厥尸厥，灸中脘五百壮，急慢惊风，灸中脘四百壮。"

5. 足厥阴肝经，根于大敦，结于玉堂。

大敦：《外台秘要》："《集验》疗卒疝暴痛方，灸大敦。"《席弘赋》："大便秘涩大敦烧。"《百症赋》："大敦、照海，患寒疝而善蠲。"《铜人》："大敦，治妇人血崩不止。"

玉堂：《甲乙经》："胸中满不得息，胁痛骨疼，喘逆上气，呕吐烦心，玉堂主之。"《百症赋》："烦心呕吐，幽门开彻玉堂明。"《铜人》："玉堂，治胸满不得喘息，胸膺骨疼，呕吐寒痰，上气烦心。"

6. 足少阴肾经，根于涌泉，结于廉泉。

涌泉：《扁鹊心书》："涌泉二穴，治远年脚气肿痛，或脚心连胫骨痛，或下粗腿肿，沉重少力……脚气少力，或顽麻疼痛。"《肘后歌》："顶心头痛眼不开，涌泉下针足安泰。"《寿世保元》："治自缢气已脱，极重者只灸涌泉穴。"《席弘赋》："鸠尾能治五般痛，若下涌泉人不死。"《通玄指要赋》："胸结身黄，取涌泉而即可。"《天星秘诀》："如是小肠连脐痛，先刺阴陵后涌泉。"

廉泉：《甲乙经》："其咳上气穷诎胸痛者，取之廉泉……取廉泉者，血变而止……舌下肿难以言，舌纵涎出，廉泉主之。"《百症赋》："廉泉、中冲，舌下肿疼堪取。"《汉药神效方》："重舌秘方，于颔下正中廉泉穴，灸四五壮，则小舌缩而愈。"

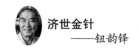
【典型病例】

例1：腿痛

王某，男，65岁，干部。初诊日期：1983年4月25日。

主诉：右腿疼痛1个月余。

现病史：右腿疼痛、酸楚，并伴沉重疲乏感，曾针灸、中西药治疗均未见效。现症：右腿内侧酸痛，伴沉胀乏力，沿足少阴肾经走行线路有压痛，按之则舒，疼痛与气候变化无关。劳累则疼痛加重，晨起疼痛减轻，午后尤甚，纳可，便调，夜寐多梦，记忆力较差。

既往史：曾患腰痛，已治愈。

舌象：舌质淡红，苔白。

脉象：沉细尺弱。

辨证：肾气虚惫，经脉瘀阻。

立法：疏导肾经，通脉止痛。

取穴：涌泉、廉泉。

手法：补法，留针30分钟。

针治1次后，疼痛明显好转，隔日再针，经过3次治疗后痊愈。1个月后随访未见复发。

按语：《素问·上古天真论》云："（男子）丈夫七八肝气衰，筋不能动，天癸竭，精少，肾脏衰，形体皆极；八八则齿发去。肾者主水，受五脏六腑之精而藏之，故五脏盛，乃能泻。今五脏皆衰，筋骨解堕，天癸尽矣。"患者年过花甲，肾气已衰，而肾生髓，脑为髓之海，肾虚髓少，脑海空虚，故失眠多梦、健忘。右腿内侧酸痛沉重，足少阴肾经有压痛，说明病在足少阴经。动则气耗，劳累后疼痛加重，晨起轻，午后重，皆为虚候。

例2：偏头痛

张某，女，23岁，会计。初诊日期：1983年7月5日。

主诉：右侧偏头痛3年，加重1年。

现病史：3 年前因高考劳累出现右侧偏头痛，后每因情绪变化或用脑过度而诱发，疼痛牵引额部，痛甚伴右侧牙痛及眩晕。近 1 年来头痛持续发作，夜寐多梦，曾服中药治疗，但效果不明显。现症：右侧偏头痛，痛及牙齿，持续发作，牵及前额部，足少阳胆经压痛，伴头晕，夜寐多梦，纳可，月经正常，二便调。

既往史：基本健康。

舌象：舌质淡红，苔薄白。

脉象：沉弦。

辨证：阴虚肝热，脑络脉阻。

立法：滋阴清热，疏通络脉。

取穴：足窍阴、听宫、列缺。

手法：平补平泻，留针 30 分钟。

经 4 次针治后，头痛消失，睡眠好，仅感有时头晕、头胀。后由于劳累又出现偏头痛，但较前减轻。再针 10 余次，临床痊愈。

按语：头为诸阳之会，少阳胆经分布于头侧面，故偏头痛多属少阳经；劳则伤气，气虚则血脉推动无力，血脉瘀阻，故头痛、头晕、夜寐多梦；足少阳胆经有压痛，说明足少阳胆经脉气不通，病属虚中兼实。

例 3：腹泻

郝某，女，54 岁，职员。初诊日期：1983 年 7 月 20 日。

主诉：腹泻 1 年余。

现病史：1 年前无明显诱因出现晨起腹泻，时轻时重，日二三行，最多五行，大便稀，有时呈水样便。每因劳累或精神紧张症状加重，曾服土霉素、黄连素，效果不明显。现症：食欲不振，口干不欲饮，神疲乏力，大便稀溏，日二三行，时感头晕，胸闷，口黏，眠可，小便调。

既往史：15 岁曾患"伤寒"，已治愈。1969 年曾肝功异常（转

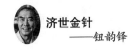
氨酶 280U)，服人参健脾丸痊愈。

舌象：舌质淡，舌体胖，苔黄腻。

脉象：沉缓。

辨证：脾虚失运，湿邪停留。

立法：健脾利湿。

取穴：隐白、中脘。

手法：补法，留针 30 分钟。

针治 1 次后，大便次数减少，但大便仍稀。针治 4 次后，诸症消失，临床痊愈。

按语：脾主运化，胃主受纳，脾胃气虚，运化受纳功能失调，故食欲不振、便溏；脾主湿，脾失健运，湿邪停留，津液不能上承，故口干不欲饮；脾胃气虚，气血生化之源不足，故神疲乏力。

例 4：左腿痛麻

周某，女，39 岁，工人。初诊日期：1983 年 5 月 30 日。

主诉：左腿麻木伴疼痛半年余。

现病史：居住潮湿阴寒，半年前突然出现左腿麻木，日渐加重，天阴更剧。后又出现疼痛，影响行走，遂卧床不起，曾到某医院就诊，未作明确诊断。经针灸、穴位注射、服用天麻丸等方法治疗，病情有所好转，近日又作。现症：左腿外侧疼痛麻木、畏冷，行走不便，周身乏力，眠差多梦，饮食尚可，大便干，数日一行，小便调，月经提前。

既往史：平素体健。

舌象：质暗红，苔黄。

脉象：沉紧。

辨证：寒湿闭阻，经脉瘀滞。

立法：祛寒逐湿，活血化瘀。

取穴：足窍阴、听宫。

手法：补法，留针 30 分钟。

针治 3 次后，疼痛明显减轻，走路颇为轻捷。针治 5 次后，诸症皆消失，临床基本痊愈。

按语：《灵枢·经脉》曰："（胆经）是动则病口苦，善太息……是主骨所生病者……胸、胁、肋、髀、膝外至胫、绝骨、外踝前及诸节皆痛。"患者感受寒湿之邪，邪气侵袭少阳经络，气血瘀阻，脉气不通，不通则痛，故左腿外侧疼痛麻木。

（三）讨论

1. 为何手经没有根结

（1）用比类取象解释：大自然中植物的根都生在底部，扎在土壤里，没有生在植物的上面、扎在空中的。人类的足在下，与大地相连，好比植物的根，故足经有根结；而手在人体的上面，不与大地相连，故手经没有根结。

（2）根据经气流注解释：《针灸聚英·手足阴阳流注》说："经脉流注，周流不息，故经脉者，行血气，通阴阳，以荣于身者也。其始从中焦，注手太阴、阳明，阳明注足阳明、太阴，太阴注手少阴、太阳，太阳注足太阳、少阴，少阴注手厥阴、少阳，少阳注足少阳、厥阴，厥阴复还注手太阴。"由此看出：手三阳经脉都流注于足三阳经脉；足三阴经脉都流注于手三阴经脉。"手之三阴，从脏走手；手之三阳，从手走头；足之三阳，从头走足；足之三阴，从足走腹。"（《灵枢·逆顺肥瘦》）而足三阴的"根"穴均在足，"结"穴在胸（腹）。手三阴经，经脉的起穴在胸（腹），止穴在手；足三阳的"根"穴在足，"结"穴在头（面），手三阳的经脉起穴在手，止穴在头（面）。中医理论认为，阴主升，阳主降。阴经以升为主，足三阴经升到胸（腹），遇到手三阴的经脉起穴，继续向上升；阳经以降为主，足三阳经在降的过程中（在头面部）遇到手三阳的止穴，继续往下降。因此，

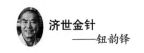

手三阴经是足三阴经升的延续，手三阳经是足三阳经降的经过，故手之三阴经、三阳经没有根结。

2. 运用根结法必须辨虚实，辨脏腑，辨经络

（1）辨虚实：根结法适用于脏腑经络虚性的疾病，特别是气虚、阳虚的患者。虚实是分析辨别邪正盛衰的两个纲领。虚指正气不足，虚证便是由正气不足所表现的证候；实指邪气过盛，实证便是由邪气过盛所表现的证候，正如《素问·通评虚实论》所说："邪气盛则实，精气夺则虚。"只有抓住虚实这个纲，明确疾病的性质，才能发挥根结法治病的特点。

（2）辨脏腑、辨经络：经络中存在经气，其循环传注、昼夜不息的活动对全身器官的功能活动起到调节作用，从而使机体保持互相协调与相对平衡。经络中的经气又来源于脏腑之气，脏腑的盛衰决定经气的虚实，因此经络和脏腑之间存在"标""本"的关系。经络病变可以影响脏腑，脏腑病变又可以反映到经络上来。以根结法调补经气，不仅可治疗经络疾病，而且可以治疗脏腑疾病，就是这个道理。

3. 人的一切活动都离不开脏腑和经络　由于各脏腑经络的生理功能不同，病理变化及所反映的证候亦各具一定的规律性，根据"脏腑辨证"及《灵枢·经脉》中提到的"是动病……是主病……"，不难作出明确诊断。

4. 病在手经该如何运用根结法　手经没有根结，但是可以根据前面谈到的手经与足经的关系，并依据"同气相求"的理论，选用同名足经的根经来治疗手经的疾病。

5. 根结法的选穴与操作

（1）如果采用根结法，是否能单独使用"根"穴或"结"穴？回答是不行的。其道理在于，根为脉气所起，根穴就好比大自然中植物的根，植物无根将无法生存；结为脉气所归，结穴就好比植物的果实，植物无果实将无收获。故使用根结法时，必须

66

同时选用"根""结"两穴，才能起到扎根、开花、结果以调动脉气之作用。

（2）使用根结法能否选用其他配穴？笔者体会，"根""结"两穴不够用时，可选一到两穴作为配穴。总之，选穴要少而精，因根结法主要用于虚证，而针多易伤气，选穴少可避免"虚虚"之误。

（3）操作：《灵枢·官能》说："先得其道，稀而疏之，稍深以留，故能徐入之。"《灵枢·经脉》说："虚则补之。"故在针刺"根"穴或"结"穴时均使用补的手法，这样才能补经气、通经络。

此外，在使用根结法时要先刺"根"穴，后刺"结"穴。尤其在治疗脏腑疾病时，要注意阴经有两个"根"穴、一个"结"穴，一定要先刺完两个"根"穴，再刺"结"穴。

四、谈谈"透刺针法"

透刺针法是针灸刺法中的一个重要组成部分，在我国医学史中占有一定的地位，其渊源可追溯到金元以前。金元时期窦默在《针经指南》中已对透刺针法有过论述，并为后世所引用。元、明间，部分透刺针法已在民间广泛使用，如《玉龙歌》载："偏正头风痛难医，丝竹金针亦可施，沿皮向后透率谷，一针两穴世间稀。"至明代杨继洲在《针灸大成》中注明了三十多条可用透刺针法的条款，丰富了透刺的内容。现代医学文献中有许多透刺治疗疾病的验方，并在原有的基础上有所发展。

透刺包括"担法""过梁针"两种。"担法"即进针后沿皮向要透刺的穴位方向刺，如攒竹透丝竹空；"过梁针"是进针后沿骨的边缘向对侧穴位刺，如阳陵泉透阴陵泉。另外，还有两针双手同时从两穴进针，得气后，将两侧针芒相对而刺，使之相触，称

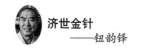

为"对刺针"，也是透刺的一种方法。

透刺配方是由若干个穴位组成的、以透刺为主的针灸处方。这种深透的刺法对于病程日久或久治不愈的顽疾具有较好的治疗作用，特别是对经络和筋脉之间的病症更为适宜。近代曾有不少以透刺为主的针治配方，丰富了针法的内容。现仅介绍著名老中医王乐亭教授的六寸金针透刺治疗瘰疬（淋巴结核）和两组以透刺方法组合成的配方——颜面六透法、十二透针法。

（一）六寸金针透刺

取穴：曲池透臂臑。

功用：宣气行血，通瘀散结。

主治：瘰疬（淋巴结核）。

加减：①一般不加配穴，但对于病程久，结核肿硬不消或经治后已缩小成硬结者，可以在结核局部使用火针；对于脓肿已形成，欲溃而未溃者，也可配合使用火针排脓。②艾炷灸肘尖，每次5～7壮，多用于瘰疬生于腋下而久治不效者。

方解：金针刺曲池透臂臑的治疗机理并非局部效应所能解释。历代有关针灸文献中，关于针刺曲池、臂臑治疗瘰疬的记载不多，从文献中所查到的唯有《类经图翼》中记载针刺"曲池……主治瘰疬"、针刺"臂臑，主治臂痛无力，寒热瘰疬，颈项拘急"。《百症赋》中说针刺臂臑"兼五里，能愈瘰"。可见针刺曲池、臂臑能治瘰疬是有历史渊源的。其透刺手法一针可担曲池、五里、臂臑三穴，这些穴位都有主治瘰疬的功能。

刺法：曲池穴局部消毒后，将针尖蘸少许甘油，以45°迅速进针，将针尖对准臂臑的方向，使针体紧贴皮下，深浅适宜，针尖沿皮向上刺，通过五里穴再向臂臑穴推进，进针终了，患者有酸胀感或沉重感。留针30分钟。

【典型病例】

谢某，女，17岁，学生。初诊日期：1975年4月21日。

主诉：右耳后下方肿胀2个月。

现病史：2年前右耳后下方肿起两硬结，经某医院检查诊断为颈淋巴结核。经服中药及注射链霉素好转。近2个月来硬结突然明显肿大，质硬，按之不痛，推之左右不移动，伴四肢无力，偶有头痛，急躁易怒，纳食可，睡眠安，二便及月经正常。

既往史：平素身体一般，无特殊、慢性、传染性疾病。

舌象：质淡红，舌尖红，苔薄白。

脉象：沉细而弦。

检查：颈部结核6cm×6cm，腋下结核3cm×3cm。胸透正常。表面皮肤不红，质硬，按之不痛，推之左右不移动。

诊断：瘰疬（颈淋巴结核）。

辨证：气血凝滞，痰湿聚结。

立法：调理气血，消肿散结。

取穴：曲池透臂臑。

手法：取六寸金针刺之，留针30分钟。

针治5次后，腋下淋巴结核缩小至2cm×2cm，颈部淋巴结核变软，分散为三个肿核。针治12次，颈部淋巴结核减小如蚕豆大。针治14次，颈部和腋下淋巴结核已基本消失，临床痊愈。追访2个月，未见复发。

（二）颜面六透法

取穴：地仓透颊车，阳白透鱼腰，迎香透睛明，太阳透颧髎，四白透承泣，攒竹透丝竹空。同侧内庭、太冲，对侧合谷。

功用：祛风通络，牵正和营。

主治：面瘫（周围型颜面神经麻痹）。

加减：额纹消失，加阳白透头维。上睑麻痹，加攒竹透睛

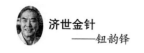

明。下睑麻痹，加承泣透睛明。眼角流泪，加颧髎透睛明。不能
耸鼻，加巨髎透睛明。口角㖞斜，加颧髎透大迎，地仓透下关。
耳后疼痛，加风池透风府。面瘫日久，加翳风透丝竹空。

方解：承泣、四白、颧髎、地仓、颊车、迎香能调理气血；
太阳、鱼腰、攒竹、睛明能疏风散邪；丝竹空能调肝理气。合
谷、太冲、内庭为循经远端取穴。合谷为手阳明大肠经穴，有疏
风解表、退热消肿之功，可调节疏泄阳明经气，针刺之，循经上
行走头面，故四总穴歌曰："面口合谷收。"内庭为足阳明胃经穴，
针泻之有疏通经气、清热开郁之功。太冲为足厥阴肝经原穴，针
泻之有疏泄肝气、通调气血、清肝胆热、镇静祛风之效。《百症
赋》曰："太冲泻唇㖞以速愈。"以上三穴与六透配合，共求疏风
清热、调和气血、牵正和营之功。

刺法：

（1）颜面穴均用平补平泻，手足穴用泻法，得气后留针30
分钟。

（2）每次选用颜面六透为基础，再取对侧合谷、对侧太冲、
同侧内庭。

（3）针的选择：最好用旧针，其针尖稍钝者为好，这样可以
减少局部出血。

（4）面瘫发生后的7～10天为急性发展期，主要采用浅刺；
待急性期过后，病情稳定，方可用透刺针法。

【典型病例】

例1：黄某，女，21岁，工人。初诊日期：1982年6月28日。

主诉：右侧面肌无力2周。

现病史：2周前感冒发热后出现右侧面部感觉麻木，肌肉无
力，右侧额纹不起，眼睑不能闭合，与左目相差一半，耸鼻见右
侧无力，示齿口㖞向左侧，右鼻唇沟浅，鼓腮漏气，漱口漏水，
进食塞食，耳后疼痛。

既往史：月经前期；无慢性疾病。

舌象：质淡红，苔薄白，舌边有齿痕。

脉象：细滑而数。

诊断：面瘫（周围型颜面神经麻痹）。

辨证：风寒袭络，经脉阻滞。

立法：散风通络，清热和营。

取穴：颜面六透法加合谷、内庭、太冲。

手法：均取平补平泻法，留针 30 分钟，每周治疗 3 次。

针治 5 次后，面瘫明显好转。针治 15 次后，病情基本恢复。针治 25 次，面瘫治愈，结束治疗。2 周后复查，患者面肌左右对称，表情自如，面肌完全恢复正常。

例 2：刘某，男，35 岁，职员。初诊日期：1983 年 5 月 7 日。

主诉：左侧面肌无力 5 周。

现病史：5 周前乘公交车时睡着被风所吹，之后出现左侧面部感觉麻木、肌肉松弛，收缩无力，左侧额纹消失，目不能合，耸鼻无力，示齿口㖞向右侧，左侧鼻唇沟消失，鼓腮漏气，漱口漏水，进食塞食，耳后微有疼痛，伸舌挺直不偏。经使用电针治疗月余，疗效缓慢。

既往史：曾患慢性结肠炎。

舌象：舌质淡红，苔白厚。

脉象：沉细。

诊断：面瘫（周围型颜面神经麻痹）。

辨证：风寒袭络，经脉闭阻。

立法：散风通络，益气和营。

取穴：颜面六透法加中脘、气海、合谷、足三里。

手法：透穴不做手法，其他穴皆用补法，留针 30 分钟。每周治疗 3 次。

针治 2 次后，患者即感面肌有力。针治 14 次后，左侧面瘫

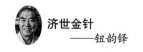

明显减轻。针治 26 次后,面肌基本恢复,再巩固治疗 4 次,面瘫临床痊愈。总共治疗 30 次,历时约 2 个半月结束治疗。

按语:"颜面六透法"主要用于风邪袭络的周围型面瘫,脑血管病所致的中枢型面瘫不属本法的适应证。

"颜面六透法"治疗久治不愈的周围型面瘫有较好的疗效,笔者多年临床实践体会:①面瘫的疗效与年龄、性别有密切关系,一般女性患者较男性疗效好,年轻患者比年长者疗效好。所以,相对来讲年轻女性治愈所需时间较短,而年长男性患者治愈所需时间较长。②面瘫疗效与精神状态有关,若心情好,对治疗有信心,且能遵医嘱者疗效较好。否则往往"事倍功半",取效迟缓,甚则留有后遗症。③一般颜面神经麻痹的患者,应早期进行针治,在发病前 2 周内,需要每日接受治疗。当超过 14 天后,即可应用透刺针治,每周治疗 3 次即可。

(三)十二透针法

十二透针法是在人体偏瘫一侧的上肢和下肢选取 24 个腧穴,两两一组进行透刺。

取穴:肩髃透臂臑,腋缝透胛缝,曲池透少海,外关透内关,阳池透大陵,合谷透劳宫,环跳透风市,阳关透曲泉,阳陵泉透阴陵泉,绝骨透三阴交,丘墟透申脉,太冲透涌泉。

功用:疏风通络,活血化瘀,调和营卫,强筋健步。

主治:①顽固性半身不遂;②风寒袭络,半身麻木不仁。

方解:肩髃乃手阳明、阳跷之会,主治肩臂痛、半身不遂。腋缝能利关节,主治上臂不遂。曲池能祛风通络,善治肘臂不遂。外关能驱邪风、利筋骨。阳池为手少阳三焦经之原穴,主治腕痛、肩背痛不举。合谷主治手腕不能伸握。环跳主治下肢不遂,有健步通络之能。阳关属足少阳胆经,主治鹤膝风、膝红肿不能屈伸。阳陵泉属筋之会,为足少阳胆经之合穴。绝骨即悬钟穴，为髓之会，主治中风半身不遂。丘墟为足少阳胆经，主治脚根痛不能履地。太冲为足厥阴肝经之穴，主治脚肿痛挛急。诸穴共用，达通经活络、强筋健步之能事。

刺法：（1）透穴选用的针应比一般毫针粗且长（26#–28#），不锈钢材质为宜，长度据具体情况而定。刺时应找准进针穴，迅速突破表皮以减少患者痛苦，然后以补的手法向透穴刺之。左手应按在透穴的位置上，待针透过骨缝之后，手指有针透之感，但不使其针透出表皮为妥。

（2）初诊患者或是体质比较虚弱的患者开始均不宜立即选用透刺针法，以免患者尚无思想准备，肌肉过于紧张而晕针。对针的选择要求质量要好，以免因肌肉痉挛而折针。

【典型病例】

杨某，男，42 岁，工人。初诊日期：1982 年 4 月 14 日。

主诉：右侧偏瘫 3 个月。

现病史：患者经常眩晕，于 3 年前体检时发现血压高，一般在 160/110mmHg 以上。近半年出现肢麻、善急躁、夜寐不实、健忘神疲等症。3 个月前突然发生右侧肢体活动障碍，言语不能，诊断为脑出血，病情平稳后来门诊治疗。现症：右侧偏瘫，上肢肌力 2 级，臂不能抬，腕活动无力。下肢肌力低于 2 级，稍能活动，抬腿无力，足下垂且内翻，无法行走，语言不利，伸舌偏向患侧，右半身痛觉较差，生活不能自理，纳谷尚可，夜寐较安，尿黄，大便秘结，两日一行。

既往史：年轻时曾患失眠症。

舌象：质红暗，苔黄厚腻，边有齿痕。

脉象：弦滑。

检查：血压 154/92mmHg。

诊断：中风（脑出血）后遗症。

辨证：阴虚阳亢，肝风内动，经络失养，气血阻滞。

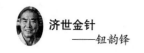

立法：育阴潜阳，疏通经络。

取穴：百会、风府、廉泉、十二透穴（右）。

手法：皆取补法，留针30分钟。

每周治疗3次，3个月后可倚杖缓行，右臂可抬至胸前，但仍持物无力，右下肢较前有力，可抬腿活动，言语基本正常，血压平稳。再治疗3个月，右臂可以抬至鼻部，手的功能活动明显恢复，右下肢功能有所恢复，可以行走40分钟至1小时。饮食、睡眠、二便皆正常，血压平稳。经过7个月约80次治疗，患者于1982年11月27日来门诊复查，血压110/80mmHg；右臂肌力4级，屈伸自如，可以抬至头顶，手腕活动灵便，但伸肌力量稍差；右下肢肌力4级，行走稳健，抬腿自如，足下垂内翻明显好转；脉沉缓，舌质淡红，苔白。暂结束治疗，自行功能锻炼。

（四）讨论

1. 透穴具有疏通经络、沟通经气的作用。根据进针穴和透穴所在部位，透刺又可分为：①沿皮透，如地仓透颊车；②表里经透，如昆仑透太溪；③邻经透，如太冲透涌泉等。其共同特点是具有疏通经络、沟通经气的作用。透刺所治疗的大部分是经络病，其病机为邪中经络，经脉气滞，因阻滞部位不同可出现偏头痛、面瘫、肩凝、偏瘫等症，治疗均以疏通经络立法，依其兼证略有变通。采用不同透刺配方治疗，疗效明显。

2. 透穴具有相互作用及协同作用。每组透刺的进针穴与透穴有不同的功用与主治，一针透两穴，可使两穴的功用相互协同与增强。以"十二透穴"中太冲透涌泉为例，太冲为肝经原穴，涌泉为肾经之井穴，以太冲进涌泉可泻肝火、滋肾水，标本兼顾，一针而取两穴之功。又如"十二透穴"中绝骨透三阴交，绝骨为足三阳经之络，具有益脑补髓、强筋壮骨的作用；三阴交为足三阴经之交会穴，以健脾益气、滋肾补肝为长。绝骨透三阴交，足三阳之大络与足三阴之交会相通，如此则经气相通，气血流畅，营卫调和，滋阴补阳，诚为单一取穴所不及。

3.透穴为治疗顽固性疾病的有效方法。沉疴痼疾，病位有表、里、脏、腑、经络之分，药石屡用不验，病延日久，或外邪客于经络，或气血滞于脉络，或脏腑气弱，脉络不充，终致经脉气血流行不畅。针刺具有疏通经气、直中病所的作用，而透刺又以沟通经气为其独到之处，故采用以透刺为主的配方治疗慢性、顽固性疾患为行之有效的方法。

4.该透则透、透之务必得法。《素问·刺要论》说："病有浮沉，刺有浅深，各至其理，无过其道，过之则内伤，不及则生外壅，壅则邪从之……"明确指出该透则透，不该透绝不可透。例如刺阳陵泉穴，笔者认为一般可刺1～1.5寸，针尖向足三里的方向，不可再深，再深就会"过其道，过之则内伤"。然而在透刺时可以取阳陵泉透阴陵泉，针体直达对侧皮下，并以望见针尖顶起对侧皮肤但又不刺破为度，如此可避免感染和针痛感。

五、血络

血络是指瘀血的络脉。络脉是由经脉分出的网络全身的分支，其循行和分布与经脉大相径庭。《灵枢·经脉》："诸脉之浮而常见者，皆络脉也。"《灵枢·脉度》："经脉为里，支而横者为络，络之别者为孙。"明确指出了经脉为里，多深而不可见。络为表，多浅而常见。《灵枢·经脉》："诸络脉皆不能经大节之间，必行绝道而出，入复合于皮中，其会皆见于外。"说明了络脉不经大节，多循行于经脉不到之处，出入联络，以为流通之用。络脉的作用为运行气血，渗濡灌注，沟通表里，贯通营卫。络脉有瘀血，其上述功能丧失，必变生诸病。

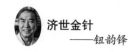
（一）血络出现的原因

血络出现的原因，根据临床所见大致有感受寒凉、劳碌、妊娠、外伤等方面。现分别加以说明。

1. 寒凉　血络大部分起因为感受寒邪。寒为阴邪，易伤阳气，阳气不足，血脉运行鼓动无力，故血液易瘀阻于脉络。寒性凝滞、收引，寒邪侵袭，气机收敛，牵引作痛。如《素问·举痛论》所言："寒气客于脉外则脉寒，脉寒则蜷缩，蜷缩则脉绌急，绌急则外引小络，故卒然而痛。"《灵枢·经脉》也言："凡诊络脉，脉色青则寒且痛，赤则有热……"寒邪侵袭，络脉气血瘀阻，故色青并且疼痛。临床所见，出现血络且疼痛者多为感寒，每遇冬季病情加重，故寒凉为血络出现的主要原因。

2. 劳碌　临床所见，有血络者大都为体力劳动者，且以长久站立职业患者为多，其中包括家庭妇女，也有部分脑力劳动者。《素问·举痛论》云："劳则气耗。"气虚血脉瘀阻而出现血络者多伴有少气倦怠、神疲乏力、食欲不振等证。劳心过度，阴血暗耗，心气不足，也可引起血虚经脉失养，血运不畅而出现血络，其常伴有头晕健忘、失眠多梦等证。所以不论是脑力劳动者，还是体力劳动者，过度劳碌都可造成气血不足、血运不畅而出现血络，其中又以体力劳动者占多数。

3. 妊娠　妊娠后期可出现血络。部分患者分娩后血络可自行消失，也有不消失者。原因为妊娠期体内部分血液要供给胎儿，加上一些妇女妊娠反应重，呕吐纳差，以致血的生化之源不足，使体内血液供不应求而成血虚。再因随着胎儿的逐渐增大，压迫一些脉络，使气血运行受阻而出现血络。

4. 其他原因　除感寒凉和劳累、妊娠以外，跌打损伤致气血瘀阻，或久居潮湿之处，或食生冷肥甘，伤及脾胃，致湿邪困阻，气机不利，气滞血瘀，以上这些致病因素也可导致血络发生。

（二）血络的发病特点

1. 发病年龄　患者出现血络，大多在40岁以上，年轻者出现血络较少见。《素问·阴阳应象大论》："年四十而阴气自半也，起居衰矣……"随年龄的增长，人的体质会相对变弱，出现阴阳不调，气血不足，加之劳累过度，耗伤气血，所以易感受外邪，引起血运不畅而出现血络。

2. 与四时的关系　《素问·经络论》："经有常色，而络无常变也。"是说经脉有固定之色，而络脉是随四时变化的。又说："阴络之色应其经，阳络之色变无常，随四时而行也。"说明了络脉的颜色是随四季气候的寒暖而变化的，没有常色，并把络脉分为阴络及阳络。随四时气候变化颜色的为阳络，阳络位置表浅，容易见到，比阴络更靠近皮表部位。

《素问·经络论》："寒多则凝泣，凝泣则青黑，热多则淖泽，淖泽则黄赤，此皆常色，谓之无病。"说明天气寒凉时，则血液容易凝滞，凝滞就微现青黑色；多热之时，则比较润泽，润泽就成了黄赤色，这些都是正常之色。从血络出现的情况看，冬天出现的较多，疼痛也较重，故冬季络脉本就易凝滞，加之感冬凉之气就更易发病，疼痛较天暖时重，这是冬季有血络患者病情加重的原因之一。

3. 与痹证的关系　痹证是由于人体正气虚弱，感受风寒湿等外邪而形成的，以筋骨肌肉关节等处的疼痛、酸楚、麻木为主要特征，常与气候变化有关，以气血运行不畅为主要病理机制，临床上以游走性疼痛为主的痹证称为风痹或行痹，以疼痛为主的称为寒痹或痛痹，以沉重、黏滞为显著的称为着痹或湿痹，病久化热的称为热痹。

清代名医张志聪（张隐庵）说："痹者，闭也。"为闭阻不通之意，出现血络为气滞血瘀，血络为一种症候表现，它为痹证的

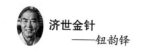
一个体征，在痹症的分类中，以寒痹出现血络最常见，多数患者为久痹后出现血络。《灵枢·寿夭刚柔》："久痹不去身者，视其血络，尽出其血。"说明久痹患者，其络脉有瘀血，治疗应利其血出，方可祛邪，达病愈之目的。说明血络是痹症的一种反应，也是治疗痹证的一个途径。

（三）血络与疼痛

有血络者出现的疼痛多为刺痛、冷痛。刺痛为瘀血疼痛的特点，瘀血为有形之邪，其致病多为实证，故因瘀血所致疼痛性质多为实证。但年在四旬以上者，多因劳倦体虚，气血不足，又感寒凉、外伤等所致，伴随的其他体征往往虚证多，实证少。如同时出现身倦乏力、少气懒言、头晕眼花、失眠健忘、腹胀纳差等气血不足之证，多为虚实夹杂，本虚标实。

如中风后半身不遂的患者，其病机为气虚不能运血，气不能行，血不能荣，气血凝滞，血脉痹阻而引起肢体偏废。其证可见偏枯不用、肢软无力、面色萎黄，下肢可见血络并伴疼痛、舌胖、质暗，脉虚弱兼涩，证属本虚标实。所以，凡看见有血络者，不能一律论为实证。

血络为痹证的一个体征，又以寒痹者多见。《灵枢·寿夭刚柔》："寒痹之为病也，留而不去，时痛而皮不仁。"《灵枢·血络论》："黄帝曰：愿闻奇邪而不在经者。岐伯曰：血络是也。"病邪留滞在络脉引起络脉瘀血，《内经》讲是奇邪。从理论上讲邪阻络脉，气血瘀阻，理应疼痛，但临床所见，也有部分患者从未出现过疼痛。血络与疼痛出现的时间有先后不同，也有有疼痛而未见血络者。血络与疼痛的关系有以下四个方面。

1. 先疼痛而后出现血络　患者先出现疼痛的症状，一年或十几年后出现血络，也有患者血络与疼痛先后出现。这些患者往往开始疼痛不严重，只是每到冬季疼痛明显。以后疼痛逐渐加重，四季皆可发病。

例1：冀某，女，60岁，干部。初诊日期：1983年7月19日。

主诉：双下肢疼痛间断发作7年，血络出现4年，加重半个月。

现病史：患者7年前因受寒出现双下肢疼痛。未做系统治疗。每遇寒冷疼痛加重，针灸治疗疼痛可缓解。4年前因不慎扭伤，双下肢内侧及后侧出现血络，血络粗细不等，逐渐增多，近半个月双膝关节内侧及后侧疼痛，膝关节拘紧。现症：双下肢膝关节内侧及后侧疼痛，怕冷，恶风，未见红肿，行走时双膝关节拘紧，眠可，饮食好，小便调，大便两日一行。

既往史：素日身体较好。

舌象：质淡红，体稍胖，苔薄白。

脉象：弦滑。

经络诊查：足阳明胃经犊鼻穴压痛，足太阴脾经阴陵泉、血海穴压痛，足太阳膀胱经委中穴压痛，双下肢内侧及后侧有血络，"小者如针，大者如筋"。细者色为紫红，较粗者为青紫。

辨证：感受寒邪，血运不畅，跌打损伤，络脉瘀阻。

立法：活血祛瘀，疏通经脉。

取穴：局部血络、阴陵泉、血海、犊鼻。

操作：取小三棱针用轻手法在局部血络点刺放血，其他穴针刺用补法，留针30分钟。

经2次血络放血，疼痛明显好转，加之针灸治疗，1个疗程后疼痛基本消失，放血部位血络变浅。

按语：清代名医叶天士在《临证指南医案》中明确指出"久痛入络"，而谓病"初为气结在经，久则血伤入络"（《卷四·积聚》）。痹证痛久，由气及血，营卫运行涩滞，络道不通，故出现血络且疼痛。

该患者因感寒邪出现双下肢疼痛，3年后又因外伤而出现血

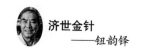

络，疼痛症状也渐加重，为寒邪侵袭，气血不通，跌打损伤，络脉瘀血。《灵枢·寿夭刚柔》："久痹不去身者，视其血络，尽出其血。"该患者经2次刺络放血，疼痛明显减轻，放出之血为紫黑色，为血瘀日久之故。"菀陈以除之"，祛其瘀血，疏通经络，加用针灸调其气机，气机通畅，则血脉流通，故疼痛减轻，血络减少。

2. 先有血络而后出现疼痛　多为较年轻时出现血络，一二十年后出现疼痛，其原因多为病后体虚、妊娠劳累、感受寒邪等，举一病例说明。

例2：李某，女，60岁，干部。初诊日期：1983年7月12日。

主诉：双下肢血络30年，疼痛间断发作7年，加重1个月。

现病史：患者30年前高热，卧床不起1个月（诊断未明），病愈后双下肢出现血络，无疼痛，后血络增多。7年前因下放劳动，过度劳累，双下肢疼痛，为拘紧痛，遇寒加重，未做系统治疗，近1个月来腿痛加重。现症：双下肢内侧及后侧拘紧痛，无红肿，遇劳或寒则加重，眠好，纳差，二便调。

检查：经络检查未见异常，双下肢血络较多，分布不均，以膝关节后侧腘窝处及下肢内侧较多，按之有压痛（血络多的部位），细小血络呈红色，较粗的血络为青紫色，皮肤未见溃烂。舌淡红、苔薄白，脉沉紧。

辨证：病后体虚，气血不足，劳累感寒，络脉瘀阻。

立法：益气养血，祛瘀通络。

取穴：局部血络、太溪、血海、足三里。

手法：小三棱针用轻巧手法局部血络点刺放血，其他穴针刺用补法，留针30分钟。

经4次刺络放血，针后腿疼好转，针治10次后，诸症显效，但血络未见变化。

按语：《素问·皮部论》："邪客于皮则腠理开，开则邪入客于络脉，络脉满则注于经脉，经脉满则入舍于腑脏也。"说明了外邪循经传入的路线为：浮络→络脉→经脉→脏腑。先有血络的患者，往往为外邪侵袭，卫表不固，络脉受阻，因年轻体健，正气旺盛，所以只引起表浅的浮络瘀血，而未传入络脉，经脉、络脉之气血运行仍为疏通，加之年轻，气血旺盛，故不觉疼痛。但随着年龄的增长，体质相对减弱，加上感受寒邪、劳累过度、妊娠、外伤等因素，新感引动痼疾，故发生疼痛。

该患者重病后体质虚弱，气虚血运不畅而出现小的络脉瘀阻，因其出现血络时年方三十，年轻体健，气血旺盛，故邪未循经入里，疼痛未作。后年龄渐长，气血渐虚，52 岁时又因劳累过度，复感外寒而致气滞血瘀，络脉瘀阻而痛。

《素问·血气形志》："凡治病必先去其血，乃去其所苦，伺之所欲，然后泻有余，补不足。"这种疗法刺之有急泻邪气、杜绝传变的作用，适用于邪客络脉而经不病的患者。该患者出现血络的时间长达 30 年，所以针刺 1 次不能明显见效，刺络放血，以除瘀积，气血运行通畅，故疼痛有所缓解。但因血络较多且时间较久，故放 4 次血，其血络变化不显，针治 10 次，虽临床症状消失，但血络如故。

3. 有血络而不疼痛　血络与疼痛之间关系密切，有血络者多数出现疼痛，只是疼痛出现的时间不同，但也有一部分患者，有血络十年至几十年未出现疼痛，举例说明之。

例 3：朱某，女，51 岁，会计。初诊日期：1983 年 7 月 7 日。

主诉：双下肢血络 25 年，不伴疼痛、麻木。

现病史：25 年前双下肢出现血络，逐年增多，但不伴双下肢疼痛。一直坚持长跑锻炼，从未有过任何不适感。

既往史：素日身体基本良好。

舌象：质淡红，苔薄白。

脉象：沉滑。

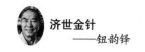
检查：双下肢后侧血络较多，大小粗细不等，分布不均，粗者为青色，中粗者为青紫色，较细者呈紫红色，有的部分联成片，无压痛，双下肢不浮肿。

辨证：湿阻经络，瘀血充脉。

立法：化湿通经，活血祛瘀。

取穴：患者虽然血络严重，但无疼痛，故暂不做刺络放血治疗，继续观察。

按语：《素问·痹论》："其不痛不仁者，病久入深，荣卫之行涩，经络时疏，故不通。"（"不通"，当从《甲乙经》作"不痛"）痹证不痛而肌肤麻木，因日久病邪深入，营卫运行不流利，以致经络有时空虚，故不痛；皮肤失却营养而麻木不仁。《黄帝内经素问白话解》认为，邪气久留体内不去则损伤营卫，营卫运行虽然迟涩，但因经络依旧畅通，所以不痛。但随着时间的延续和人体质的变化，是否出现疼痛还有待于观察。

对于有血络而不疼痛的患者是否应予治疗？《灵枢·经脉》说："故诸刺络脉者，必刺其结上，其血者虽无结，急取之以泻其邪而出其血，留之发为痹也。"据此认为血络者不治疗最终都会出现疼痛，只是出现的早晚不同。如及早刺络放血，去除络脉中瘀积的血液，祛其邪气，杜绝传变，可防止痹证出现。该患者下肢血络很多，又一直坚持长跑而未发生疼痛，说明其深部的经脉是通畅的。但其血络也有逐渐增多的趋势，所以将来是否会发生疼痛还是个未知数，需时间来证实。

4. 有疼痛而无血络 有疼痛而未见血络者临床不少见，引起下肢疼痛的原因很多，可为感受寒湿、感受湿热、气滞血瘀、肾亏体虚等引起。老年人以肾亏体虚而出现疼痛者多见，年轻人以跌打挫闪、感受寒湿者多见，临床以腰痛连及下肢痛多见。如《杂病源流犀烛·腰脐病源流》："腰痛，精气虚而邪客病也……肾虚其本也，风寒湿热痰饮、气滞血瘀闪挫其标也，或从标，或从本。贵无失其宜而已。"指出肾虚是发病之本。肾虚精亏，骨髓不充，筋脉失养而出现下肢疼痛，其为虚性的疼痛；寒邪直中经脉，未引起体表络脉的变化，故疼痛而未出现血络，举例说明之。

例4：王某，女，55岁，会计。初诊日期：1983年6月10日。

主诉：左下肢疼痛3个月余。

现病史：3个月前感寒受凉，左下肢出现胀痛且有沉重感，遇寒加重，得热则减。予局部痛点封闭及口服西药治疗，症状有所缓解，但未痊愈。现症见左小腿胀痛加重，屈曲不利，下蹲后站起困难，纳可，眠好，二便调。舌淡红，苔薄黄，脉沉缓。

经络检查：阴陵泉、阳陵泉、犊鼻均有明显压痛，未见血络。

辨证：风寒痹阻，气血不通。

立法：祛风散寒，宣痹通络。

取穴：足太阳膀胱经穴及足阳明胃经穴交替使用。

手法：均取平补平泻法，留针30分钟。

5次针治后，胀痛明显减轻，仍然屈曲不利。继续治疗20次后，胀痛均消失，膝关节活动恢复正常，但天气变化时仍有反复。

按语：足阳明胃经、足太阳膀胱经皆为治疗下肢疾病的常用经脉。足阳明胃经多气多血，为气血生化之源；足太阳膀胱经祛寒胜湿尤为显著。两经交替针刺，共奏益气养血、散寒宣痹之功。无血络者以调气机为主，气机通畅则祛邪有力，故疼痛可以消失。

（四）血络的治疗

1. 疏通经络，气行则血行　病情较轻，出现血络的时间不长，疼痛不重者，可用针灸治疗，调其气机，疏通经络，气行则

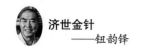
血行，血运通畅，疼痛即可减轻。

如患者田某，女，63岁，下肢出现血络6年，间断疼痛4年。此次双下肢疼痛半个月，经针足阳明胃经、足太阳膀胱经3次后，疼痛明显减轻，并发现双下肢血络减少，变浅变细，以前感到血络充盈如将破裂，现血络变软，说明不是所有出现血络的患者都要刺络放血，以针刺调理气机，使血脉通畅，气行则血行，故血络可以减少、变浅，疼痛亦可减轻。

2. 刺络泻血，菀陈则除之　《素问·调经论》："视其血络，刺其出血。"《素问·三部九候论》："孙络病者治其孙络血……上实下虚，切而从之，索其结络脉，刺出其血，以见通之。""菀陈以除之。"刺络放血可疏通郁结之气血，恢复经气的运行，调整阴阳气血，达到治疗之目的。经过刺络放血，患者疼痛普遍减轻，放血部位的血络变浅变细，说明其瘀邪已去，络脉流通。但刺络放血时也要注意人体阴阳气血盛衰的不同、形体强弱的差异、针刺手法等问题，才不致误治。《灵枢·脉度》："孙络之盛而有血者疾诛之，盛者泻之，虚者饮药以补之。"说明治疗时应分虚实，不可滥用刺络法。从临床治疗看，刺络泻血与针灸同时并用疗效更好。

（五）血络与静脉曲张有别

血络相当于西医所说的小血管和毛细血管，血络出现疼痛与下肢静脉曲张症状有相同之处，但两者不属于同一种疾病。

下肢静脉曲张为长时间负重或站立所致的下肢浅表静脉扩张、弯曲、伸长，以中年男性发病多。患者常感下肢沉重，紧张，易疲倦，小腿有隐痛，踝部和背部往往有水肿。晚期小腿皮肤呈营养性障碍、萎缩、色素沉着，脱屑、发痒。且常并发下肢慢性溃疡、慢性湿疹、曲张静脉结节破裂或血栓性静脉炎等症。

血络出现疼痛常为刺痛，瘀血的络脉较曲张的静脉细，以毛细血管为多，其症状较静脉曲张轻，无水肿出现，无静脉曲张所出现的并发症，两者之间无关联。

如患者傅某，男，70岁，30年前行大隐静脉切除术，术后20年，两下肢出现血络，说明静脉曲张与血络之间无内在的联系，临床可以区分。

（六）讨论

1.《内经》中首次提出血络的论点，其病因为感寒、劳碌、妊娠等；其病机为络脉不通，气血阻滞；其发病年龄多为40岁以上。

2.血络与疼痛的关系密切，血络与疼痛出现的先后时间不同，也有只出现一种者；血络为痹证的一个体征，以寒痹者出现血络多见。

3.应根据病情及人体正气的盛衰而给予不同的治疗，包括疏通络脉、调理气机和刺络泻血、除瘀祛邪两方面。

六、安神定志法的临床应用

安神定志法是临床上治疗神志病变的常用方法。具体来说，此法主要是治疗因惊恐而致的神不守舍，精神活动紊乱，进而气机逆乱、脏腑功能失调的一种方法。目的是调整脏腑功能，使神安守舍，恢复人的正常精神活动。内科不乏安神定志之方药，针灸治疗同药物治疗一样，只有在辨证、辨经、辨病的基础上灵活选经配穴，才能取得满意疗效。

（一）情志活动与脏腑的关系

1.情志活动以脏腑为本　喜、怒、忧、思、悲、恐、惊七种情志变化简称"七情"。一般情况下，七情是人体对客观外界

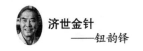
事物的不同反映，属于正常的精神活动。七情变化与脏腑功能活动有着密切关系，《内经》以"五脏中心论"为指导，将喜、怒、思、忧、恐五种情志活动分属于五脏，称为"五志"。《素问·阴阳应象大论》云："人有五脏化五气，以生喜怒悲忧恐。"又云肝"在志为怒"，心"在志为喜"，脾"在志为思"，肺"在志为忧"，肾"在志为恐"，明确指出了五脏与五志的内在联系。五脏为人体精气津血生化之所，藏精气而不泄，五脏调和，水谷精气充足，情志活动才能正常。《灵枢·本脏》曰："五脏者，所以藏精神、血气、魂魄者也。"然五脏之所以同情志活动关系密切，主要与五脏所藏之神的作用分不开。神是人体生命活动现象的总称，包括神、魂、魄、意、志、思、虑、智等精神意识活动，而意和志的活动是人类特有的功能，是大脑分析综合思维的结果，只有在神的生机旺盛时，人体才能对客观外界事物产生反应，出现各种不同的情志变化。由此可见，情志活动是五脏所藏之神的外在表现，并且受其主宰和调节。

　　五脏之中，以心与神关系最为紧密，古人认为"心藏神""心主神明"。《素问·灵兰秘典论》曰："心者，君主之官也，神明出焉。"《灵枢·邪客》曰："心者，五脏六腑之大主也，精神之所舍也。"可见，心藏神，主宰着魂、魄、意、志、思、虑、智等精神意识活动，所以心在情志活动的产生与调节上起主导作用。其他脏腑与情志活动的关系虽不如心重要，但也必不可少。肾主藏精与志，肾中先天之精是神的物质基础，"故生之来谓之精，两精相搏谓之神"。也就是说，神在生命之初就形成了。后天之精可化气生血，促进脏腑功能，维持精神活动之正常。肾主骨、生髓，上通于脑，而脑为髓海，又为元神之府，是以肾精足则髓海充，灵机记性随之出焉，所以肾对人的情志活动也起到了一定作用。肝藏血、主疏泄，肝血充足，疏泄调畅，则心血得养，神明得安。脾为后天之本，气血生化之源，脾胃运化正常，气血充足，则神机旺盛。肺主一身之气，与其他脏腑共同参与人之气机升降……总之，只有脏腑功能正常，气机升降有序，气血调和，才能使人之情志活动维持正常。

2. 七情太过伤及脏腑 "太过"，是指突然过度的精神创伤和长期情志刺激，超过了人体生理调节范围。情志活动异常，七情太过则必伤及脏腑，产生一系列的病理变化。《素问·阴阳应象大论》云"怒伤肝""思伤脾""忧伤肺''恐伤肾"，可见不同的情志变化，对内脏有不同的影响。情志的异常变化伤及内脏，主要是影响内脏的气机，使气机升降失常，气血功能紊乱，即《素问·疏五过论》所云："离绝菀结，忧恐喜怒，五脏空虚，血气离守。"五脏气机失常的具体表现又如《素问·举痛论》所述："怒则气上，喜则气缓，悲则气消，恐则气下……惊则气乱……思则气结。"所谓"怒则气上"，是指过于愤怒，可使肝气的疏泄功能失常，横逆而上冲，甚至血随气逆，并走于上，蒙蔽清窍，引起昏厥。过度喜笑，以致心气缓散，精神不能集中，是谓喜则气缓。过度悲哀，以致意志消沉，肺气耗伤，是谓悲则气消。过于恐惧，以致肾气不固，气陷于下，二便失禁，是谓恐则气下。突然受惊，以致心无所依，神无所附，慌乱失措，是谓惊则气乱。思虑过度，以致气机阻滞，脾胃运化无力，是谓思则气结。常见的情志病症以心、肝、脾三脏证候为多。

（1）影响于心：因"心为五脏六腑之大主""精神之所舍"，故情志的异常变化首先影响心脏的功能，然后分别影响其他脏腑，出现种种不同的功能失调。故《灵枢·口问》曰："心者，五脏六腑之主也……故悲哀愁忧则心动，心动则五脏六腑皆摇。"七情伤于心，则神不守舍而失眠健忘，心烦怔忡；神不精明可见哭笑无常、癫狂神昏等。

（2）伤及肝脏：因肝喜条达，恶抑郁，一旦情志变化，则肝失疏泄，气机失畅，可出现抑郁烦躁、胸闷胁胀、太息梗噎等

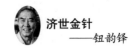

症；气血不畅，可见少腹乳房胀痛或结块、月经不调等症。

（3）害于脾胃：因脾主运化，胃主降浊，七情害于脾胃，则脾胃升降失序，运化失常。害于脾则有食少腹胀、纳少便溏、血虚闭经或崩漏等症；害于胃则有噫气呕恶、脘痞胀痛等胃气上逆之症。

概而言之，七情太过必致脏腑功能失常，出现气机升降失序、气血功能紊乱等一系列病理变化。

（二）神志病的病因、病机及证治

1. 病因病机　神志病主要由七情内伤引起，也可见于外感病误治、失治，伤及内脏而形成。安神定志法则主要针对七情之中的惊、恐二因。感受惊骇主要伤及心神，临床以心失所主为特点。然恐惧者，亦可使神荡惮而不收，过于恐惧可伤及肾而致气陷于下，临床以肾虚气陷为特点。二者多相兼致病，临床不能将其截然分开。恰如《灵枢·口问》所云："大惊卒恐，则血气分离，阴阳破败，经络厥绝，脉道不通，阴阳相逆，卫气稽留，经脉虚空，血气不次，乃失其常。"

2. 辨证施治　早在张仲景《伤寒论》和《金匮要略》中已记载了情志病的重症（如热病谵妄、癫狂痫）、轻症（如百合病、奔豚气、脏躁、梅核气、不寐及嗜卧），以及与神志有关的症状，如眩晕、心悸、惊悸、郑声、邪哭等。现代医学则将神志病分为神经官能症和精神病。前者包括神经衰弱和癔病两种：神经衰弱属于中医学"惊悸""不寐""健忘""眩晕""头痛""虚损"等病症范畴；癔病则属中医学"郁证""脏躁"等病症范围。

（1）神经衰弱

①肝火上炎，灼伤心阴

主症：心悸而烦，急躁易怒，眠少梦多，头晕耳鸣，面色潮红，小便黄赤，舌红苔少，脉象弦数。

立法：清泻肝火，养心安神。

选经：泻足厥阴，补手少阴。

②心脾不足，气血两亏

主症：心悸失眠，多梦易醒，胆怯不安，头晕健忘，食欲不振，食少腹胀，面色㿠白，身体消瘦，神疲体倦，舌淡边有齿痕，脉沉细弱。

立法：健脾益气，补血养心。

选经：补足太阴，调手少阴。

③阴虚火旺，心肾不交

主症：心悸不宁，虚烦不眠，寐梦惊恐，夜间盗汗，健忘脱发，腰酸腿软，或有遗精，舌质红，脉细数。

立法：育阴清热，交通心肾。

选经：通调手、足少阴。

（2）癔病

①心脾受损，阴液不足（又名"脏躁"）

主症：悲伤欲哭，频作呵欠，心中烦乱，睡眠不安，饮食无味，舌质嫩红，脉象细弱。

立法：补气养血，润燥缓急。

选经：调手少阴，补足太阴。

②肝气抑郁，痰气交阻（又名"梅核气"）

主症：神情抑郁，胸闷太息，常觉咽中如有物阻塞，吞之不下，吐之不出，舌质淡红，苔薄滑腻，脉象弦滑。

立法：解郁化痰，顺气降逆。

选经：泻足厥阴。

（三）安神定志法的选经配穴

1. 穴位组成及功用

取穴：神庭、本神、神门、三阴交、中脘、气海、天枢。

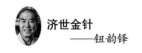
功用：滋阴益气，交通心肾；镇惊定志，和中安神。

主治：因惊恐所致失眠、惊悸、神志不宁。

加减：肝郁气滞加内关，肝肾阴虚加太溪，肝阳上亢加太冲。

2. 方解　神庭为督脉穴，有宁心安神、平肝镇惊之功；本神为足少阳胆经穴，其作用为泄胆火、清头目、宁神志。二穴合用以安神定志。神门为手少阴心经原穴，功能清心和营、安神定志，主治一切神志病变；三阴交具有疏肝健脾、调补肝肾、调气血、通经络之功；气海升阳补气、益肾固精。三穴合用，交通心肾，使水火既济，神安志强。中脘为胃之募穴和腑之会穴，其作用为调理中焦、健脾利湿、和胃降逆，主治腑病；天枢为大肠之募穴，足少阴肾经、冲脉之会，其作用为调中和胃、健脾化湿、调经理气、健脾化湿。二穴可和中安神。各穴合用可镇惊定志安神。

内关为手厥阴心包经络穴，具有宽胸安神、清热除烦之作用。《针灸甲乙经》云："心中澹澹而善惊恐心悲，内关主之。"太溪为足少阴肾经原穴，具有滋补下焦、调理冲任之功，《十二经治症主客原络诀》："腰痛足疼步难履，若人捕获难躲藏，心胆战兢气不足，更兼胸结与身黄，若欲除之无更法，太溪飞扬取最良。"太冲为足厥阴肝经原穴，具有泻肝火、清头目、行气血、化湿热之功，主治胸胁支满、肝心痛、头痛、目眩、失喑等。

（四）典型病例

例1：张某，女，45 岁，店员。初诊日期：1988 年 3 月 1 日。

主诉：夜寐多梦，情绪多变 1 年，近半月加重。

现病史：1 年前因夜间被歹徒袭击而惊吓，始有哭泣伤感，夜寐少眠，急躁易怒，心烦善悲，言语声怯而不清。曾在某医院对症治疗并做针灸、气功，病情时好时坏。现症：情绪波动，思维较乱，说话逻辑性差，伤感易怒，多悲善喜，头痛且晕，经常摇头，手指抽搐，四肢发凉，胸闷善太息，纳少；便秘结，两日一解；月经前后不定，白带多。舌淡红，苔白，脉细弦。

查：血压 140 / 76mmHg；手少阴心经（–）；足厥阴肝经（–）；三阴交按之有酸胀感。

辨证：惊恐伤肾，心肾不交，肝郁气滞，气血逆乱。

立法：理气疏肝，安神定志。

取穴：安神定志法加内关。

手法：取平补平泻之法，手法轻巧，留针 30 分钟。

针治 1 次后夜寐明显见好；针治 2 次后食欲好转，情绪稳定；针治 10 次后已不再哭泣，睡眠安稳，头已不痛，纳佳，便调，心情舒畅，语言清楚，四肢温暖有力。继以前法针治共 30 次后，前述症状完全消失，恢复正常工作。

按语：卒受惊吓使心无所主，神无所附，神不守舍而见常欲哭泣、思维紊乱、言语无序、眠少梦多等悲恐之状，所谓"神不足则悲"。又惊恐伤肾，肾气损伤不能上助于心，水火不能相济，因而神志不宁、神不守舍更重，故治疗时当交通心肾。惊恐伤人，气机逆乱，脾胃运化失常则纳少，大便两日一行，故取四门穴（中脘、气海、天枢）健脾和胃，调理中焦，行气通便。脾胃受损，必影响气血之生化而气虚血亏，肢体失养则疲乏无力，甚则抽搐；气虚则经脉循行不畅，阳气痹阻，以致四肢发凉。此外，肝在气机升降中起重要作用，一旦气机紊乱，必影响肝之疏泄，以致肝郁气滞而见胸闷善太息，所以配内关行气疏肝。

例 2：刘某，女，19 岁，学生。初诊日期：1983 年 4 月 13 日。

主诉：神志不宁，情绪不稳，失眠 1 个月余。

现病史：1 个月前路遇流氓持刀胁迫，受惊吓而出现上症，曾在某医院住院治疗效不佳。现症：情绪不稳，语言错乱，哭笑无常，夜寐多梦，常被噩梦惊醒，纳少呕恶，体倦无力，头痛

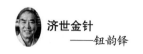
肢酸，心烦急躁，月经提前，二便正常。舌淡红，苔黄，脉弦细数。

辨证：惊恐伤及心肾，水火不济，神志不宁。

立法：交通心肾，安神定志。

取穴：安神定志法加内关、太溪。

手法：取平补平泻之法，手法轻巧，留针30分钟。

针治4次后精神状态好转，但仍时有恶心，夜寐多梦。继续治疗4次后精神状态良好，恶心、头痛等减轻，唯夜寐多梦。第10次治疗时患者自述咽喉不利，夜不能寐。针治第18次后，夜能入寐，但梦多，咽中仍如有物阻，憋气，咳痰，口泛痰涎。一个半月针治22次后，患者神志清楚，言语行为如常人，精神状态良好，纳食尚可，咽喉阻塞感消失，睡眠基本正常（每晚能睡7～8小时），月经正常。

按语：过分惊恐伤及心肾，心失所养，不能下交于肾，肾之精气损伤，不能上济于心，致心肾不交、水火不济，因而出现易哭泣、言语不清、噩梦纷纭等临床表现，欲安其神、定其志，必交通心肾。神门助心，三阴交补肾，二者共奏交通心肾、安神定志之功效。气机逆乱，则肝疏泄失常，冲任失调，以致月事不调；肝郁气滞，痰气交阻则咽喉如有物阻；气郁化火，心神被扰，则心烦急躁；影响脾胃，运化失司，则纳少呕恶；气血失于濡养，则体倦乏力。配合内关宽胸安神，清热除烦；太溪滋补下焦，调理冲任。诸穴配伍，使肝得疏，气得行，痰得化，热得清，冲任得调，诸症得除。

（五）讨论

1.两案皆因惊恐而神志异常，继而引起脏腑功能失调，出现虚实并见之证。然案1以心慌、四肢抽搐等气血两虚为主。案2则以痰气交阻、心烦躁扰等虚中兼实为主。治疗时选经配穴基本相同，皆获痊愈，可见安神定志法加减既能补虚，又可泻实。补虚方面，取穴涉及六条经（其中包括两条阴经和两条阳经，及督、任二脉）），既补阴又补阳，全面调整五脏功能，异病同治。

2.《灵枢·经脉》："盛则泻之，虚则补之，热则疾之，寒则留之，陷下则灸之，不盛不虚，以经取之。"此组穴位的补虚泻实，主要是通过手法而实现的，如内关、三阴交、气海、天枢等用补法，太冲用泻法，如此取得益气养阴、清热平肝之功。

3.留针30分钟是根据《内经》理论而制定的。《灵枢·营卫生会》："……营在脉中，卫在脉外，营周不休，五十而复大会。"这是说营卫之气在一昼夜中，在人体运行50周次而相互会合。既然营卫各运行50周次需一昼夜（24小时），那么，营卫各运行1周则需要28分48秒，所以30分钟的留针时间符合营卫之气运行的规律。

4.除针灸治疗外，精神调理也很重要，要详细询问发病原因，给予安慰和同情，从思想上消除恐惧感。此外嘱家属细心护理，避免再予其他情志刺激，使"志意和则精神专直，魂魄不散，悔怒不起，五脏不受邪矣（《灵枢·本脏》)"。

第三章

针药互济

钮韵铎先生临床经验丰富，擅长针灸与中药并用，不仅治疗常见病、多发病疗效卓著，而且对于疑难重症亦有心得，每起沉疴。本章介绍他治疗内、外、妇、儿、骨伤、五官各科疾病80余种，每病附有典型病例介绍，给人以启发。

一、内科病证

（一）感冒（流行性感冒）

感冒是人体感受风邪时气所引起的，以鼻塞、流涕、喷嚏、头痛、恶寒、发热为主要临床表现的外感疾病。与人体正气虚弱有关，四时均可发病，以冬春季节多见，轻者俗称"伤风"，重者称为"重伤风"。若同时在某些区域范围内发病众多，症状相同者，则称为"时行感冒"，即西医所说的流行性感冒。常见的感冒分为风寒束表和风热犯表。前者见鼻塞流涕、咽痒、喷嚏、咳嗽、咯痰清稀、恶寒重发热轻等，后者见鼻塞而干、咽喉肿痛、口渴、咳嗽、痰黄、恶寒轻发热重等。时行感冒则主要表现为发热、恶寒、头痛、咽痛、全身乏力、肌肉酸痛等。

【针灸配方】

主穴：大椎、风府、风池、风门、列缺、合谷。

辅穴：风寒束表型，风门、肺俞拔火罐10分钟。头晕、头痛，加太阳、太冲。高热无汗，加陶道、太溪。鼻塞流涕，加迎香、上星。咳嗽严重，加天突、尺泽。呕吐腹痛，加中脘、足三里，或中缝放血。咽痛红肿，加少商放血。

时行风热型，头晕、头痛，加印堂、太阳、太冲。高热不退，加复溜、太溪。鼻塞流涕，加迎香、上星。咽红肿痛，加少商放血。恶心不吐，取中冲放血。呕吐严重，取中缝放血。

穴解：大椎解表清热、疏风散寒。风府疏散风邪、通利机关，主治感冒、头痛项强。风池疏风清热、活血通经，主治外感寒热、头痛。风门宣肺解表、通络驱风。列缺疏风解表、宣肺理气，主治头痛、咳喘。外关散风解表、清热，主治偏头痛。合谷疏风清热、消炎止痛，主治头痛、外感。

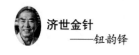

【方药】

银翘散（《温病条辨》）合麻杏石甘汤（《伤寒论》）加减。

干芦根 15g	白茅根 15g	薄荷叶 10g	荆芥穗 10g
青连翘 15g	忍冬藤 30g	生石膏 45g	杏仁泥 10g
苦桔梗 10g	炙麻黄 8g	牛蒡子 10g	炒栀子 15g
淡豆豉 15g	板蓝根 30g	生甘草 10g	

加减：病毒感冒，加贯众 15g，金银花 30g。鼻塞流涕，加辛夷 10g，苍耳子 10g。恶心欲吐，加黄芩 10g，半夏 10g，竹茹 10g，藿香梗 10g。肢体疼痛，加桂枝 10g，白芍 10g，秦艽 15g。苔黄厚腻，加焦三仙 30g。内热较重，加黄芩 10g，丹皮 15g，水牛角粉 25g。便秘热结，加酒大黄 10g，瓜蒌 30g，玄明粉 6g。高热，加羚羊角粉 1.2g（代，分冲）

方解：①本方一年四季均可应用，只是季节不同，其药味的分量有所差异，且均无表解之后余留咳嗽之弊端。②服用此方大多 2～4 剂即可痊愈，少数人伴有其他内科疾患，则需再做调理。

【典型病例】

王某，59 岁。初诊日期：1982 年 2 月 22 日。

主诉感冒 3 天。高热 38.5℃，头痛，乏力，全身关节肌肉酸痛。鼻塞、喷嚏甚多，咽痛，咳嗽无痰。全家老小 5 口人都病倒。不思饮食，稍有恶心呕吐，大便 3 日未解。自己从药店购买 3 种治感冒药无明显效果。面色发红，恶寒，精神疲倦，口渴欲饮。舌质红、苔薄白，脉浮数。证属肺热兼感、营卫失调。治宜宣肺疏表、解毒清热之法。基本方加瓜蒌 30g，玄明粉 10g，羚羊角粉 1.2g（代，分冲服），水煎服 3 剂。配合针刺主穴加太阳、太冲、陶道、太溪、迎香、少商放血，留针 30 分钟。

二诊：初诊针后诸症减轻，服中药后，高热已退，今晨体温 36.9℃，脉虚数。虑其下午和晚间体温反复，内热不除，故调整处方为竹叶石膏汤，做善后调理。

（二）咳嗽（支气管炎）

咳嗽又称咳逆，是由六淫外邪侵袭肺系，或脏腑功能失调，内伤及肺，肺失宣肃，肺气上逆所致，临床以咳嗽、咯痰为主要表现。根据发病原因，可分为外感咳嗽和内伤咳嗽两大类。外感咳嗽是因外邪侵袭引起，起病急，病程短，常伴肺卫表证，均属实证。西医诊断通常为急性支气管炎。内伤咳嗽是因脏腑功能失调引起，病程长，常反复发作，伴有其他脏腑虚实见证。

痰湿咳嗽者，久咳痰多，痰呈稀白，气短无力，食欲不振，口不思饮，大便溏，苔白满腻。阴虚咳嗽者，无痰干咳，或痰少、白、黏稠，咯吐不利，咽干口渴，病程日久，或久治不愈者，形成慢性支气管炎。因慢性咽喉炎引起的咳嗽称喉痹咳嗽，多与感冒有关，表现为喉痒即咳，不痒不咳，需咽喉炎与咳嗽同时治疗。

1. 外感咳嗽

【针灸配方】

主穴：天突、俞府、乳根、大椎、风门、肺俞。

辅穴：风寒咳嗽，加列缺、外关、太渊。肺燥咳嗽，加鱼际（泻）、太渊（补）。痰热壅肺，加少商、膻中、足三里、内庭。痰难咯出，加封隆、鱼际。咳嗽喜饮，加太渊。

穴解：天突宣肺止咳、降逆化痰，主治外感咳嗽。俞府（肾）宣降肺气、平喘止嗽，主治胸满咳嗽。乳根（胃）清心肺、调气血，主治咳逆上气、气喘多痰。大椎解表清热、疏风散寒，主治咳嗽哮喘、风寒表症。风门宣肺解表、通络祛风，主治感冒后咳嗽、哮喘。肺俞调肺气、清肺热，主治咳嗽、哮喘、解表。

【方药】

止嗽散（《医学心悟》）加味。

广陈皮 10g　　苦桔梗 10g　　炒荆芥 10g　　炙百部 15g

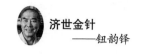
炙紫菀 15g　　炙白前 15g　　桑白皮 15g　　枇杷叶 15g

生石膏 40g　　杏仁泥 10g　　炙麻黄 8g　　白僵蚕 20g

双钩藤 20g　　苏地龙 10g　　炒苏子 10g　　生甘草 10g

　　加减：鼻塞不通，加辛夷 10g，苍耳子 10g。痰多壅盛，加莱菔子 10g，白芥子 10g，黛蛤散 20g。痰黄热重，加黄芩 10g，牡丹皮 15g，水牛角粉 25g。苔黄便秘，加酒大黄 10g，瓜蒌 30g，玄明粉 6g。

　　方解：荆芥专走肌表，善解风寒；白前、百部、紫菀皆入肺经，为止咳嗽之专药；陈皮、桔梗理肺气、化痰浊；甘草调和诸药。再加麻杏石甘汤止咳平喘、表里双解；桑白皮、枇杷叶泻肺清热；僵蚕、钩藤、地龙缓痉止咳疗效甚好；苏子降气止咳。诸药共奏宣肺解表、化痰止咳之效。

【典型病例】

　　王某，男，51 岁。初诊日期：2000 年 3 月 10 日。

　　主诉咳嗽 4 天。患者常年感冒，每次感冒咳嗽时间很长，干咳少痰。此次发病已经 4 天，除咳嗽外其余感冒症状均消失，昼夜皆咳，曾服治疗咳嗽中成药不效。四肢酸困，不流涕，体温正常，饮食尚好，大便正常。舌红苔白，脉浮数。证属风寒束肺、肺失清肃。治宜宣肺解表、化痰止咳之法。拟基本方，水煎服 3 剂。再结合针刺主穴加列缺、外关、太渊，留针 30 分钟。起针之后，患者咳嗽大见减轻。

　　二诊：进前方 3 剂后，已基本不咳嗽。再针一次，巩固治疗。

2. 痰湿咳嗽

【针灸配方】

　　主穴：中脘、尺泽、气海、阴陵泉、丰隆。

　　辅穴：脾虚失运，加脾俞、三焦俞。肾气亏损，加肾俞、太溪。肺气不宣，加肺俞、复溜。痰饮壅盛，加通里、足三里。

穴解：中脘健脾化湿、和胃助消，主治痰湿。尺泽（肺）清肺热、降肺气，主治咳喘。气海升阳益气、益肾调中。阴陵泉健脾利湿、通利三焦，主治痰湿不运。丰隆祛痰湿、通络脉，主治顽痰不化。

【方药】

大青龙汤（《伤寒论》）合二陈汤加味。

桂枝 10g	炙麻黄 8g	杏仁泥 10g	生石膏 45g
生甘草 10g	法半夏 15g	化橘红 10g	云茯苓 30g
浙贝母 10g	黛蛤散 20g	大红枣 10g	鲜生姜 4 片
川厚朴 10g	嫩射干 10g		

加减：黄痰而稠，加天竺黄 10g，瓜蒌仁 15g。痰稀为饮，加葶苈子 10g。便秘难解，加糖瓜蒌 30g，玄明粉 10g。

方解：以大青龙汤解表发汗、清热除烦、清泄里热；再合燥湿化痰、理气和中的二陈汤，使痰祛而肺气不伤，既可兴肺之开合，又有欲劫之而先聚之之意。

【典型病例】

邵某，男，70 岁。初诊日期：1994 年 7 月 17 日

主诉咳嗽痰多半年。感冒多日不愈，喉中痰鸣，时吐白稀黏痰，胸闷气短，甚则喘促。夜寐喘息，不得平卧。纳食不香，时有恶心，大便黏稠不爽。西医诊断为慢性支气管炎，服药疗效不理想。证属痰湿壅塞、肺失清肃。治宜宣肺化痰、清肃平喘之法。拟基本方加葶苈子 10g，瓜蒌 30g，玄明粉 10g，7 剂，水煎服。再配合针刺中脘、尺泽、气海、阴陵泉、丰隆、肺俞、复溜，留针 30 分钟，隔日针治 1 次。

二诊：咳逆、喘息、不得卧明显减轻，痰涎减少，大便畅通。再拟前方水煎服 7 剂，继续针刺。

针药配合治疗两个半月，基本痊愈。嘱避免感冒，晚餐少吃、早吃。尽量少吃肉类和辛辣之品。

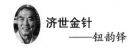
3. 阴虚咳嗽

【针灸配方】

主穴："养阴清肺法"。取鱼际、太溪，加俞府、乳根、三阴交。

辅穴：痰难咯出，加丰隆、天突。气阴两伤，加膏肓俞、膻中。

穴解：少泽润肺止咳、利咽止痛，主治阴虚咳嗽、咽干、喉痛。太溪滋补下焦、清肺止嗽，主治咳嗽痰多、肺气肿。俞府宣肺降逆、平喘止咳，主治胸痛、咳嗽、气喘。乳根清心肺、利气血，主治咳逆上气、气喘痰多。三阴交健脾胃、调气血，主治脾胃虚弱、滋肾养肝。

【方药】

生脉散、紫菀汤、百合固金汤合方化裁。

台党参 25g	麦冬 25g	五味子 12g	炙款冬花 25g
炙百部 20g	天花粉 25g	肥知母 12g	云茯苓 25g
阿胶珠 15g	浙贝母 12g	小青皮 12g	肥玉竹 25g
桑白皮 15g	枇杷叶 15g	黛蛤散 20g	冬瓜仁 25g

加减：痰黏不易咯出，加半夏 10g，胆南星 10g，天竺黄 10g。表闭热重咳嗽，加生石膏 40g，杏仁 10g，麻黄 8g，甘草 10g。咳声频繁持续，加僵蚕 20g，钩藤 20g，地龙 10g，珍珠母 30g。咳嗽日久不效，加诃子 10g，银杏 10g，乌梅 10g，罂粟壳 6g。大便秘结，加酒大黄 10g，瓜蒌 30g，玄明粉 6～10g。

方解：本方组成有三：①取润肺止咳作用强的款冬花、百部为方中的主药；配合桑皮清肺降气止咳；五味子敛肺止咳；天花粉、玉竹、麦冬生津止咳；浙贝母、知母滋阴止咳；茯苓、枇杷叶、党参补肺益气止咳；黛蛤散、冬瓜子利痰止咳；青皮伐肝。因此本方止咳作用强、见效快。②阴虚肺燥咳嗽的特点是痰液黏稠、咯吐不爽，是患者频繁咳嗽的重要因素。方用天花粉、

麦冬等生津之品，配以利痰的黛蛤散、冬瓜子，可使痰液稀释而
爽利排出，咳嗽缓解。③本证为肺之气阴两虚，取大量生津、滋
阴、润肺之品改变阴虚肺燥状态；再加入补肺气、敛肺气之阿胶
珠，使肺气充盛、宣通肃降有力。因此咳嗽迅速缓解，而且不易
再发。

本方须在无表症的情况下使用。

【典型病例】

赵某，女，58 岁。初诊日期：1998 年 8 月 17 日。

主诉慢性气管炎多年，经常干咳，偶有少量白黏痰，咯吐不
利，咽干欲饮水，久服中、西药，效果不理想。患者体虚形瘦，
手足心热，时咳但声怯。纳少不香，夜寐不实，精神尚可，大
便秘结，2～3 日一解。舌淡红，苔薄白，脉沉细。证属阴虚肺
燥，咳逆上气。治宜滋阴润肺、利痰止嗽之法。拟基本方加瓜蒌
30g，玄明粉 6g，水煎服，7 剂；再针，行"养阴清肺法"，留针
30 分钟。

二诊：咳嗽减轻，大便通畅，日解 1～2 次。再遵照前治疗
方案，缓慢图功。

七诊：经服中药 42 剂，针治 18 次，病情明显见好，患者要
求暂停 1 个月，外出旅游。

4. 喉痹咳嗽

【针灸配方】

主穴：大椎、风门、肺俞、尺泽、列缺。

辅穴：肺燥咳嗽，加鱼际（泻）、太渊（补）。咽痒，加风
府、下巨虚。咽喉疼痛，加通里、照海。久咳痰盛，加太溪。

穴解：大椎解表清热、疏风散寒，风门宣肺解表，肺俞调肺
气、清虚热，主治咳嗽、哮喘。尺泽（肺）清肺热、降肺气，主
治咽喉肿痛。列缺宣肺理气、利咽宽膈，主治咽喉痛痒。

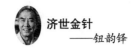

【方药】

桔梗汤（《金匮要略》）加味。

苦桔梗 15g	生甘草 10g	紫花地丁 40g	嫩射干 15g
锦灯笼 10g	草河车 15g	条黄芩 10g	生石膏 45g
炙麻黄 8g	杏仁泥 10g	白僵蚕 20g	双钩藤 15g
苏地龙 10g	净全蝎 4g	炒苏子 10g	黛蛤散 20g

加减：痰热蕴肺，咳有黄痰，加浙贝母 10g，知母 10g，瓜蒌仁 20g。肺热阴伤，咽喉干燥，加沙参 20g，麦冬 20g，生地黄 20g，玄参 20g。咽喉干燥，声音嘶哑，加胖大海 10g，青果10g，木蝴蝶 10g。木火刑金，呛咳甚者，加牡丹皮 15g，羚羊角粉 0.6～1.2 g（代，分冲服）。热伤阳络痰中带血，加白茅根30g，藕节 30g，栀子 10g。兼有表症或重感者，加辛夷 10g，苍耳子 10g。排便不畅或便秘结，加瓜蒌 30g，玄明粉 6～8g。

方解：桔梗性味苦辛平，宣肺、祛痰、排脓，主治咽喉痛、利肺气、疗痈脓；生甘草性味甘平，有清热解毒、清火利咽之效能，主治咽喉肿痛。二者配伍，共奏祛痰排脓、解毒清热之效。紫花地丁为主治痈肿疔毒通用之药，重用之凉血解毒、清热消肿；射干泻火解毒、清肺消痰，主治咽喉肿痛、喉痹咳嗽、疮痈肿毒；锦灯笼利咽消肿、清热解毒，主治咽痛失音、喉痹红肿；草河车清热解毒，主治乳蛾肿胀、疔疮痈疽、小儿高热痉挛。以上四味药是治疗喉痹的核心药物。再取生石膏清凉解热、清解阳明经证实火；麻黄宣肺通表；杏仁、苏子化痰止咳、降气润肠；黛蛤散、黄芩清肺热化痰；僵蚕、全蝎、钩藤、地龙相配伍，有镇痉息风之效，善治咳嗽频繁，缓解喉痹咳嗽。本方以清热利咽的方法来缓痉止咳，用于病毒性感冒后期的"寒包火"所致喉源性咳嗽，疗效显著。不论病程的时间长短，只要具备"咽喉作痒，痒必阵咳，痒息咳止"的特征即可应用。

【典型病例】

陈某，男，41 岁。初诊日期：1990 年 7 月 16 日。

主诉咳嗽 10 余年。无烟酒嗜好，不食辛辣。每日咳嗽，少量白痰，经常感冒，每逢感冒后咳嗽加重。咽喉发痒，逢痒必咳，虽多处求医，感冒易解，但咽痒难除。曾在喉科诊治，疗效不理想，因于只痒不痛，已成痼疾。现症：咽干口渴，喜温水，语声不亮，有嘶哑声。大便每日排 1 次。舌质红，苔白，脉滑。证属风热犯肺，结于咽喉，激发咳逆。治宜清热利咽，缓痉止咳。拟基本方加青果、胖大海、羚羊角粉（代），水煎服，7 剂。针刺主穴加鱼际、太溪，留针 30 分钟，隔日治疗 1 次。

二诊：咽痒已除，咳嗽即止。舌脉同前，再拟原方 7 剂巩固之，继续针治。

三诊：病已痊愈，改予喉科中成药"壬水金丹"保养咽喉。

（三）喘证（支气管哮喘）

喘又称喘息，是以呼吸困难、气息迫促为临床特点的呼吸系统症状。轻者仅呼吸困难，不能平卧；重者张口抬肩，鼻翼煽动。喘证的形成，主要由气机升降出纳失其常度所致。因肺主气，肾纳气，肺为气之主，肾为气之根。若肺与肾的功能失常，再遇到诱发因素，如感受外邪，或伤于饮食，或情志不和，或过于劳累等，扰乱了气机的出纳升降，从而发生喘证。在临床上有虚实之分：有邪者为实，无邪者为虚。实喘起病骤急，呼吸有力、深长有余，胸满气粗，声高息涌，以长呼为快，两胁胀满，气息急促，张口抬肩，精神不衰。虚喘病势徐缓，呼吸无力，短促难续，气怯声低，以深吸为快，精神倦息。实喘治肺而兼顾脾胃，以宣肺平喘为主，兼及疏风、散寒、清热、化痰之治。虚喘治肾而必补气，以温肾纳气为主，兼及健脾化痰，并配合镇摄降逆药物。

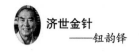

1. 实喘

【针灸配方】

主穴："止咳平喘方"。天突、中府、膻中、乳根、俞府。

辅穴：风寒束表，加风门、肺俞。恶风发热，加曲池、外关。痰多不利，加丰隆。喘不得卧，加气海、太溪。大便秘结，加支沟、足三里。

穴解：天突宣肺止咳、降逆化痰、利咽喉，主治咳嗽、哮喘、咽喉肿痛、暴喑、咽喉异物感。中府（肺）清上焦、利气、止咳喘。膻中宣肺降逆、宽胸化痰，主治气喘、咳嗽、胸闷、支气管哮喘。乳根（胃）清心肺、调气血，主治咳逆上气、气喘多痰。俞府（肾）宣降肺气、平喘止咳，主治胸痛、胸满、咳嗽气喘。

【方药】

旋覆花 10g	鹅管石 10g	海浮石 10g	黛蛤散 10g
北细辛 3g	淡干姜 10g	五味子 10g	生石膏 40g
炙麻黄 8g	杏仁泥 10g	生甘草 10g	炙前胡 10g
炙白前 10g	炙冬花 10g	炙紫菀 10g	炒苏子 10g

加减：胸满气胀，加厚朴 10g。喉中痰鸣，加射干 6g。痰稀白沫，加葶苈子 10g，大枣 7 枚。痰涎壅盛，加茯苓 20g，冬瓜仁 15g，半夏 10g。肾虚，加熟地黄 15g。表邪尚存，加薄荷 10g。阳明腑实，加酒大黄 10g，瓜蒌 30g，玄明粉 8g。

【典型病例】

肖某，男，37 岁。初诊日期：1995 年 11 月 17 日。

主诉咳喘多年，近日加重。咳轻喘重，喉中痰鸣，有痰难出，色白而稠，夜寐不能平卧，近期因感冒诱发，体温正常，大便秘结，两日一解，质干燥。舌质微红，苔白厚，脉滑数。证属肺热兼感，气失清肃，痰湿内阻。治宜解表清里，平喘化痰。拟基本方加厚朴、射干、瓜蒌、玄明粉，水煎服，7 剂。针刺，"止咳平喘方"加风门、肺俞，留针 30 分钟，一周针 3 次。

二诊：喘促明显减轻，呼吸匀称，痰少便畅，日一解。舌脉同前，再拟前方加清半夏。水煎服，7 剂，继续针治，取穴同前。

三诊：咳喘已平，夜寐可平卧，痰少，喉中畅通。再拟前方 4 剂巩固之，结束治疗。

2. 虚喘（肾不纳气）

【针灸配方】

主穴：膻中（灸）、足三里（灸）、天突、中脘、乳根、列缺、气海、太溪。

辅穴：五脏虚弱，加"五脏俞加膈俞"，肺俞、心俞、肝俞、脾俞、肾俞、膈俞。脾虚胃弱，加"老十针"，上脘、中脘、下脘、气海、天枢、内关、足三里。冬病夏治，灸肺俞、脾俞、肾俞、气海、足三里。

穴解：天突宣肺止嗽、降逆化痰，主治咳嗽、哮喘。中脘健脾利湿、化痰和中、益气，主治虚劳、气短。乳根清心肺、调气血，主治咳逆上气、气喘多痰。列缺宣肺理气、利咽宽膈。气海升阳补气、益肾固精，主治真气不足之虚喘。太溪滋补下焦、清肺止咳，主治肾虚喘。

【方药】

六味地黄丸（《小儿药证直诀》）合镇摄汤（《医学衷中参西录》）加减。

熟地黄 20g	生地黄 15g	怀山药 15g	山茱萸 15g
云茯苓 15g	牡丹皮 10g	建泽泻 10g	台党参 15g
芡实米 15g	生赭石 15g	清半夏 10g	干藕节 12g
炙麻黄 3g	五味子 10g	炒苏子 06g	白银杏 10g

加减：口干液少，加麦冬 10g，石斛 15g。大便溏稀，加伏龙肝 30～60g 煮水煎药。

方解：生地黄、熟地黄滋补肾水，泽泻宣泄肾浊，山茱萸温

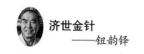

涩肝肾，牡丹皮清泄肝火，山药收摄脾经，茯苓淡渗脾湿，六味药有开有合，三阴并治。再加党参、芡实益中敛脾；清半夏配苏子化痰调气；五味子、银杏收摄纳气，配合少量麻黄，两者开合得当，敛中有宣，实在妙矣；藕节疏通肺气，更取代赭石镇纳之功。诸药相伍，共奏补肾纳气、益肺平喘之功。

【典型病例】

邢某，女，70岁。初诊日期：2013年8月2日。

主诉咳喘7年。咳嗽轻，喘促重，动则气喘，不能多行，气不接续，说话无力、疲乏，口渴痰多，便通尿频。舌质红，苔白厚，脉细滑。证属下元虚衰，肾不纳气。治宜补肾纳气，益肺平喘。拟基本方加石斛，水煎服7剂。

二诊：咳止喘平，精神渐佳，痰少，舌脉同前，再拟前方继服21剂，以图缓效。

三诊：连服28剂药，临床症状皆转平稳，家属对治疗甚为满意。嘱自行灸膻中、足三里作为保健。

（四）咯血（支气管扩张）

咯血为血不循经，上溢于口，伴有咳嗽或不伴咳嗽。中医认为血与气相互为用，循行于经脉，川流不息，营养五脏六腑。如果阴阳失调或劳累过度，气怒所伤或感受风邪，则经脉中的血液可从偏衰偏伤之处流溢于外而成血证。临床表现为咳血时伴呛咳，有黄白痰、白痰或无痰，咯血量多为连续咯血，少时为痰中带血，血色鲜红，可伴发热或不发热。西医诊断为支气管扩张。治疗以清热止咳、养阴润肺、宁络止血为法。

【针灸配方】

主穴：鱼际、涌泉、太溪。

辅穴：肺虚损伤，加尺泽、孔最、肺俞。脾肾两虚，加脾俞、肾俞、足三里。血络瘀滞，加血海、膈俞。吐血不愈，取气冲（三棱针去血，立愈）。呕吐脓液，加膻中。

穴解：少泽润肺止咳、利咽止痛，主治咳嗽、咽干、咯血。涌泉（肾）滋肾清热，主治阴虚咳嗽。太溪滋补下焦、清肺止咳，主治咳嗽、痰稠、咯血、肺气肿。

【方药】

白茅根 25g	藕节炭 25g	血余炭 10g	侧柏炭 15g
阿胶珠 15g	蒲黄炭 10g	生地黄 30g	生白芍 15g
牡丹皮 15g	茜草根 15g	干荷叶 10g	炒栀子 15g
三七粉 3g^(分冲)	水牛角粉 30g		

加减：反复咯血，加白及 10g。五心烦热，加地骨皮 15g，青蒿 10g，白薇 15g。阴虚盗汗，加浮小麦 30g，五味子 10g，生龙骨、生牡蛎各 30g。

方解：咯血有程度轻重不同，常伴见咳嗽，或痰中带血，或痰血相兼，或纯血鲜红，间夹泡沫者。咯血与咳嗽有密切关系。《血证论·咳血》说："人必知咳嗽之原，而后可治咳血之病。盖咳嗽固不皆失血，而失血则未有不咳嗽者。"本方为经验方，取生地黄、白芍滋阴清热、凉血；牡丹皮、栀子清心肝之血热；白茅根凉血清热；水牛角粉清营血、除心热；茜草、阿胶、蒲黄、藕节、血余炭、侧柏、荷叶大队凉血清热、化瘀活血之药协同三七粉，皆有止血之功效。诸药共奏滋阴润肺、凉血止血之功。

【典型病例】

秦某，女，17 岁。初诊日期：1988 年 6 月 10 日。

主诉咳嗽咯血两年。素有慢性支气管扩张病史，屡治效不佳。痰液多，胸憋、呼吸困难。口干，喜饮水，烦躁，夜寐时差，少量盗汗，精神压力很大。月经提前，量不多。大便通畅，手足心发热。舌质红绛，苔薄白，脉细。证属肺肾阴亏、虚火内生、灼伤肺络、血随痰出。治宜滋阴润肺、凉血止血之法。以基本方加白薇 15g，地骨皮 15g，水煎服，7 剂。因学业繁忙，无暇

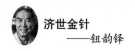
针灸。

二诊：痰液减少，咯血量减半，舌脉同前，再拟前方加黛蛤散 20g，牡丹皮 10g，水煎服，14 剂。

七诊：遵前治疗大法，服中药 42 剂，病情明显好转，痰液不多，咯血时有时无，精神压力有所缓解，胸闷气促减轻，但呼吸仍然不顺，手足心基本不热。因到暑期返乡，带中药 3 周量，21 剂，继续服用。

（五）头痛

头痛一般指头颅上半部（即眉目以上至枕下部）范围内疼痛的临床症状。头痛可单独出现，亦见于多种疾病的过程中。若慢性反复性发作的剧烈头痛，则称为头风。风、寒、热、湿、痰、瘀、毒诸邪上扰，清浊相干，气血不通，不通则痛。其中以风邪为主，内风上扰，外风侵袭，均可导致头痛。

1. 顽固性头痛

【针灸配方】

主穴：百会、风池、头维、列缺、合谷。

辅穴：肝热上冲，加侠溪、行间。痰湿内停，加中脘、丰隆。中气不足，加膻中、气海。阴虚血亏，加肝俞、脾俞、三阴交。

穴解：百会平肝息风、清脑安神，主治头痛。风池疏风清热、活血通经，主治头痛、眩晕。头维（胃）散风邪、清头目，主治头痛如破、风寒头痛。列缺疏风解表、通经活络，主治头项痛。合谷疏风清热、消炎止痛，主治头痛目疾。

【方药】

酒川芎 20g	花茶叶 3g	炒荆芥 6g	薄荷叶 6g
北防风 6g	川羌活 6g	香白芷 6g	北细辛 3g
蔓荆子 15g	甘菊花 15g	净全蝎 6g	白僵蚕 20g

大蜈蚣 2 条　　　生甘草 10g

加减：鼻塞流涕，加辛夷 10g，苍耳子 10g。气虚畏寒，加生黄芪 20g，党参 15g，白术 10g。血虚兼晕，加白芍 10g，当归 10g。气血两虚，加生黄芪 20g，当归 10g。肾虚肝热，加熟地黄 20g，白薇 10g，白蒺藜 10g。气阴两伤，加沙参 30g，白芍 15g。痰涎壅盛，加陈皮 10g，半夏 10g，茯苓 20g。血瘀头痛，加桃仁 15g，红花 15g。

方解：本方为《太平惠民和剂局方》之川芎茶调散加味。川芎茶调散所治之头痛，系外感风邪束表，肝木内郁、血行不畅，风邪上犯所致。此方有外散内疏、清利头目之功，故为治疗外感头痛的常用良方。方用荆芥、防风、细辛、羌活、白芷疏风解表而止头痛；川芎疏达肝木之郁；薄荷清疏肝木之风；甘草和诸药而保中气；清茶调服者，以其苦寒清爽，醒神而除烦热也。蔓荆子、菊花驱风邪、清头目；配合蜈蚣、全蝎、僵蚕清热定惊而息风，临床效果甚佳。

【典型病例】

张某，女，45 岁。初诊日期：1989 年 3 月 1 日。

主诉头痛 5 年，加重 4 天。头痛时重时轻，夜寐尚好，纳好，二便畅，唯月经量少，有血块，周期尚准，每次月经来潮第一天痛经，且头痛亦发作，工作压力大时头痛更明显。屡经治疗头痛难解，近 4 天头痛加重。舌质淡红，苔白，脉弦滑。证属风袭络脉痹阻，日久兼有瘀滞。治宜疏利通络、化瘀行滞。基本方加当归、白芍、桃仁、红花，水煎服，7 剂。针治主穴加侠溪、行间、三阴交。留针 30 分钟，一周针 3 次。

二诊：头痛明显减轻，且服药第 3 天月经来潮，既无痛经，亦无血块，行经畅通。舌质淡红，苔薄白，脉沉弦。继服前方 14 剂。

三诊：服中药 21 剂，针治 6 次，头已不痛，停药观察。

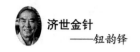
2. 偏头痛（血管神经性头痛）

【针灸配方】

主穴：丝竹空透率谷。

辅穴：左偏头痛，加大陵、三阴交、太冲。右偏头痛，加太阳、合谷、列缺。失眠，加神门、三阴交。

穴解：丝竹空（三焦）散风止痛、清火明目，主治偏正头痛。率谷（胆）疏风活络、镇惊止痛，主治偏头痛。

【方药】

散偏汤（《辨证录》）加味。

酒川芎 30g	炒白芍 20g	北柴胡 10g	香白芷 10g
制香附 10g	郁李仁 10g	白芥子 12g	净全蝎 6g
龙胆草 10g	牡丹皮 15g	炒栀子 15g	淡豆豉 15g
生甘草 10g	羚羊角粉 1.2g ^(代，冲服)		

加减：恶心呕吐，加法半夏 10g，茯苓 20g。神志不宁，加炒酸枣仁 30g，知母 10g，夜交藤 30g，生龙骨、牡蛎各 30g。肝郁气滞，加郁金 10g，佛手 15g。脾虚疲乏，加白术 10g，党参 15g。

方解：重用川芎，行气活血、祛风止痛，上行头目，走而不守，为血中之气药，为治疗头痛之圣药；白芍养血柔肝，配甘草育阴缓急止痛；柴胡疏肝解郁；香附行气解郁；白芷芳香通窍、祛风止痛；以上五味药为必用之品。再加郁李仁润肠利尿，通调二便，引热下行；白芥子辛温祛痰，利气散结。根据临床体会再增补栀子、豆豉清热除烦；全蝎息风缓痉；牡丹皮、龙胆草凉血、清热平肝；羚羊角粉（代）清肝息风；甘草调和诸药。治疗神经血管性头痛疗效肯定。本方治疗血管神经性头痛疗效甚佳，不论疼痛在左在右，或虚或实，或热或寒，都可以此方加减治疗。

【典型病例】

刘某，男，42岁。初诊日期：2011年3月14日。

主诉偏头痛19年，发作1天。每逢睡眠不足或工作紧张即发作，或在左，或在右，抽掣跳痛如刀割，痛苦之极以至撞墙。日夜皆痛，影响正常睡眠。每次发作大约一周，后逐渐缓解。每年发作4～5次。虽经西医、中医、理疗等治疗，疼痛却从未终止，患者基本丧失治疗信心。昨晚疼痛又作，偏左侧，抽掣跳痛，夜间痛甚，无法入眠。观患者痛苦貌，舌质红，苔黄白厚腻，脉弦滑。证属肾阴不足、肝气郁结、风袭脑络。治宜疏肝解郁，养血通络。基本方，水煎服，7剂。针治主穴加大陵、太冲、神门、三阴交。留针30分钟，每周针治3次。

二诊：服药3剂、针治2次后，头痛完全终止。服药7剂后情况良好，头未再痛，眠安，精神好，可正常工作。舌质淡红，苔薄白，脉弦细。再服前方7剂，巩固疗效。

三诊：头痛未发，患者喜悦，舌脉同前，拟六味地黄汤善后调理。

随访：同年11月患者因胃病前来就诊，述经服中药，结合针治后，头痛未再复发。

（六）眩晕

眩晕的主要病因有情志、饮食、体虚、年高、外伤等，大体可分为虚、实两大类。属虚者为阴虚阳亢风动、血虚脑失所养、精亏髓海不足等。属实者，如肝火上炎、痰湿中阻、火热炎上等。耳源性眩晕情况比较特殊，与内耳的平衡器官有关。

1. 实证

【针灸配方】

主穴："手足十二针"。曲池、内关、合谷、阳陵泉、足三里、三阴交。

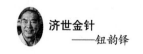
辅穴：头胀，加百会、风府、风池。眠差，加神门、太溪。

穴解：曲池疏经络、调气血。内关（心包）安中降逆、清心火。合谷疏风醒神、通经络。阳陵泉舒筋活络、清肝胆热。足三里调气血、通经络。三阴交健脾胃、通经络。

【方药】

生石决 30g	珍珠母 30g	生地黄 25g	龙胆草 10g
怀牛膝 10g	明天麻 10g	双钩藤 20g	净全蝎 6g
东白薇 10g	白蒺藜 10g	夏枯草 10g	甘菊花 15g
生白芍 15g	生甘草 10g	玳瑁粉 3g^{（分冲）}	

加减：眩晕日久，加川芎 8g，丹参 15g，生杜仲 15g。烦躁，加栀子 15g，豆豉 15g，连翘 15g。头胀口苦，加牡丹皮 15g，羚羊角粉 1.2g（代，分冲）

方解：生石决、珍珠母潜镇肝阳；生杜仲补肝肾，有降压之功；天麻、钩藤息风定惊，为治眩晕之上品；菊花、川芎、丹参清头目、化瘀滞；白薇、白蒺藜清热凉血、清上焦之火。以上 10 味药为治眩晕的经验方。再加生地黄、白芍、夏枯草、龙胆草、全蝎增补药效。特别是加玳瑁粉，效果更佳。生甘草调和诸药。

【典型病例】

苏某，男，46 岁。初诊日期：1998 年 10 月 28 日。

主诉头晕目眩 4 年。头部胀满，颈后发僵，心烦易怒，耳鸣重听，睡眠多梦，纳可喜饮，大便日解，尿畅，血压 146/88mmHg，舌质红，苔黑，脉弦滑。证属肝火上炎，治宜清肝泻热。拟基本方加龟甲、羚羊角粉（代），水煎服 7 剂。针"手足十二针"加百会、风府、风池。每周针 3 次，留针 30 分钟。

二诊：眩晕明显减轻，黑苔尽退，改为薄白苔，血压 124/76mmHg，余症均见轻。再拟前方去龟甲易丹参，继服 14 剂。

三诊：病情明显好转，头不晕，耳不鸣，夜寐安，心情畅，舌脉同前，再拟前法，针药并施，巩固之。

2. 虚证

【针灸配方】

主穴："六腑俞加膈俞"。膈俞、胆俞、胃俞、三焦俞、大肠俞、小肠俞、膀胱俞。

辅穴：中气不足，百会、中脘、气海。眠差，加心俞、肾俞。

穴解：膈俞调营血、化瘀血，主治血瘀血滞。胆俞（膀胱）泻肝胆、化湿热，主治经络病。胃俞（膀胱）健脾和胃，主治脾胃虚弱。三焦俞（膀胱）健脾利湿、通利三焦。大肠俞通腑气、化湿滞。小肠俞（膀胱）通小肠、利膀胱。膀胱俞（膀胱）清利下焦、调理经血。

【方药】

当归补血汤、生脉饮合方加味。

太子参 30g	生黄芪 25g	全当归 12g	桂枝 10g
杭白芍 10g	大红枣 10g	肥玉竹 30g	广陈皮 10g
炒枳壳 20g	净黄精 30g	南沙参 30g	北沙参 30g
麦冬 30g	五味子 10g	炙甘草 10g	鲜生姜 3 片

加减：肾阴不足，加山茱萸 15g，枸杞子 15g。脾肾阳虚，加制附片 7g，肉桂 4g。眠差，加炒酸枣仁 30g。腰背酸痛，加杜仲 15g，川续断 15g，狗脊 30g。脾虚纳呆，加生麦芽 10g，生谷芽 10g，鸡内金 10g。

方解：方中一派补中益气和荣之品。"形不足者，温之以气；精不足者，补之以味。"凡久病卧床，体质已衰，形体消瘦，肌肤干枯，清阳难升，当"劳者温之"。用参、姜、附、桂、鹿角胶、红花、砂仁类温阳补虚之品；待阳气已复，唯体尚待充养，再以五味调其饮食，缓补其精，自能向愈。

【典型病例】

张某，女，18 岁。初诊日期：1998 年 10 月 5 日。

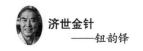
主诉头目眩晕 5 年，伴记忆力差、神疲乏力。患者从小即不食早点，纳食量少，不喜运动，冬天手足发凉，月经错后，行经 2～3 天，量少。现症：眠差多梦，大便正常。血压 80/52mmHg，舌质淡红，苔薄白，脉沉细无力。证属气血两虚，脾胃失调。治宜健脾和胃、益气养血。拟基本方加生麦芽、生稻芽、鸡内金，水煎服，7 剂。针六腑俞加膈俞、百会、中脘、气海。

二诊：改用三餐，进食日多，诸症逐渐缓解。再拟前方水煎服 14 剂，继续针药并施。

三诊：共服 21 剂中药，针治 9 次，血压 116/70mmHg，眩晕除，精神好，纳谷增多，手足见暖。再拟人参归脾丸、人参健脾丸各 60 丸，每服各 1 丸，日二次，继续调养。

两个月后，患者推荐其他患者前来就医。她本人情况甚好，再次致谢。

3. 耳源性眩晕

【针灸配方】

主穴：听宫、风池、肝俞、肾俞、复溜、行间。

辅穴：耳鸣耳聋，加耳门、听会。恶心呕吐，加内关、瘈脉，中缝放血。阴虚阳亢，加太溪、太冲。痰湿壅盛，加丰隆、足三里。

穴解：听宫（小肠）宣窍止痛、宁神定志。风池醒脑开窍、疏风清热、活血通经、明目益聪。肝俞清肝胆、除湿热、明眼目、息肝风、安神志。肾俞（膀胱）壮元阳、补腰肾、祛水湿、充耳目。复溜（肾）滋肾强腰、疏利下焦。行间泄肝火、息肝风、凉血热、清下焦。

【方药】

泽泻散（《证治准绳》）加减。

建泽泻 30g　　姜半夏 10g　　云茯苓 30g　　炒白术 15g

化橘红 15g 紫丹参 20g 生龙骨 45g 生牡蛎 45g
珍珠母 45g 怀牛膝 15g 明天麻 10g 双钩藤 15g

加减：呕吐频繁，加生姜 5 片，代赭石 30g。气虚神疲，加生黄芪 30g，党参 20g。汗出乏力，加山茱萸 15g，桑叶 30g。夜寐不安，加炒酸枣仁 30g，茯神 30g。头痛且重，加菊花 15g，川芎 10g。听力下降，加菖蒲 10g，枸杞子 15g。

方解：以泽泻为君，利水渗湿；半夏、茯苓、白术、橘红健脾化湿，化痰止呕；丹参、牛膝活血化瘀；生龙骨、牡蛎、珍珠母镇静降逆，平肝潜阳；天麻、钩藤平肝息风。群药相济，共奏平肝潜阳、化痰息风之功效。

【典型病例】

尹某，女，31 岁。初诊日期：2001 年 9 月 19 日。

主诉旋晕 1 年余。严重时呕恶心呕吐、耳鸣，不欲进食，常出虚汗，眠差，血压 105/60mmHg，大便正常。月经周期提前 3～4 天，经量少，行经 5 天，舌质淡红，苔薄白，脉细稍弦。证属脾肾两虚、痰湿内阻、肝阳上亢，治宜平肝潜阳、化痰息风。基本方加代赭石 10g，桑叶 30g，生姜 4 片，水煎服，7 剂。针刺主穴加内关、丰隆、足三里。留针 30 分钟，隔日治疗 1 次。

二诊：诸症见轻，再依前法继续治疗。

持续治疗两个多月，显效，但仍有时发作。

（七）面瘫

周围性面瘫，又称周围性颜面神经麻痹，临床可分三型——风寒袭络型、毒邪侵袭型和气虚血瘀型。风寒袭络型和毒邪侵袭型为急性面瘫，如果治疗 10 周后仍然没有恢复，则转化为气虚血瘀型，此型比较难治。

面瘫面积计算方法：以患侧与健侧相对比较来计算。将单侧颜面分为四部分，即前额与横纹、眼的闭合与速度、耸鼻与鼻横

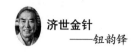
纹、示齿时口角情况，各占 25 分，以患侧的功能与健侧相比较，根据差距给分，以四部分所得分数之和去减 100 分，其差数为瘫痪比例。即 100 减去得分等于面瘫的百分比。

1. 风寒袭络

【针灸配方】

主穴："牵正方"加减。水沟、承浆、地仓、颊车、颧髎、阳白、四白、大迎、合谷。

【方药】

乌药顺气汤加减。

台乌药 12g	化橘红 10g	炙麻黄 6g	酒川芎 10g
香白芷 10g	苦桔梗 10g	炒枳壳 10g	白僵蚕 20g
净全蝎 6g	白附子 6g	炮姜炭 10g	大蜈蚣 2 条
苏地龙 15g	草红花 10g	生甘草 10g	

加减：耳乳突痛，加连翘 15g，金银花 15g，生薏苡仁 30g。心烦急躁，加栀子 10g，豆豉 10g。内热较重，加生石膏 30g，知母 10g，牡丹皮 15g，水牛角粉 25g。苔黄便秘，加酒大黄 10g，瓜蒌 30g，玄明粉 6g，焦三仙 30g。严重面瘫，加穿山甲（代）6g。

方解：乌药为主，合用橘红、枳壳顺理气机、宽胸而合中；麻黄、白芷、川芎、桔梗宣发肺气、疏风邪而行气血；僵蚕、全蝎、白附子为牵正散；蜈蚣、地龙、红花通络活血；甘草缓急和中，调和营卫。共成理气温经、宣散风寒之剂。

【典型病例】

张某，女，18 岁。初诊日期：2014 年 10 月 20 日。

主诉右侧面瘫两天。检查右上额横纹很少占 5/25 分；右眼闭合不严且速度很慢占 7/25 分；纵鼻与横纹甚少占 0/25 分；示齿与口角倾斜占 5/25 分。共计 17/100 分。其右面可活动部分只占 17%，属严重面瘫。耳后疼痛；舌体居中，舌质红苔白，脉弦。

月经正常，大便日解，睡眠良好。证属风寒袭络、气血紊乱、营卫失调。治宜顺通气机、宣散风邪之法。基本方加连翘 15g，金银花 15g，生薏苡仁 30g，水煎服，7 剂。针刺取"牵正方"。现为发病第 3 天，为急性期，每日治疗 1 次，连续针刺 12 天，从第 13 天开始隔日针治 1 次，留针 30 分钟。

二诊：急性期已过，进入恢复期。病情好转，耳后疼痛已消除。继续治疗如前。

经针药结合治疗 5 周后，右侧面瘫完全痊愈。无任何后遗症。停针、停药 1 周后复查情况良好，结束治疗。

2. 毒邪侵袭

【针灸配方】

主穴："牵正方"加减如前。

【方药】

金银藤 40g	白僵蚕 15g	净全蝎 8g	大蜈蚣 2 条
白附子 6g	酒川芎 10g	全当归 10g	香白芷 10g
生黄芪 15g	桂枝 10g	川羌活 10g	紫丹参 15g
北细辛 3g	生甘草 3g		

加减：瘀滞严重，加桃仁 10g，红花 10g。局部疼痛，加乳香、没药各 8g，延胡索 10g。病情日久，重用黄芪 30 ～ 45g。

方解：重用金银藤解毒通络为君药。全蝎、僵蚕、白附子为牵正散，专治口眼㖞斜；蜈蚣、羌活、细辛散风通络、活血散瘀；川芎、当归、丹参养血行血、活血化瘀；黄芪、桂枝益气通阳；白芷为阳明经引经药；甘草调胃和中。

【典型病例】

马某，男，48 岁。初诊日期：1994 年 8 月 22 日。

主诉左耳部、面部患带状疱疹已 14 天。先痒后痛，左面瘫。疼痛白天烦躁，夜间不能安眠。不思饮食，口干苦，大便尚好。舌质红，苔白，脉弦滑。证属湿热毒邪、侵袭脉络导致面瘫。治

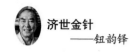
宜解毒通络、活血化滞之法。基本方加桃仁 10g，红花 10g，乳香、没药各 8g，延胡索 10g，水煎服，7 剂。针"牵正方"，加迎香透睛明、头维、听宫、翳风、风池。留针 30 分钟，丝竹空、太阳、耳尖放血。隔日治疗 1 次。

二诊：服前方并针刺、放血后疼痛减轻，面部舒适。以前法加减，继续治疗。

经过半年多的针药治疗，眼睛康复，耳部不痛，唯仍有左耳鸣。面部肌肉协调，无面瘫痕迹。两周后复查，一切良好。

3. 气虚血瘀

【针灸配方】

主穴："颜面六透法"。地仓透颊车、攒竹透丝竹空、阳白透鱼腰、迎香透睛明、太阳透颧髎、四白透承泣、内庭（同侧）、合谷（对侧）。

【方药】

补阳还五汤加味。

生黄芪 45g	赤芍药 15g	酒川芎 15g	全当归 12g
草红花 12g	桃仁泥 12g	北防风 10g	胆南星 10g
法半夏 10g	净全蝎 6g	苏地龙 15g	大蜈蚣 2 条
北细辛 3g	桂枝 8g	炙甘草 10g	

加减：眼目流泪，加菊花 10g，僵蚕 15g。气短汗出，加党参 20g。手足心热，加牡丹皮 15g，地骨皮 15g。

方解：本方是补气药与活血祛瘀药配伍的方剂。黄芪生用、重用则力专而性走，周行全身，大补元气而起瘫痪；配合当归、赤芍、地龙、川芎、桃仁、红花多种活血祛瘀之药；胆南星、半夏祛痰化瘀；防风、桂枝、细辛温通经脉；甘草调和诸药。使用祛瘀药的目的不在于逐瘀，而在于活血以通络；以大剂量黄芪为主药，目的就是以补气来行血化瘀，达到通络之目的。

【典型病例】

王某，女，36 岁。初诊日期：2011 年 9 月 21 日。

主诉右侧面瘫 3 年。3 年来一直用各种疗法治疗，效果不大。查右前额与横纹 12/25；眼的闭合与速度 10/25；纵鼻与鼻横纹 18/25；示齿时口角情况 15/25；四项共计 55/100，其右面可活动部分占 55%。身体疲倦，血压正常，月经期正常，经量少。纳少，夜寐尚好，大便日行，夜尿量不多。舌质微红，苔薄白，脉弦细。证属风寒阻滞、气虚血瘀。治宜补气活血、祛寒通络之法。基本方加党参 30g，水煎服，7 剂。针取"颜面六透法"，加翳风透丝竹空，中脘、气海、天枢、足三里。留针 30 分钟，隔日 1 次。

二诊：体力渐充沛。右面有畅通的感觉。

经过两年多的针药结合治疗，右侧面瘫基本恢复，其与左侧对照，差距不足 5%。

（八）面抽（面肌痉挛）

面抽，是以一侧面肌抽搐样收缩为主要临床表现的病症，又称面肌痉挛。病因尚不清楚，以中年女性为多。通常从眼轮匝肌开始，呈轻微的肌肉颤搐；可逐渐向下半部面肌扩展，尤以口角抽搐较多。严重者可波及整个面肌，并有轻微肌无力和肌萎缩，抽搐可因精神紧张、疲劳、自主运动时加剧，但睡眠时消失。中医认为，面抽是肝风内动的一种表现，古人有"治风先治血，血行风自灭"的临床治疗理论指导。

【针灸配方】

主穴：风池、四白、后溪、太溪。

辅穴：阳明热盛，加合谷、列缺。阴虚肝旺，加照海、太冲。痰湿内阻，加丰隆、阴陵泉。病久虚寒，加头维、厉兑。

刺法：以毫针先刺患侧风池，应用捻针手法，平补平泻；再

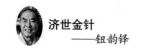
刺患侧四白穴，浅刺不做手法；后溪可强刺泻法；太溪用捻针补法，双侧皆刺。留针 30 分钟，隔日治疗 1 次。

穴解：风池疏风清热、活血通经。四白（胃）清风热、通经络。后溪解表清热、醒神通阳。太溪调理冲任、滋补肝肾。

【方药】

生石决明 40g	珍珠母 10g	生地黄 30g	生白芍 30g
酒川芎 10g	牡丹皮 15g	东白薇 10g	白蒺藜 10g
双钩藤 30g	白僵蚕 20g	净全蝎 6g	大蜈蚣 2 条
生甘草 10g	羚羊角粉 1.2g^{（代，冲服）}		

加减：心火炽盛，加黄连 10g，山栀子 10g。肝胆热盛，加龙胆草 10g。阳明胃热，加生石膏 40g，知母 10g，寒水石 40g。肾阴虚弱，加女贞子 15g，墨旱莲 15g，龟甲 10g，鳖甲 10g。血分蕴热，加水牛角粉 25g，地骨皮 15g。血亏体虚，加当归 10g，丹参 30g，鸡血藤 20g，阿胶珠 15g。

方解：本方是唐·孙思邈的犀角地黄汤为核心加味组成，犀角改羚羊角粉（代）代替。生石决明、珍珠母镇肝息风潜阳；生地黄、白芍、川芎养血清热平肝息风；白薇、白蒺藜、牡丹皮凉血清热息风；钩藤、僵蚕、全蝎、蜈蚣息风通络缓筋；白芍、甘草取酸甘化阴、滋液之功。诸药共济滋阴清热、养血息风之功。

【典型病例】

赵某，女，28 岁。初诊日期：2012 年 11 月 30 日。

主诉左面肌抽搐一年半。以左目下方为重，头不晕，耳不鸣，血压 125/68mmHg，睡眠良好，饮食正常。月经提前 4～5 天，经期 6 天，无痛经，血量一般。近来工作不顺心，面抽加重。大便稍干，两天 1 行。舌质红，苔白，脉弦滑稍数。证属阴虚肝旺、血不荣筋。治宜滋阴清热、养血息风。基本方加龙胆草 10g，瓜蒌 30g，玄明粉 10g，水煎服，7 剂。针刺风池、头维、合谷、列缺、四白、后溪、太溪、太冲、厉兑、迎香透睛明。留针30分钟,隔日治疗1次。

二诊:针药配合治疗有效,大便通畅。接受常规治疗。前方加减水煎服,继续针治。

患者认真配合治疗4个月,面抽基本消失。嘱患者严格忌辛辣、发物、上火之品,特别是睡好觉,不生气,避感冒,注意劳逸结合。两周复查,情况良好。但患者工作不顺心,再拟平肝舒络丸服之。

(九)面痛(三叉神经痛)

面痛(三叉神经痛)之部位,属于手太阳小肠经、足少阳胆经之循行区域,可因气血瘀滞、经络阻塞而挛急疼痛,在发作时出现阵发性闪电样剧烈疼痛,如刀割、钻刺、火灼阵痛,持续时间仅数秒。突然出现的剧痛,常反射性地引起同侧面部肌肉抽搐。面痛之外因可有风寒、湿、热等外邪,而以风邪为主;内因可有肝郁、肾虚、血虚、痰浊、瘀血等。

【针灸配方】

主穴:风池、列缺、合谷、太冲、头维、厉兑。

辅穴:痛在第1支,加太阳透率谷、攒竹、阳白。痛在第2支,加禾髎、颧髎。痛在第3支,加大迎、地仓透颊车、承浆。偏于风寒者,加百会。偏于风热者,加翳风。兼有痰湿者,加丰隆。

刺法:以毫针轻刺风池,应用捻针手法平补平泻,只取患侧。列缺斜刺、轻刺不做手法;合谷、太冲用提插、捻转手法泻之,双侧皆刺。留针30分钟,隔日治疗1次。

穴解:风池疏风清热、活血通络。列缺疏风解表、通经活络。合谷疏风清热、消炎止痛,主治颜面疾病。太冲(肝)泄肝火、清头目。头维(胃)散风邪、清头目。厉兑(胃)清阳明、定神志,与头维合用形成胃经的"根结穴"。

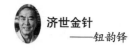
【方药】

酒川芎 30g	怀牛膝 30g	生白芍 45g	大蜈蚣 2 条
白僵蚕 20g	苏地龙 15g	北柴胡 10g	生地黄 25g
北细辛 3g	生石膏 45g	香白芷 15g	蔓荆子 15g
小青皮 10g	广陈皮 10g	牡丹皮 15g	生甘草 10g
水牛角粉 30g			

加减：血脉瘀滞，加桃仁 15g，红花 15g，赤芍 10g，丹参 30g。偏于风寒，加荆芥 10g，防风 10g。偏于风热，加菊花 15g，白蒺藜 15g。湿热内蕴，加白蔻仁 10g，黄芩 10g。烦闷急躁，加黄连 10g，栀子 10g，淡豆豉 10g。肌肉抽搐，加生石决明 45g，珍珠母 30g，全蝎 6g。口唇发麻，加黄芪 30～50g，当归 10g。

方解：本方以芍药甘草汤加清热平肝、缓痉息风之剂所组成。白芍酸苦微寒无毒，柔肝止痛，配甘草补中缓急，二药合用酸甘化阴，阴复而筋得所养，则挛急自解。据《现代汉方医学大观》介绍：芍药甘草汤的作用是缓解横纹肌、平滑肌的挛急，不管是中枢性或末梢性，均有解痉作用。川芎（重用）为血中气药，善开腠理。上行头目，为少阳经引经药，能升举清阳，活血散瘀，解肌除风。牛膝（重用）滋补肝肾，引血下行，舒筋通脉，下血降气，可缓川芎升浮之势，以协调升降之能力。

【典型病例】

孙某，女，42 岁。初诊日期：2004 年 4 月 21 日。

主诉左侧面痛 6 个月，近半个月加重。夜间疼痛影响睡眠，白天工作越忙越痛。疼痛部位为三叉神经第 3 支，逐渐影响到第 2 支。遇冷则痛重。影响食欲，饮食不振，大便三天一解而不畅。月经闭经一个多月（除外妊娠）。查牙齿无病变，血压 135/70mmHg。舌质紫暗，苔白，脉弦滑。证属木郁化火，肝热生风，络脉瘀滞。治宜滋阴平肝、缓痉息风、活血止痛。拟基本方加桃仁 15g，红花 15g，赤芍 25g，丹参 30g，瓜蒌 30g，玄明粉 10g，水煎服，7 剂。针刺禾髎、颧髎、大迎、地仓透颊车、承浆、百会。留针 30 分钟，隔日治疗 1 次。

二诊：左面痛明显减轻，大便畅通。再拟前方加减，继续针治。

治疗 3 个月，面痛基本痊愈，月经来潮，但有痛经。建议患者暂停服中药，继续针刺治疗。

（十）呃逆

呃逆以气逆上冲，喉间呃呃连声，声短而频，不能自制为主证。本病属于膈肌功能障碍性疾病，西医学称为"膈肌痉挛"。因脾胃虚寒所致者较多。据病因的不同，可分为寒呃、热呃、气呃、痰呃、瘀呃、虚呃。

凡身体素质健康，因感受寒凉，偶尔发生呃逆，其病势轻微，属于生理现象，呃逆虽然声音宏大，但可不治自愈。因肝胃失和、逆气上冲，呃逆日久，持续不断，发作反复、频繁，属于病理现象。若患有严重疾病，例如癌症、脑血管病、心脏病、肺部感染，或肝硬化、尿毒症等，在治疗过程中若出现呃逆，其声怯弱、难续，额汗淋淋而出，甚则手足厥冷，此为脱症，病情严重，预后凶险，危在旦夕。

【针灸配方】

主穴：膻中、巨阙、中脘、内关、足三里。

辅穴：肝郁气滞，加章门、阳陵泉、合谷。急性发作，加攒竹、颈夹脊。呃逆日久，加膈俞、肝俞、脾俞。重病之后，灸气海、关元。反复发作，灸期门，一壮缓，二壮愈（男左、女右），灸膻中，刺左章门、太冲。经验穴，睛明（刺之）。

穴解：膻中宣肺降逆、宽胸化痰。巨阙（任）宽胸化痰、和胃降逆。中脘调理中焦、健脾利湿、和胃降逆。内关（心包）清热除烦、和胃止痛、降逆止吐。足三里调和气血、疏通经络。

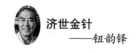
【方药】

旋覆代赭汤（《伤寒论》）合温胆汤（《世医得效方》）加减。

旋覆花 10g	代赭石 10g	淡竹茹 10g	小青皮 10g
广陈皮 10g	炒枳壳 10g	云茯苓 20g	法半夏 10g
吴茱萸 4g	川黄连 8g	生瓦楞 30g	刀豆子 30g
公丁香 6g	干柿蒂 10g	炙甘草 10g	

加减：寒邪犯胃，加党参 20g，生姜 3 片。胃火上逆，加石斛 15g，黄芩 10g，去丁香、柿蒂。痰火郁遏，加胆南星 10g，黛蛤散 20g。瘀血阻膈，加桃仁 10g，红花 10g，当归 10g，赤芍 10g。脾胃虚寒，加干姜 10～30g，生黄芪 20g，白术 10g。阳气欲尽，加人参 10g，附子 8g，干姜 10g。

方解：本方主治胃虚痰阻，噫气不除者。配合温胆汤治虚热气逆之呃逆，配丁香、柿蒂多治胃寒气逆之呕逆。方用竹茹、枳壳、青皮、陈皮调胃和中，半夏、茯苓降逆化痰；生瓦楞、刀豆子化滞行气；吴茱萸、黄连为左金丸，治肝火犯胃而吞酸之症。

【典型病例】

查某，男，45 岁。初诊日期：1996 年 7 月 15 日。

主诉呃逆 5 天。患者患肝病 12 年，已至肝硬化，少量腹水，住院。出院后 2 天出现呃逆。面色黄黑，精神疲乏，喉间呃呃有声，声短而频，额汗淋沥。夜间睡眠时安静，不呃逆。饮食量少，尿量不少，大便日一行。舌质紫暗，苔黄白相兼，脉沉弦滑。证属肝郁气滞、胃气冲逆。治宜和胃降逆、理气疏肝。首先针刺攒竹透睛明、膻中、巨阙、中脘、内关、足三里、阳陵泉、合谷，留针 30 分钟，隔日针治 1 次。针后则呃逆暂停。再行开方，拟基本方 4 剂治疗，观察之。

二诊：针药配合治疗后，病势大见轻，唯有时还有短时发作。

三诊：病情基本稳定，唯今晨开始颈项疼痛，今针颈夹脊、膈俞、肝俞、脾俞。留针 30 分钟，起针后项痛缓解，呃逆完全消失。再拟中药处方，遵照原方加葛根 10g，水煎服，5 剂。

四诊：共服中药 9 剂，针治 6 次，呃逆止，颈项舒。

（十一）呕吐

呕吐是指胃失和降，胃气上逆，迫使胃内容物经食管、口腔吐出的症状。有声无物为呕，有物无声为吐，有物有声为呕吐。

本病可分虚实两类：实证是邪气犯胃，浊气上逆所致，治以祛邪化浊、和胃降逆；虚证是胃阳不振或胃阴不足，失其和降而成，治以温中健胃或滋阴养胃为主。

【针灸配方】

主穴：中脘、内关、足三里、公孙。

辅穴：暑热伤胃，加胃俞，取尺泽、委中放血。宿食积滞，加下脘、璇玑。胃热上逆，加合谷、解溪。胃寒气逆，加建里、脾俞、胃俞。痰湿上泛，加膻中、丰隆。肝气上冲，加阳陵泉、行间。呕吐严重，加刺金津、玉液出血。寒性呕吐，灸间使三五壮。久病气虚，呕吐食不下，加刺然谷，灸心俞。急性呕吐，中缝放血。

穴解：中脘调理中焦、健脾利湿、和胃降逆。内关清热除烦、和胃止痛、降逆止呕。足三里补益脾胃、和肠化滞。公孙健脾胃、助运化、理气机。

【方药】

二陈汤加减。

法半夏 10g	鲜生姜 4 片	云茯苓 20g	广陈皮 12g
生甘草 10g	旋覆花 10g	代赭石 10g	老苏梗 10g
藿香梗 10g	酒黄芩 10g	伏龙肝 30g^{（煮水煎药）}	

加减：肝郁气滞，加醋柴胡 10g，郁金 10g，白芍 10g。肝气横逆，加青皮 10g，左金丸 6g，枳实 10g。胃热偏盛，加酒黄芩

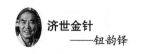

济世金针
——钮韵铎

10g，川黄连 10g，连翘 15g，鲜芦根 30g，姜竹茹 10g。胃寒气壅，加淡吴萸 4g，山柰 10g，刀豆子 10～30g，焦白术 10g，壳砂仁 10g，白扁豆 30g。消化不良，加建曲炭 10g，沉香曲 10g，鸡内金 10g，焦三仙各 30g。

方解：半夏辛开苦降、下冲逆而止咳嗽，降浊阴而止呕吐，排除水饮、消涤痰涎；陈皮辛温芳香、降胃逆而止呕，调肺气以止咳嗽，辟秽化浊，苏醒脾胃，燥湿健脾和中，理气化痰止咳；茯苓味甘淡性平，归脾入心走肾，利水燥土消痰；生姜辛温，入肺、胃、脾三经，温胃止呕；甘草补中培土，调和诸药，复中焦升降之政，降肺胃逆升之气。旋覆花、赭石降逆止呕；苏梗、藿梗降逆气和中；黄芩清胃热、安中脘；伏龙肝健脾和中。

【典型病例】

赵某，男，40 岁。初诊日期：2012 年 4 月 20 日。

主诉呕吐 9 个月。每逢着急生气、心情不好时发作。治疗可缓解，但不久又反复。虽进中药但胃不受纳。面黄，神疲，饮食不佳，进食即吐，大便 3～4 日一排。夜寐不安，头昏。舌质微红，苔白厚，有齿痕，脉弦滑。无其他慢性疾病，肝功能正常。证属脾虚湿浊、胃失和降。治宜燥湿化痰、和胃降逆。针刺膻中、中脘、内关、足三里、丰隆、公孙，中缝放血。留针 30 分钟。起针后，患者感觉胃脘舒适。再拟基本方加瓜蒌 30g，玄明粉 10g，水煎服，3 剂。嘱须小量频服，切勿顿服，服尽为止。

二诊：呕吐少作，大便已通，日 1 行。舌脉同前，再拟前方 7 剂，继续针治。

五诊：服中药 24 剂，针治 11 次。呕吐已止，为巩固疗效，再开前方 7 剂。

（十二）胁肋痛（肋间神经痛）

胁肋痛是指以一侧或两侧胁肋疼痛为主要表现的病证，常

128

见症状有胁肋板滞，难以舒展，或肋部刺痛，固定不移，入夜痛甚。发病与情志、饮食、外感、体虚及跌仆外伤等因素有关。属肝络失和。实证为肝气郁结、瘀血停滞，肝胆湿热，邪阻肝络，不通则痛；虚证为肝阴不足，肝脉失养，不荣则痛。

【针灸配方】

主穴：支沟、阳陵泉、丘墟。

辅穴：肝气郁结，加内关、太冲。络脉瘀阻，加膈俞、血海。胁痛日久，加期门、复溜。

刺法：先刺支沟，平补平泻；再刺阳陵泉、丘墟强刺激泻法。一侧痛，刺患侧；两侧痛，刺双侧。留针30分钟，分别于行针15分钟时及起针时各做1次手法，隔日或每日治疗1次。

穴解：支沟清三焦、疏经络、通腑气、理胞宫。阳陵泉疏肝清胆、泄热利湿、舒筋活络。丘墟清肝胆湿热、通经脉、利关节。

【方药】

醋柴胡 15g	炒白芍 20g	小青皮 10g	广郁金 20g
台乌药 10g	制香附 10g	香橼皮 10g	佛手片 10g
酒延胡索 15g	川楝子 10g	草红花 10g	京赤芍 15g
鸡血藤 30g	威灵仙 20g	土鳖虫 10g	生甘草 10g

加减：兼有痰湿，加半夏10g，陈皮10g，白芥子10g。兼有寒凝，加姜黄10g，桂枝10g。瘀血日久，加乳香8g，没药8g。

方解：柴胡理气疏肝、解郁通络为主药；配白芍和肝育阴、青皮理气伐肝、郁金解郁化瘀止痛；香附、乌药理气止痛；香橼、佛手理气平肝、和胃调中；红花、赤芍、鸡血藤、灵仙活血化瘀，通络和荣；妙在土鳖虫活血化瘀、善治跌打损伤；延胡索、川楝子活血理气、止痛；甘草调和诸药。诸药相伍，共济祛瘀通络、理气活血之功效。

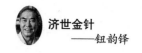
【典型病例】

武某，男，21 岁。初诊日期：1975 年 3 月 10 日。

主诉两胁肋疼痛近两个月。无跌打损伤，呈刺痛状，不红不肿，呼吸即痛，影响睡眠，心情郁闷。虽经服中西药、按摩、针刺、拔罐等治疗，但疼痛时轻时重，饮食如常，二便畅通。舌质淡红，苔白滑，脉沉弦。证属气滞血瘀、瘀阻经络。治宜祛瘀通络、理气活血。拟基本方加乳香 8g，没药 8g，水煎服，4 剂。再针刺支沟、阳陵泉、丘墟、膈俞。留针 30 分钟，每日治疗 1 次。

治疗效果：经服中药 12 剂，针治 13 次，两胁肋疼痛已止。呼吸、扭转身躯、弯腰等动作均未引发疼痛，患者满意。

（十三）手足厥冷（末梢循环障碍）

手足冷，轻者称为手足清，或手足不温，一般冷不过腕、踝，仅手、足指头不温，或伴青紫。重者手足冷过腕踝关节，甚而可冷至肘、膝，后者常伴血压下降、身冷形寒、脉沉微细欲绝等，称为手足厥冷或厥逆。临床常见有阳郁厥逆、血虚寒客、阳虚阴厥、寒凝痹阻等。

1. 阳郁厥逆

【针灸配方】

主穴：极泉、秩边、环跳。

辅穴：肢体发凉，取阳经。以火针刺之（避开神经与血管）。中气不足，加中脘、气海、关元。末梢不温，加八风、八邪。

穴解：极泉（心）清心宁志、通经活络，可用雀啄手法，使感应放电到手。秩边（膀胱）强腰脊、理下焦、清湿热。环跳疏通经络、强腰益肾、驱风散寒。

【方药】

四逆散（《伤寒论》）加味。

北柴胡 15g　　炒白芍 12g　　炒枳实 10g　　炒枳壳 10g

炙甘草 10g　　桂枝 10g　　淡干姜 10g　　北细辛 3g

全当归 15g　　鸡血藤 20g　　青枫藤 15g　　大红枣 10g

加减：兼有瘀滞，加片姜黄 20g，羌活 10g，红花 15g。夜寐不实，加夜交藤 30g。大便不畅，加瓜蒌 30g，玄明粉 10g。

方解：本方为传经热邪，阳气内郁所致的四逆证而设，因为这种类型的厥逆是由阳气内郁，故称"热厥"或"阳厥"证。方用柴胡入肝胆经，升发阳气、疏肝解郁、透邪外出；配合白芍敛阴养血柔肝，二药一升一敛，使郁热透、阳气升而阴自复。枳实理气解郁、泄热破结，与柴胡一升一降，加强疏畅气机之功，并奏升清降浊之效；与白芍相配，理气和血，使气血调和。炙甘草缓急和中，与白芍同用，可缓急止痛，又能调和诸药。以上四药相伍，使肝郁疏则不犯脾，脾气畅则阳气通达四肢，故手足得温。兼桂枝、干姜、细辛等通阳合营，当归、鸡血藤、青枫藤等和血疏经，共奏理气、升阳、透邪之功。

【典型病例】

姜某，女，28 岁。初诊日期：1998 年 3 月 25 日。

主诉四末不温 10 余年。从上高中起即出现手足冷感，夏季稍好，春、秋次之，冬季尤甚，虽戴棉手套也难有暖意。又因工作不顺而常生闷气，食欲欠佳。月经基本正常，有血块；大便正常，每日一行。虽屡经针灸、按摩且服中药，但时轻时重。舌质淡红，苔薄白，脉沉细。证属肝郁脾虚，阳郁厥逆。治宜基本方加片姜黄、红花。水煎服，7 剂。

二诊：手足冷感明显减轻。配合针刺极泉、阳溪、阳谷、阳池、太溪、地五会及八邪、八风，每周针 3 次，留针 30 分钟。再以前方 14 剂，水煎服。

三诊：共服药 21 剂，针刺 6 次，手足冷感基本消失。改服平肝舒络丸中成药，再针两周，巩固疗效。

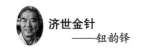
2. 血虚寒客

【针灸配方】

主穴：中脘、气海、关元、曲池、足三里。

辅穴：上肢清冷，极泉、手三里、外关。下肢清冷，秩边、血海、阳陵泉、悬钟、公孙。局部发冷，选阳经，取火针刺之（避开血管与神经）。

穴解：中脘调理中焦、健脾利湿、和胃降逆。气海升阳补气、益肾固精。关元温肾固精、补气回阳、通调冲任、理气和血。曲池疏经络、调气血、利关节、祛风湿。足三里补益脾胃、调和气血、疏通经络、扶正培元，对虚性疾病均可用之。

【方药】

通脉四逆汤（《伤寒论》）加减。

全当归 15g	桂枝 10g	炒白芍 20g	北细辛 3g
酒川芎 10g	炙甘草 10g	大红枣 10g	炮干姜 10g
嫩桑枝 15g	熟地黄 20g	山茱萸 30g	片姜黄 20g
川羌活 10g	川牛膝 10g		

加减：腰脊酸痛，加杜仲 15g，川续断 15g，独活 10g，狗脊 30g。气血两虚，加黄芪 25g，丹参 30g，鸡血藤 30g。阳气衰微，加附片 7～15g（先煎）。

方解：本方为血虚寒客经脉证所设。素体血虚之人，阳气不足，感受寒邪，气血郁滞，阳气不能外达，故四肢厥冷，手足发凉。由于血虚，寒邪客于经脉，故有肢体酸痛或腹中挛急等症。方用桂枝、细辛温散表里之寒邪，温通血脉，使阳气得以随血而行，以退四肢之寒凉；当归、白芍养血和营，使血液充盈，以治脉沉细之症；炙甘草、大枣甘润益气健脾，充其生血之源，并调药性。如此配伍，使温阳而不燥，补血而不滞，共奏温经散寒、养血通脉之功。

【典型病例】

孔某，女，47 岁。初诊日期：2004 年 10 月 29 日。

主诉月经错后 2 年。月经常错后 7 ～ 8 天，经量少，头昏，眠差，怕冷，四肢冰凉；肢体酸楚，外寒里热，脐腹常痛，得热稍减。舌质淡红，苔薄白，脉弦紧。证属血虚、寒客经络，血脉不通。治宜温经散寒，养血通脉。基本方加黄芪、鸡血藤，水煎服，14 剂。

二诊：月经基本正常，量增多。四肢稍温，但不理想，大便正常，舌脉同前。再拟前方，调整分量，因住外地，来诊不便，开中药 21 剂回家缓调。

三诊：2005 年初来京出差，顺便复诊，前症都已消失。

3. 阳虚阴厥

【针灸配方】

主穴：刺人中。

辅穴：急救应用，内关、足三里。温阳补中，中脘，灸神阙。

穴解：人中（督）复苏宁神、开窍启闭、祛风止痛、清热化痰，为急救要穴。

【方药】

四逆汤（《伤寒论》）加味。

黑附片 7 ～ 15g^{（先煎）}

淡干姜 10g	炙甘草 10g	山茱萸 30g	煅龙骨 30g
煅牡蛎 30g	生白芍 30g	台党参 30g	寸麦冬 20g
五味子 10g	高良姜 10g	苍术炭 10g	

加减：下利清谷，加伏龙肝 30 ～ 60g（煮水煎药），茯苓 20g，猪苓 15g。胃冷而痛，加山奈 10g，荜茇 10g。血压下降，加太子参 30g，升麻 4 ～ 6g，黄精 30g。

方解：阳虚阴盛之证，非纯阳之品不能破阴盛而复阳气。附

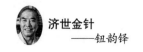
子大辛大热之品，入心、肾、脾诸经，温壮阳气，回阳救逆，为主药；干姜温中逐寒，治虚寒吐利，同时能加强附子的温阳祛寒作用，古有"附子无干姜不热"之说法；再用炙甘草健脾益气，可协附子回阳通脉，助干姜温复中阳，且可缓姜、附燥烈之性，使其温阳破阴而无劫阴之弊。三药合用，力专效宏，速达回阳之效，故名"四逆汤"。

【典型病例】

宋某，女，78 岁。初诊日期：1965 年 10 月 13 日。

家属代诉手足冰凉，前额发冷，全身大汗，神昏，急查血压 96/58mmHg，舌苔看不清，脉沉迟微弱，拟诊脱证，病情急危（老人多病已久，没有认真治疗过）。证属阴寒内盛，阳气衰微。治宜温经散寒，回阳救逆。立即针刺人中、内关，灸神阙、足三里。以参附汤急煎后灌服之，稍后患者好转。再以基本方 2 剂，水煎服。

二诊：服药后病情稳定，诸症减轻，血压 120/66mmHg，患者经济困难，无力购药，医生免费每日上门用针灸调治，4 周后可以生活自理。

4.寒凝痹阻

【针灸配方】

主穴：取下肢阳面处用火针（避开血管与神经之处）。

辅穴：凡阳经都可以取。阴经血管多，神经多，不可以取。

穴解：火针具有以阳助阳、振奋元阳之气的作用，可温通经络，助阳扶正。

【方药】

阳和汤（《外科证治全生集》）加减。

熟地黄 30g	白芥子 10g	鹿角胶 15g^{（烊化）}	上肉桂 6g
炮姜炭 10g	生麻黄 10g	生甘草 10g	吴茱萸 10g
补骨脂 15g	川杜仲 20g	鸡血藤 30g	千年健 15g

追地风 15g　　怀牛膝 10g

加减：气虚不足，加党参 20g，黄芪 25g。温通血脉，加桂枝 10g（使用双桂）。阴寒过盛，加黑附片 7～15g（先煎）。

方解：重用熟地黄，温补营血为主药；鹿角胶生精补髓，养血助阳、强壮筋骨，二药配伍是治其本。炮姜炭、肉桂、麻黄、白芥子均为温热之品，其中炮姜炭、肉桂散寒温经，可引熟地黄、鹿角胶直达病所；麻黄辛温宣散，可发越阳气，以祛散寒邪；白芥子去皮里膜外之痰以治其标，四药合用能使气血宣通，且又使熟地黄、鹿角胶补而不腻，于补养之中寓温通之义。甘草解毒协合诸药。共奏温阳补血、散寒化凝之功效。

【典型病例】

芦某，女，37 岁。初诊日期：2005 年 7 月 11 日。

主诉两下肢由膝关节至脚踝尖发凉 5 年。自觉双下肢冰凉，虽盖厚棉被、穿棉裤，加放多个热水袋，依然无济于事。行理疗烤电，病情依旧。血压 128/74mmHg，手扪及患者小腿、两足、脚趾均冰凉，趺阳脉弱，太溪脉正常。饮食、大小便正常，月经后错多日，行经 5～7 天，月经量少，无痛经。舌质淡白，寸口脉沉紧。证属阳衰血虚，寒凝阻滞。治宜温阳补血，散寒通滞。拟基本方加黑附片 10g（先煎 20 分钟），水煎服，7 剂。并配合火针刺胆经和胃经。

二诊：病情稍有好转，但因数伏天吃药有热象，目眵鼻干舌痛，脉稍数。思考再三，仍以上方不变。再拟水煎服 14 剂，但热药冷服，继续针治加火针。

三诊：双下肢冷感大见好转，亦不再上火，患者满意，继续针药结合治疗。

先后共针治约 48 次，服中药 119 剂，4 个月后，两小腿基本不凉。

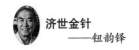
（十四）腹痛

腹痛是指胃脘以下、耻骨毛际以上部位发生疼痛为主症的病证，有大腹、脐腹、小腹、少腹之分。痛在大腹，多为脾胃；小肠受病，痛在少腹；引及两肋，为肝经病；痛在小腹正中，为肾、膀胱及冲任之病；痛在脐周，多为虫病。

【针灸配方】

主穴：脾俞、中脘、天枢、公孙。

辅穴：脾虚作泻，加阴陵泉、三阴交。肾虚作泻，加命门、肾俞（或灸）。少腹冷痛，加灸关元、中极。小便短少，加水分。日久不愈，加灸神阙。

方解：脾俞健脾利湿、和胃降逆。中脘调理中焦、和胃健脾。天枢调中和胃、健脾化湿。公孙健脾胃、助消化、理气机、化湿热。

【方药】

芍药甘草汤（《伤寒论》）加味。

炒白芍 40g	炙甘草 10g	制香附 10g	台乌药 10g
炮姜炭 10g	广木香 10g	醋柴胡 10g	广郁金 10g
小青皮 10g	广陈皮 10g	炒白术 10g	炒枳壳 10g
吴茱萸 5g	缩砂仁 6g	白蔻仁 6g	

加减：手足寒冷，加制附片 8g，肉桂 4g。脘腹胀满，加厚朴 10g，大腹皮 10g。便稀次频，加山药 15g，苍术炭、白术炭各 10g，伏龙肝 30g（煮水煎药），车前子 30g。便秘结滞，加酒大黄 10g，瓜蒌 30g，玄明粉 6g。脾肾阳虚，加补骨脂 10g，诃子 10g，党参 20g，生黄芪 30g。腹痛较重，加延胡索 10g，川楝子 9g，醋五灵脂 10g，制没药 10g。

方解：以白芍配甘草，正合《内经》"肝苦急，急食甘以缓之，以酸泻之"之义。盖芍药能泻肝之急，甘草能缓肝之急，故程钟龄赞谓止腹痛如神。

【典型病例】

金某，男，45 岁。初诊日期：2011 年 8 月 22 日。

主诉左侧少腹隐痛 4 个月。肠镜发现直肠息肉（良性），已切除。腹痛得热水袋则舒，按之能缓解，纳呆，神疲乏力，精神压力大，大便不干，日一行，夜寐尚安，舌质淡红，苔白，有齿痕，脉弦细。证属脾虚肝郁、湿浊内阻、中焦寒滞。治宜调肝理脾、温中缓痛。以基本方加肉桂 4g，水煎服，7 剂。针刺脾俞、中脘、关元、天枢、足三里、阴陵泉、公孙。留针 30 分钟，隔日治疗 1 次。

二诊：腹痛基本消失，精神转佳，体力有增，食欲改善，舌脉同前。再拟前方加白芍为 45g，水煎服，7 剂，继续针刺治疗。

四诊：共服 21 剂中药，针治 10 次。左下腹已不痛。予人参归脾丸巩固疗效。

（十五）腹泻

急性肠炎是由细菌及病毒等微生物感染所引起的疾病，是常见病、多发病。其表现主要为腹泻、腹痛、恶心、呕吐、发热等，严重者可致脱水、电解质紊乱、休克。慢性腹泻较常见于肠易激综合征、炎症性肠炎、结肠炎、肠结核、肠神经官能症等。这些疾病及全身其他原因引起的慢性腹泻均可按以上方法论治。要特别注意排除肠道肿瘤，避免误诊误治。

1. 急性腹泻

【针灸配方】

主穴：水分、天枢、上巨虚、阴陵泉。

辅穴：暑湿发热，加曲泽、委中（亦可刺络放血）。消化不良，加中脘、足三里。夏季，加合谷。冬季，加公孙。

穴解：水分健脾胃、消水湿。天枢调中利胃、健脾化湿。上

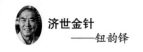
巨虚理脾胃，清湿热。阴陵泉健脾利湿，通利三焦。

【方药】

藿香正气散（《太平惠民和剂局方》）加减。

广藿香 10g	佩兰叶 10g	苍术炭 15g	白术炭 15g
陈皮炭 10g	黄芩炭 10g	大腹皮 10g	晚蚕砂 10g
车前子 30g	扁豆花 15g	紫苏叶 10g	云茯苓 20g
川厚朴 10g	白扁豆 20g	法半夏 10g	

伏龙肝 30g ^{（煮水煎药）}

加减：头痛身痛，加防风 10g，白芷 10g。呕吐恶心，加白蔻 8g，生姜 3 片。腹痛肠鸣，加炮姜 10g，砂仁、豆蔻仁各 10g。小便不利，加泽泻 15g，猪苓 15g。

方解：本方主外感风寒、内伤湿浊的胃肠型感冒。风寒侵袭、卫阳被遏，故胸脘满闷，肠鸣腹痛，引起胃气上逆故呕吐，引起清阳下陷故泄泻；舌苔厚腻是湿浊内盛之征。方中藿香芳香化浊，调气和中，辟秽止呕，并可发散寒邪，故为主药；苏叶散寒解表；半夏、陈皮炭燥湿行气，降逆和胃；大腹皮、厚朴理气化湿，宽胸除满；茯苓、苍术炭、白术炭健脾利湿；佩兰助藿香祛暑化湿之功；黄芩清脾胃之邪热；蚕砂、车前子利水，有止泻之效；白扁豆、扁豆花有健脾利湿止泻之能；伏龙肝健脾利水、止泻涩肠。诸药共济解表化湿、理气和中、分利清浊之功。

【典型病例】

徐某，女，28 岁。初诊日期：2000 年 8 月 21 日。

主诉腹泻 2 天。去广州出差，回来即腹泻，每日排便 7～8 次，腹痛即登厕，尿量不多，似有感冒症状。胃堵纳呆，时恶不吐。体温 36.8℃，舌质红，苔白，脉弦滑。证属风寒外感、内伤湿浊、清浊不分。治宜解表化湿、理气和中、分利清浊之法。拟基本方加泽泻 15g，生姜 3 片，水煎服，3 剂。针刺水分、天枢、上巨虚、阴陵泉、合谷，再中缝放血。留针 30 分钟，每日针治

1 次。

二诊：病已痊愈。

2. 慢性泻泄

【针灸配方】

主穴：脾俞、胃俞、肾俞、命门、阴陵泉。

辅穴：腹中隐痛，加公孙、足三里。晨起即泻，加中脘、气海。气虚，加气海、关元。吐不下食，加中脘、然谷，灸心俞20壮。脾肾阳虚，加灸命门、神阙。

方解：脾俞健脾利湿、和胃降逆。胃俞（膀胱）调中和胃、化湿消滞。肾俞（膀胱）壮元阳、补腰肾、祛水湿。命门（督）培元补肾、强健腰膝。阴陵泉健脾利湿、通利三焦。

【方药】

导气汤（《医方集解》）、四君子汤（《太平惠民和剂局方》）、左金丸（《丹溪心法》）合方加减。

血余炭 10g	吴茱萸 4g	川黄连 10g	炒白芍 30g
炙甘草 10g	炒枳壳 10g	台党参 20g	苍术炭 10g
炒白术 10g	葛根炭 10g	黄芩炭 10g	全当归 10g
云茯苓 20g	败酱草 15g	广木香 6g	建泽泻 15g

加减：脾虚肝郁，加柴胡 10g，郁金 10g，防风 10g。热盛湿重，加白头翁 30g，秦皮 10g，大黄炭 10g。脾肾阳虚，加补骨脂 10g，五味子 10g，肉豆蔻 8g。便血甚多，加生地榆 20g，银花炭 15g，阿胶珠 15g，蒲黄炭 10g。大便滑脱，加乌梅炭 10g，诃子肉 10g，赤石脂 10g，禹余粮 15g，五倍子 10g。大便肛门下坠，加绿升麻 3g。肠息肉，加莪术 10g，僵蚕 15g（消瘀散结），或乌梅 3 枚，生地炭 10g。

注解：吴茱萸、黄连清热解郁、散寒祛湿，配血余炭防腐消炎；芍药、甘草缓急止痛、和中调药；黄芩炭、黄连清热燥湿；木香、当归理气血，行郁滞；枳壳理气除胀消满；参、苓、术、

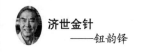

草助阳补气；再加葛根炭升阳明中州之清阳而止下利；泽泻利水止泻；苍术炭健脾燥湿；败酱草清热消炎。诸药协同，共取益气健脾、固肠止泻之效。乌梅 3 枚、生地炭 10g 为清·王孟英治疗肠息肉方用药。

【典型病例】

陈某，男，26 岁。初诊日期：2004 年 9 月 10 日。

主诉泄泻 5 年。大便每日 2～3 次，粪便黏滞，每次都有脓血，左下腹时有痛感，尿量不少。诊为"慢性溃疡性结肠炎"，一直服西药治疗，但症情无病缓解。患者身体瘦高，精神尚可。夜寐尚好，纳少，血压 120/74mmHg。舌质淡红，苔薄白，脉沉缓。证属脾虚湿滞、瘀浊肠腐。治宜益气健脾、固肠止泻。基本方加白头翁 30g，秦皮 10g，大黄炭 10g，水煎服，7 剂。针刺脾俞、胃俞、肾俞、命门、阴陵泉、公孙、足三里。留针 30 分钟，隔日治疗 1 次。

治疗 3 个月，病情有所好转。但由于工作紧张，无法坚持针治，只能服中药并配合中药灌肠治疗。再拟中药水煎服，7 剂，并予灌肠中药。又经 4 个月治疗，效果很好，腹已不痛，大便每日 1～2 次，但有时还有脓血。改为每周服 3 剂中药，仍每日中药灌肠。经 10 年治疗，病情稳定，没有加重。

3. 五更泻

【针灸配方】

主穴：脾俞、中脘、天枢、气海、公孙。

辅穴：脾肾两虚，加肾俞、脾俞、阴陵泉。少腹冷痛，加灸关元、中极。小便短少，加水分。日久不愈，加灸神阙。

穴解：脾俞健脾利湿、和胃降逆。中脘调理中焦、健脾利湿、和胃降逆。天枢调中和胃、健脾化湿。气海升阳补气，益肾固精。公孙健脾胃、助运化。

【方药】

四君子汤（《太平惠民和剂局方》）、四神丸（《内科摘要》）、芍药甘草汤（《伤寒论》）合用加味。

台党参 20g	茅苍术 15g	炒白术 15g	云茯苓 30g
补骨脂 15g	肉豆蔻 10g	五味子 10g	吴茱萸 5g
乌梅炭 10g	宣木瓜 10g	绿升麻 6g	建泽泻 15g
炮姜炭 12g	炒白芍 30g	炙甘草 10g	

加减：脾虚湿蕴，加黄芪 25g，建莲肉 15g，石莲子 10g，扁豆仁 10g。苔腻齿痕，加扁豆花 10g，扁豆衣 10g。脘腹胀满，加厚朴 10g，枳壳 10g。食少纳呆，加生谷稻芽各 10g，香稻根 10g，砂仁、蔻仁各 6g。肾阳虚衰，加制附片 8g，淡干姜 10 ~ 20g。肠有滞热，加葛根炭 10g，黄芩炭 10g。

方解：本方为健脾、温肾之法。参、苓、术、草为益脾化湿；芍药、甘草为和中止痛；乌梅炭、炮姜炭温中涩肠；升麻提升中气；最核心是四神丸，其功效是补肾中衰微之真火，是治疗五更泻不可或缺的主要成分。

【典型病例】

刘某，女，58 岁。初诊日期：2012 年 10 月 10 日。

主诉晨泻两年。每于凌晨 4 ~ 5 时腹中不舒即排溏稀状便，排后腹中即舒。腹凉喜按，得热更佳。小便不少，曾服附子理中丸，初服尚好，久则无效。患者体质瘦弱，纳呆神疲，下肢轻度浮肿，四末不温。舌质淡白，苔白厚，脉沉缓。证属脾肾阳衰，命门火微，水谷难腐。治宜温肾健脾、固肠止泻。基本方加制附片 8g（先煎 20 分钟），水煎服，7 剂。嘱在家自以艾灸神阙，每日 1 次，每次 20 分钟。

二诊：晨泻向后推约半小时，腹中有温热感，纳食有增，精神稍好，舌脉同前，再拟前方 14 剂，改灸命门穴。

六诊：服药 63 剂，艾灸 63 天，现清晨 7 时如厕，每日 1

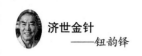

次，便呈条状，精神转佳，纳食有增，小便正常，夜尿1次，四末已温。舌质淡红，苔薄白，脉弦。五更泻已愈，但仍有肝郁之象，予平肝舒络丸继续调理。

（十六）腹胀

腹胀又称腹满，指腹部胀满而外形膨大，触之无形不痛的临床症状，是因胃肠道不通畅或梗阻，胃肠道的气体不能随胃肠蠕动排出体外，积聚于胃肠道而引起。腹胀可是功能性的，也可以是器质性的。

【针灸配方】

主穴：外陵、足三里、阳陵泉。

辅穴：腹胀日久，加阴陵泉、三阴交。脾肾两虚，加脾俞、肾俞。矢气恶臭，加支沟、天枢。虚寒腹胀，加灸神阙。

穴解：外陵（胃）理气机、温下焦。足三里补益脾胃、和肠化滞。阳陵泉疏肝清胆、泄热利湿。

【方药】

焦白术 15g	云茯苓 30g	法半夏 10g	北柴胡 10g
片姜黄 15g	广郁金 10g	生白芍 15g	小青皮 10g
广陈皮 10g	白砂仁 10g	白蔻仁 10g	檀香木 8g
沉香 10g	制香附 10g	台乌药 10g	川芎片 10g
川厚朴 10g	炒枳壳 10g	蓬莪术 10g	焦槟榔 10g
大腹皮 10g	紫苏梗 15g	沉香面 2g$^{（分冲）}$	

加减：胸闷太息，加瓜蒌皮 15g，薤白 10g，橘叶 15g。大便秘结，加瓜蒌 30g，玄明粉 6～10g，赤芍 25g。睡眠不好，加北秫米 30g 或炒酸枣仁 30g。脾虚气弱，加党参 15g。两胁胀痛，加延胡索 15g，川楝子 10g，平肝舒络丸（2 丸包煎）。苔黄积滞，加焦三仙各 15g。

方解：此方是经验方，2012 年由大同市同时来了两位腹胀的患者，他们是因治病求医而相识，各种化验与检查均正常。屡服中西药不效。后经反复推敲修改处方，最终 2 个多月治愈。取健脾药茯苓、白术；疏肝药柴胡、郁金、白芍；和胃行气之半夏、青陈皮、砂仁、蔻仁；通调腑气的香附、乌药、厚朴、枳壳；活血通滞的川芎、莪术、木香、槟榔；降气调中的檀香、沉香、大腹皮、苏梗等。诸药共济健脾消胀、排气通堵之功效。临床应用该方，建功卓著。

【典型病例】

刘某，男，74 岁。初诊日期：2013 年 3 月 25 日。

主诉腹胀满 10 日。患者 3 周前因高热住院，诊断为"病毒性肺炎"，经治疗热退，肺炎痊愈而出院。唯腹大胀满，甚则不能弯腰坐在椅子上，必须松解腰带，否则影响呼吸。服多种西药疗效不理想，饮食无味，神疲乏力，不排气，但大便日排畅通。舌质淡红，苔白，脉弦滑。证属肝脾不调，气滞壅堵，大腹胀满。治宜健脾消胀，排气通堵。基本方加党参，水煎服，7 剂。针刺外陵、足三里、阳陵泉，加脾俞、肾俞，每周 3 次，每次留针 30 分钟。

二诊：腹胀减轻，排气多，大便通，舌脉同前，针药配合，加饮"益菌多"酸奶每日两盒，共助消胀。再拟前方 14 剂。

三诊：腹胀全消，弯腰自如，坐位不必松解腰带，饮食有增，夜寐安，再针 3 次，巩固疗效。

（十七）便秘

便秘是指各种原因引起的排便节律改变，排便困难，便结不通的病证。主要表现为粪便坚硬，排出困难，不能每日按时排便；有时粪便擦伤肠黏膜，而使粪块表面附有少量血液或黏液，排便时肛门有疼痛感；严重者可致外痔或直肠脱垂，便秘日久者，常无精神，食欲不振。老年人常见津亏血少而肠道失润之

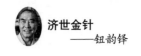
虚秘。

【针灸配方】

（1）热秘气秘型

主穴：支沟、天枢、大肠俞、上巨虚。

辅穴：肠中滞热，加曲池、合谷、足三里。气机不畅，加中脘、行间。阴液亏少，加太溪、复溜。中气不足，加中脘、气海。习惯性便秘，加足三里、丰隆。

（2）老年虚秘型

主穴：支沟、照海、关元、丰隆。

辅穴：中气不足，加中脘、气海、三阴交。脾肾两亏，加脾俞、肾俞、灸命门。

穴解：支沟清三焦、疏经络、通腑气。天枢调和中胃、健脾化湿。大肠俞通腑气、化湿滞。上巨虚理肠胃、清湿热、活气血。照海清利下焦、调经和营。关元温肾固精、补气回阳、理气和血、调理冲任。丰隆和胃肠、祛痰湿。

【方药】

承气汤、增液汤、麻子仁丸合方化裁。

晚蚕砂 10g	炒皂角 10g	糖瓜蒌 30g	玄明粉 10g
郁李仁 15g	火麻仁 20g	炒枳实 10g	川厚朴 10g
台乌药 10g	京赤芍 25g	润玄参 30g	麦冬 20g
生地黄 20g	台党参 20g	炙甘草 10g	

加减：腑气不通，加杏仁 10g，桔梗 10g，薤白 10g。气虚无力，加生黄芪 20g，当归 10g。老年虚秘，加肉苁蓉 20g。胃肠热滞，加芦荟 1～3g。

【典型病例】1

任某，男，68 岁。初诊日期：1998 年 4 月 29 日。

主诉便秘 20 余年。每日排便如过难关，初头硬，后便溏，或干燥如球状，或根本排不出。用多种泻药或无济于事，或便稀溏泻。神疲乏力，口干，纳谷尚可，夜寐良好，腹不胀。舌质微红，苔白厚，脉细滑。高血压病史，血压152/80mmHg，血糖正常。证属气阴两虚，肠燥腑实，传导失司。治宜滋阴润肠、通导积滞。基本方加肉苁蓉，水煎服，7剂。针支沟、照海、关元、丰隆，加脾俞、肾俞。每周3次，留针30分钟。

二诊：大便畅通，每日排1～2次，余无他苦。再拟前方7剂，水煎服。

五诊：共服药28剂，针治12次，情况甚好。舌质微红，苔薄白，脉滑。改为每日服1煎药，即两天服1剂，嘱忌辛辣，多食蔬菜、水果，适当饮水，再进中药7剂，日排便正常。

【典型病例】2

刘某，女，27岁。初诊日期：2014年8月5日。

主诉便秘9年。从18岁开始排便不畅，每3～5天排便1次，服泻剂则每日排便多次，严重影响工作。面黄肌瘦，精神尚可，腹胀矢气。月经先期，经量偏少。舌质红，苔白厚，脉弦滑。证属气阴两伤、肠燥腑实、传导失司。治宜滋阴润肠、通导积滞。基本方加芦荟1g，水煎服，7剂。针刺支沟、天枢、大肠俞、足三里、上巨虚、丰隆、曲池、合谷。留针30分钟，隔日针治1次。

二诊：大便每日畅通。再依前方案继续调理。

三诊：每日清晨6～7时准时排便，嘱每日只服中药，水煎服半剂。

四诊：每日大便准时排出，习惯性便秘已经完全改善。

（十八）脱肛

脱肛即直肠黏膜脱垂，是指肛管、直肠甚至部分乙状结肠移位下降，由肛门脱出。其特点是直肠黏膜及直肠反复脱出肛门外，伴肛门松弛。有因大便用力而脱者，亦有自行脱出者、脱出

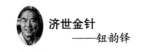

可自行回纳等轻重不同的临床表现。

【针灸配方】

主穴：长强、百会。

辅穴：中气不足，加中脘、气海、足三里。排便困难，加支沟、大横。肛门肿痛，加承山。脾肾两虚，加灸命门、关元。

刺法：先以毫针刺长强穴，深刺2寸，沿尾骨前缘向上直刺；再刺百会穴，顺督脉由后向前刺，随经刺为补法，不做手法。留针30分钟，隔日治疗1次。

穴解：长强镇痉止痛、凉血固脱。百会升阳益气、清脑安神。

【方药】

补中益气汤（《脾胃论》）加减。

生黄芪 30g	全当归 10g	台党参 20g	炒白术 15g
陈皮炭 10g	怀山药 20g	绿升麻 10g	北柴胡 15g
炒枳壳 30g	诃子肉 15g	煅龙骨 30g	煅牡蛎 30g
石榴皮 10g	云茯苓 20g	炙甘草 10g	

加减：脾虚中气严重不足，加太子参30g，茯苓20g。肾虚血虚血压偏低，加熟地黄20g，山茱萸15g。肾阳不足，肛门松弛，加巴戟天15g，益智仁30g。肛门灼热肿胀红赤，加黄连10g，黄芩10g。大便秘结，排便必脱，加瓜蒌30g，玄明粉6g，胡麻仁15g。

方解：生黄芪、当归、党参补气养血，治一切虚象之有效组合；与白术、陈皮、茯苓、甘草四君是补气健脾之基础药；山药益气补中而不燥；升麻、柴胡提升中气；煅龙骨、煅牡蛎、诃子、石榴皮涩肠固脱；妙在枳壳配合补气药品相互反佐，有升有降，促使脱肛回复原位。

【典型病例】

聂某，女，49岁。初诊日期：1974年9月16日。

主诉脱肛半年。大便稀溏，每日排便 1 次，每次排便直肠脱出肛约 6cm，排便结束需用右手轻托回肛内。患者身高削瘦，痛苦容貌，舌质淡白，苔白厚，脉沉细无力。证属脾虚中气下陷，肠道滑脱失固。治宜补中益气、升阳固脱之法。基本方加熟地黄 20g，山茱萸 15g，水煎 3 次混匀，分 4 次服，每日早、晚各 1 次。针治取长强、百会、中脘、气海，灸命门、关元、足三里。留针 30 分钟，每日治疗 1 次。

经半个月治疗，脱肛情况改善，便后脱出物变小，约 2cm 左右，精神显著好转。治疗约 4 个月，脱肛治愈。

（十九）自汗与盗汗

自汗、盗汗是指因阴阳失调，营卫不和，腠理开阖不利而引起汗液外泄的病证。不因外界环境因素的影响而白昼时时汗出，动辄益甚者，称为自汗；寐中汗出，醒来自止者，称为盗汗。《丹溪心法》说："盗汗属血虚、阴虚""自汗属气虚、血虚、湿、阳虚、痰""自汗之症，未有不由心、肾俱虚而得之者。"总之自汗属阳虚、气虚者多，盗汗属阴虚火旺者多。

1. 自汗

【针灸配方】

主穴：阴郄、曲泉、合谷、复溜。

辅穴：表虚气弱，加肺俞、气海。心脾两虚，加心俞、脾俞、神门、三阴交。肾阳亏损，加命门、肾俞。气阴两伤，加间使、中极。病久体虚，灸关元、命门、足三里。

穴解：阴郄清心潜阳，安神固表。曲泉清湿热，利膀胱。合谷疏风清热，消炎止痛。复溜滋肾强腰，疏利下焦。

【方药】

牡蛎散合玉屏风散加减。

生龙骨 30g　　生牡蛎 30g　　霜桑叶 40g　　北防风 10g

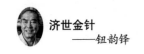

生黄芪 30g　　浮小麦 30g　　苎麻根 15g　　麻黄根 10g

炒白术 15g　　生白芍 15g　　五味子 10g　　五倍子 10g

炙甘草 10g

加减：热象明显，加生地黄 15g，知母 10g，黄芩 10g。气虚重者，加党参 30g，北沙参 30g。阳虚甚者，加桂枝 10g，党参 15g，制附片 8g。肾阴亏损，加山茱萸 15g，地骨皮 15g，女贞子 15g，墨旱莲 15g。舌苔白腻，加滑石块 20g，通草 3g。

方解：牡蛎散之方内必用黄芪，益气实卫，固表止汗。牡蛎敛阴潜阳；麻黄根功专止汗；浮小麦养心气、退虚热。玉屏风散偏于固表御风，在收敛中寓有发散，故多用于自汗恶风、体表虚弱之易感外邪者。

【典型病例】

范某，38 岁。初诊日期：2007 年 7 月 23 日。

主诉多汗 3 年。工作繁忙，劳累疲乏，白天汗出甚多如水洗，夜间亦有少量汗出。血压 124/72mmHg，饮食尚可，二便通畅，夜寐较安，时有腰酸。舌质微红，苔薄白，脉沉弦细。证属气阴两虚、营卫失调、腠理不固。治宜益气固表、敛阴止汗。基本方水煎服，7 剂；配合针治主穴加心俞、肺俞、气海，留针 30 分钟，每周针 3 次。

二诊：自汗明显减少，腰酸已除，劳累疲乏感已无，再拟前方 7 剂，针治同前法。

四诊：共针刺 11 次，服水煎药 21 剂，自汗已愈。

2. 盗汗

【针灸配方】

主穴：百劳、肝俞、阴郄、后溪。

辅穴：肝肾阴虚，加肾俞、照海、鱼际、然谷。心阴不足，加心俞、复溜、三阴交。阴血不足，加心俞、肾俞、血海、三阴交。

穴解：百劳（大椎直上 2 寸，后正中线旁开 1 寸）滋补脾阴，舒筋活络。肝俞清肝胆、除湿热、息肝风、安神志。阴郄清心潜阳、安神固表。后溪解表清热，醒神通阳。

【方药】

当归六黄汤加减。

全当归 10g　　生黄芪 25g　　生地黄 20g　　熟地黄 20g
川黄连 10g　　条黄芩 10g　　盐黄柏 10g　　寒水石 30g
盐知母 10g　　霜桑叶 30g　　牡丹皮 15g　　滑石块 30g

加减：津液不足，加麦冬 10g，玄参 15g。潮热咽干，加龟甲 12g，石斛 15g。阴虚不足，加五倍子 10g，五味子 10g。烦热面赤，加生石膏 40g，水牛角粉 30g。

方解：当归养血补血，二地滋补肝肾，育阴以制心火，三味共为主药。心火独亢，故取黄连泻心火，配合黄芩、黄柏泻火除烦，清热以护阴液。热清则火不内扰，阴守则汗不外泄。盗汗过多，虽与阴虚火扰有关，但亦由于卫外不固，故倍用黄芪，以固表益气止汗。同时黄芪合当归、熟地黄以养血益气，气血充则腠理密而汗不外泄。合三黄以扶正泻火，火不内扰，则阴液内守而汗可止。诸药合用，同奏滋阴清热、固表止汗之功。加寒水石清阳明经热；配合知母助黄柏泻肾火；用牡丹皮清血热、养阴液；滑石利水，促邪热从水道排除；妙在桑叶重用，有止汗固表之效能，此乃经验方。

【典型病例】

安某，男，27 岁。初诊日期：2004 年 4 月 21 日。

主诉盗汗年余。夜间汗出甚多，致被子、背心、内裤全湿，醒则汗止，再睡着后继续汗出。常烦躁，发热，口干喜饮，大便二日一解，尿赤、夜尿多，面色红赤，舌质红，苔白，脉弦数。证属阴虚内热、虚火迫液。治宜滋阴清热、固表止汗之法。基本方加瓜蒌、玄明粉、石斛，水煎服，7 剂。配合针刺主穴加心俞、

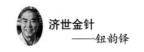

肾俞、照海、鱼际，留针30分钟，每周针3次。

二诊：盗汗减少，烦热消除，大便通畅。再拟前法继续治疗，中药方去瓜蒌、玄明粉，加麦冬。

五诊：共服中药28剂，针治13次，盗汗已止，夜间安睡，不再出汗，精神佳，面色正常，小便清亮，舌质淡红，苔薄白，脉沉缓，病愈。

（二十）燥毒（干燥综合征）

燥毒，亦称燥症、燥痹，是燥邪损伤气血津液而致孔穴干燥，肌肤枯涩，肢体疼痛，甚则脏腑经络损害的痹症之一。现代医学称干燥综合征，是一种以侵犯泪腺、唾液腺等为主的慢性自身免疫性疾病，又称为自身免疫性外分泌腺体病。主要表现为①口干；②龋齿：猖獗龋；③腮腺肿大；④特殊舌象表现：舌光红紫绛，或暗红、嫩红、如镜面，裂纹纵横交错如沟壑，无津无苔，舌体短缩，难以伸出口外。⑤眼部表现：两眼干涩、少泪或无泪，眼部有异物摩擦感或烧灼感，眼睑沉重，自觉眼前有幕状遮蔽，畏光、眼痛、反复发作的角膜炎、结膜炎，严重者可发生角膜翳、角膜穿孔、眼色素层炎或前层积脓。⑥皮肤干燥、鼻干无涕、咳吐胶黏痰、大便干燥、阴道干涩、性交困难等。本病发病率高，多发于40岁以上女性。

本病为本虚标实之证，且虚多实少。津伤液燥是本病的重要病理基础，而此干燥常因于布津之途径发生障碍，有似阴虚燥盛之象。治以滋阴润燥为法。

【针灸配方】

主穴：廉泉、曲泽、鱼际、少商、内庭、太溪。

辅穴：口渴喜饮，加行间、涌泉。或刺金津、玉液出血。口干唇裂，加下廉、厉兑。口中液少，加小肠俞、关冲。鼻中干燥，加迎香。眼中干涩，加风池。

穴解：廉泉清火除痰、开窍利咽。曲泽降逆止呕、除烦镇痉。少泽利咽止痛、润肺止咳。少商清热利咽。内庭清胃肠湿热、通阳明腑气。太溪滋补下焦、清肺止咳。

【方药】

一贯煎合玉女煎加减。

生地黄25g	熟地黄20g	北沙参30g	天冬20g
麦冬20g	山茱萸10g	肥玉竹30g	霍石斛20g
润玄参20g	肥知母10g	酸乌梅10g	生白芍15g
女贞子15g	生甘草10g		

加减：眼干涩者，加谷精草10g，决明子10g，沙苑子10g，木贼草10g。阳明炽热，加生石膏30g，寒水石30g，黄芩10g。气虚甚者，加黄精20g，山药15g，南沙参30g，五味子10g。血分有热，加牡丹皮10g，地骨皮10g，紫草15g。腮腺肿大，加浙贝母10g，生牡蛎30g，连翘15g。低热不退，加青蒿10g，鳖甲15g，白薇10g。

方解：二地、二冬、玉竹、沙参、玄参、知母、石斛等大队养阴生津之品，配合乌梅、白芍、甘草酸甘化阴之剂，更加山茱萸、女贞子滋补肝肾之阴。诸药共奏增液润燥之功效，临床疗效明显。

【典型病例】

张某，女，45岁。初诊日期：2013年7月31日。

主诉口、鼻、眼干，阴道干，7年。患者患龋齿，经口腔科检查确诊为"干燥综合征"。月经量少，经期提前，形体消瘦，手足心热，时有低热，喜食稀食，大便稍干，尿短、量不多、色黄，血压正常，夜寐多梦。舌质淡红，苔薄白，脉沉细。证属阴虚火热，灼伤津液。治宜养阴生津、增液润燥。基本方加草决明、青蒿、白薇、鳖甲，水煎服，7剂。针刺廉泉、曲泽、鱼际、少商、内庭、太溪。留针30分钟，隔日治疗1次。

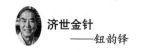

二诊：诸症皆减轻，患者有信心，再拟前方14剂，继续服药，配合针治。

三诊：口腔已不干，眼、鼻、阴道皆有湿润感，大便正常，月经量增多，返回当地购药14剂，服后感觉全身舒适。

四诊：病情稳定，患者要求开中成药，回原籍继续巩固治疗。故再拟麦味地黄丸、知柏地黄丸交替服之。半年后患者来北京出差，告知病情稳定。

（二十一）脏躁（更年期综合征、抑郁症）

脏躁是以精神抑郁，心中烦乱，无故悲伤欲哭，哭笑无常，呵欠频作为主要表现的情志疾病。本病的发生主要与患者体质因素有关。如平素体质虚弱而多忧愁思虑，积久伤心，或劳倦伤脾，心脾受伤，则精血化源不足；或因病后伤阴或因产后出血，致使精血内亏，五脏失于滋养，五志之火内动，上扰心神。脏属阴，阴虚而火盛就是"燥"。多见于更年期人群（男55～60岁，女45～55岁），表现为焦虑不安、紧张恐惧，稍有惊动则不知所措，情绪低落、悲观失望、哭哭啼啼、自责自罪、主观臆断、猜疑他人，或是怀疑自己患某种病，尤其是"恐癌症"，甚则引起自伤自杀等行为。此外，女性可有月经不调、性欲减退等症。

【针灸配方】

主穴："安神定志法"。神庭、本神、中脘、气海、天枢、神门、三阴交。

辅穴：肝郁气滞，加内关。肝肾阴虚，加太溪。肝阳上亢，加太冲。头晕目眩，加百会、四神聪、风府、风池。

穴解：取"二神"，即督脉的神庭和胆经的本神，二穴合用可宁心安神、疏肝利胆；脾经的三阴交，具有补益肝脾肾的作用，心经的神门可补益心血，二者相配，可交通心肾，使水火既济、神安志强；再配合"四门穴"，即任脉的中脘、气海及胃经

的天枢，合用可健脾益气、和胃化湿、和中安神。以"安神定志
法"为主，适当选配，与"五脏俞加膈俞"或"督脉十三针"交
替使用，疗效更佳。

【方药】

甘麦大枣汤（《金匮要略》）加味。

浮小麦 30g	大红枣 10g	炙甘草 10g	焦远志 10g
九节菖蒲 10g	云茯苓 25g	北柴胡 10g	川郁金 10g
炒白芍 10g	小青皮 10g	广陈皮 10g	白头翁 30g
川黄连 10g	苦秦皮 10g	川黄柏 10g	

羚羊角粉 1.2g （代，分冲）

加减：易醒多梦，加炒酸枣仁 30g，合欢皮 15g，琥珀粉
1.5g（分冲）。心火炽盛，加黄连 10g。烦躁易怒，加栀子 10g，
豆豉 10g。耳鸣头晕，加龙胆草 10g。抽搐肢颤，加钩藤 20g，僵
蚕 20g，地龙 10g，重用白芍 30～45g。

方解：浮小麦养心；甘草、大枣以润燥缓急；加柴胡、白
芍、郁金理气疏肝解郁；远志、菖蒲、茯苓交通心肾，安神理
脾；配合青皮伐肝、陈皮化痰、白头翁息风清热平肝，黄连、秦
皮、黄柏清热镇静；羚羊角粉（代）清热平肝。

【典型病例】

陈某，女，48 岁，医生。初诊日期：1966 年 7 月 3 日。

主诉精神抑郁、情绪不稳近两年。曾因受审查挨训，心情
苦闷，头晕，头昏，夜梦惊恐，胸胁胀满，时有言语错乱，似悲
欲哭，闭经 3 个月，口苦咽干，不思饮食，四肢时有抽动。舌
质红，苔白厚，脉弦细。证属肝郁，心脾两虚，悲忧伤神，脏躁
症。治宜补心健脾，疏肝解郁，甘润滋养，镇静安神。基本方加
炒酸枣仁、黄连、白芍，水煎服，4 剂。

二诊：头脑冷静，夜卧安宁，说话思路清楚，肢体平静而不
抽，舌脉同前，再拟水煎服 4 剂。

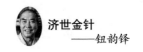
三诊：病情大有好转，舌质淡红，脉弦滑。再拟前方加减，调整药量，月经来潮，再拟 8 剂巩固治疗。

3 个月后巧遇患者，言情况良好，已上班出诊。

（二十二）颤振

颤振是以头部或肢体摇动颤抖，不能自制为主要临床表现的一种病证。轻者表现为头摇动或手足微颤，重者可见头部振摇，肢体颤动不止，甚则肢节拘急，失去生活自理能力。本病又称"振掉""震颤"，多由肝肾阴亏，气血不足，筋脉失养，虚风内动而致；或风火夹痰，互阻络道而成。临床以头及四肢颤动、振摇为主要特征。常伴有肢体拘急强直、表情呆板、步态慌张、语涩流涎等症状，以中老年患者多见。治以益肾调肝，补气养血，清化痰热，兼以息风为法。

【针灸配方】

主穴：①"督脉十三针"；②"三阴缓痉法"。

辅穴：头部摇动，加长强、京骨。舌头震颤，加中渎。腹肌痉挛，加筋缩。肘部痉挛，加尺泽。手腕动摇，加曲泽。局部抽搐，加太溪。两手颤病，灸关元 300 壮。

穴解："督脉十三针"。百会、风府、大椎、陶道、身柱、神道、至阳、筋缩、脊中、悬枢、命门、腰阳关、长强。功能疏通督脉、调和阴阳、补脑益髓、镇惊安神。

"三阴缓痉法"。①上肢穴：腋缝、侠白、尺泽、间使、通里、神门、大陵、支沟。功能调气活血、养血安神、育阴缓痉。②下肢穴：气冲、阴廉、箕门、阴陵泉、三阴交、照海、太冲。功能滋阴养血荣筋、补肾柔肝通络。

【方药】

四物汤合白头翁汤加味。

生石决明 45g　　全当归 10g　　生地黄 25g　　酒川芎 12g

生白芍 45g	白头翁 30g	川黄连 10g	北秦皮 10g
炒黄柏 10g	双钩藤 30g	苏地龙 15g	白僵蚕 20g
净全蝎 6g	鸡血藤 30g	首乌藤 30g	生甘草 10g

加减：筋脉失养，肝风动甚，加天麻 10g。肝阳亢盛，潜阳息风，加珍珠母 30g，生龙齿 45g，灵磁石 30g。神不守舍，夜寐不安，加炒酸枣仁 30g，朱远志 10g，朱茯神 30g，菖蒲 10g。肝热上冲，头晕目眩，加白薇 10g，白蒺藜 10g，龙胆草 10g。肝郁气滞，应理气者，加佛手花 10g，柴胡 10g，郁金 10g，青皮 10g。经络失畅，应通络者，加陈橘络 6g，桑枝 15g，桑寄生 15g，伸筋草 15g。肝胃不和，胸胁胀满，加平肝舒络丸 3 丸（包煎）。心烦急躁，心火难平，加栀子 10g，豆豉 10g。

方解：归、地、芎、芍四物汤为基础，养血荣筋；钩藤、全蝎、僵蚕、地龙息风通络；生石决明镇肝潜阳；鸡血藤养血荣筋；首乌藤育阴安神；妙在白头翁汤（白头翁、黄连、秦皮、黄柏），清肝胆、凉营血、息内风、祛心火功效非常；甘草和中。诸药相辅相成，共奏养血清热、平肝息风之功能。

【典型病例】

邵某，女，52 岁。初诊日期：2012 年 8 月 17 日。

主诉双下肢肌肉颤动 3 年余。下肢肌肉不自主颤动，用力按压仍颤动不止，但入眠后不颤，醒即发作。纳可，二便通畅。舌质红，苔白，有齿痕，脉弦滑。证属阴虚血亏，筋脉失养，肝风内动，旁走下肢。治宜养血清热、平肝息风。基本方加天麻，水煎服，7 剂。再以"三阴缓痉法"，针气冲、阴廉、箕门、阴陵泉、三阴交、照海、太冲。留针 30 分钟，每周治 3 次。

连续治疗 5 个月，下肢颤动减轻，前后服中药 120 多剂，针治 62 次。疗效满意，继服中成药八珍丸，再图缓功求全。

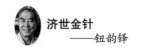
（二十三）不寐

睡眠是大脑和躯体功能得以休息的主要状态。《灵枢·口问》："阳气尽，阴气盛则目暝；阴气尽，阳气盛则寤。"这种以阴阳盛衰主导睡眠和醒觉的机制，是由阳气出入运动来决定的。如阴盛阳衰则嗜睡，阴虚阳盛则失眠。若睡眠失调则包括多梦、嗜睡、不寐等。其治以调阴阳、和五脏为主，而化痰祛瘀是其变化。

【针灸配方】

主穴："督脉十三针"。百会、风府、大椎、陶道、身柱、神道、至阳、筋缩、脊中、悬枢、命门、腰阳关、长强。

辅穴：头晕、头痛，加风池。失眠已久，加神门、三阴交。五脏虚弱，可以与"五脏俞加膈俞"交替使用。

穴解：头部两穴，取诸阳之会的百会和醒脑开窍的风府。背部从大椎开始共10穴，大椎、陶道宣通阳气、补阳通络；身柱、神道镇惊健脑通脉；至阳、筋缩、脊中安神志、强腰脊；悬枢、命门、腰阳关健脾补肾，培元气之根、命门之火；最重要的是长强，为督脉起始第一穴，是督脉之根基，更是"大梁之底座"，并有"啊声取长强"之说。同是针刺督脉，所用补泻手法之不同，其临床作用也有区别。

【方药】

黄连阿胶汤、酸枣仁汤加味。

川黄连 10g	阿胶珠 15g	炒酸枣仁 30g	柏子仁 15g
酒川芎 8g	茯神木 30g	肥知母 12g	焦远志 10g
九节菖蒲 10g	北秫米 30g	半夏曲 15g	珍珠母 30g
生龙骨 30g	生牡蛎 30g	霍石斛 15g	炙甘草 10g

生鸡蛋 2 枚 (分冲)

加减：心中烦乱急躁，加栀子 15g，豆豉 15g。心肾不交失眠，加肉桂 3g。心阴虚心火旺，加黄芩 10g，白芍 10g。入睡后惊醒，加生龙齿 30 ～ 45g。入睡后心悸，加柏子仁 30g，紫石英 30 ～ 45g，紫贝齿 30 ～ 45g。肝热夜寐多梦，加柴胡 6g，黄芩 10g，川楝子 10g。

方解：该方包含有酸枣仁汤（治虚烦不得眠）、半夏秫米汤（治胃不和则卧不安）、交泰丸（能交通心肾而治失眠），以及黄连阿胶汤（治少阴病心中烦，不得卧），为综合性的复方之经验方。

【典型病例】

孙某，女，43 岁。初诊日期：2004 年 4 月 23 日。

主诉失眠近 20 年。每日依靠安眠镇静药睡眠，现服 6 片地西泮（安定）方能入睡。翌日头脑昏沉，4 年前已不工作。情绪低落，面色黄暗，声低气怯，晨出虚汗，不思饮食，便干不畅。月经前后不定期，经量甚少。不喜欢与他人交谈，手足心热，口渴饮水不多。舌质红绛，苔薄白，脉细稍数，血压 130/75mmHg。证属肝肾阴虚、君火独亢、心肾不交、神志不宁。治宜交通心肾、镇静安神之法。基本方加栀子 15g，豆豉 15g，水煎服，7 剂。针取"督脉十三针"，手法以大指向前为补法，留针 30 分钟，隔日治疗 1 次。

二诊：患者感觉良好，地西泮减为 5 片也可入睡，继续针药配合治疗。

经治三个月，不用安眠药即能入睡，面色正常，饮食味甘，虚汗除，心情舒畅，月经规律，但仍提前，量尚可，大便调。停服中药汤剂，改服舒肝丸，配合针刺"五脏俞加膈俞"巩固治疗。

（二十四）多梦

多梦是指睡眠不实，睡眠中乱梦纷纭的病症。多梦常与失

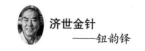
眠相伴，导致经常不能获得正常睡眠。梦境纷纭、睡卧不宁。夜间多梦往往造成睡眠质量低下、白天精神不振。《灵枢·大惑论》云："卫气不得入于阴，常留于阳。留于阳则阳气满，阳气满则阳跷盛；不得入于阴则阴气虚，故目不瞑矣。"病位主要在心，与肝、脾、肾、胆、胃的气血失调有关。

【针灸配方】

主穴："安神定志法"。神庭、本神、中脘、气海、天枢、神门、三阴交。

辅穴：肝郁气滞，加内关。肝肾阴虚，加太溪。肝阳上亢，加太冲。

穴解：本方配伍取"二神"，即督脉的神庭和胆经的本神，二神穴合用可宁心安神、疏肝利胆；脾经的三阴交，具有补益肝脾肾的作用，心经的神门可补益心血，二者相配，可交通心肾，使水火既济、神安志强；再配合"四门穴"：即任脉的中脘、气海及胃经的天枢，合用可健脾益气、和胃化湿、和中安神。

【方药】

妙香散（《太平惠民和剂局方》）加味。

广木香 6g	茯神木 30g	焦远志 10g	炒酸枣仁 30g
生黄芪 10g	台党参 10g	怀山药 15g	生龙齿 30g
苦桔梗 6g	炙甘草 6g	琥珀面 3g（分冲）	

加减：腰膝酸软，加山茱萸 15g，熟地黄 25g。多疑善惊，加浮小麦 30g，大枣 10g，节菖蒲 10g。心悸气短，加麦冬 10g，五味子 10g。心肝血虚，加当归 10g，白芍 12g，川芎 6g，熟地黄 15g。心胆气虚，加龟甲 15g，麦冬 15g，五味子 10g。心肾不交，加黄连 10g，阿胶珠 15g，白芍 15g，鸡子黄 2 枚（分冲）。肝气郁结，加柴胡 10g，当归 10g，白芍 15g，白术 10g。痰浊阻滞，加竹茹 10g，枳壳 10g，半夏 10g，陈皮 10g。

方解：木香为君药，芳香化浊，醒脾安神；酸枣仁、远志、茯神养心和肝安神；生黄芪、党参、山药健脾化湿；桔梗宣肺气、畅五脏；甘草调和诸药，妙在龙齿配琥珀，可有镇静安魂之功效。群药相伍，再投辅药，共奏养血和肝、安神定魂之能事。

【典型病例】

陈某，50 岁。初诊日期：2006 年 5 月 17 日。

主诉睡眠不佳近月。入睡较快，但多梦，梦中皆为琐碎之事，夜间不排尿，晨喜懒觉。精神疲惫，有时心跳气短，两眼少神。饮食无味，口不渴，不喜饮水。大便通畅，日两行。舌质淡红，苔白，有齿痕，脉弦滑。证属心肝血虚，脏失所养，神魂失守，寐不安宁。治宜养心调肝、安神定魂。基本方加麦冬 10g，五味子 10g，珍珠母 30g，草河车 10g，水煎服，7 剂。再以"安神定志法"，针刺加间使。留针 30 分钟，隔日治疗 1 次。

二诊：睡梦明显减少，精神转佳，饮食渐增，余无他苦。依前法继续治疗。

四诊：多梦基本消失，精神充沛。舌质淡红，苔薄白，脉沉缓。拟中成药天王补心丹巩固治疗。

（二十五）嗜睡

嗜睡症是患者总想入睡的一种病证。病轻者昼间嗜睡可以克制，严重者昼间也较难控制。其特征是不论昼夜，时时欲睡，喊之即醒，醒后复睡。伴头昏、疲乏无力、视觉模糊、精神呆滞等症状，影响日常生活和工作。嗜睡多与脾、胆、心三脏有关。

【针灸配方】

主穴："嗜睡得效神针"。人中、隐白、无名穴（无名指第三节外侧）、阳陵泉。

辅穴：心肾两虚，加心俞、肾俞。阴虚肝旺，加太溪、太冲。中气不足，加中脘、气海。

穴解：取人中（督）以醒脑开窍、清热提神。隐白为足太阴

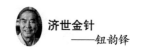

脾经之井穴，为十三鬼穴之一，可以治疗一切神志病。无名穴为手少阳三焦经所过之处，与足少阳胆经为同名经；阳陵泉为足少阳胆经合穴，二穴合用有疏肝、清胆、泄热之功效。

【方药】

莲子心 12g　　节菖蒲 10g　　川黄连 10g　　龙胆草 10g
青连翘 15g　　怀山药 15g　　白扁豆 20g　　生石膏 45g
肥知母 10g　　牡丹皮 10g　　佩兰叶 10g　　六一散 30g

加减：心烦急躁，加栀子 10g，豆豉 10g。肝气郁结，加柴胡 10g，郁金 10g。痰饮内蕴，加清半夏 10g，橘红 10g，茯苓 30g。舌体胀大，加苍术 15g，藿香 10g。大便秘结，加芦荟 1g，大黄 2g 或瓜蒌 30g，玄明粉 6～8g。

方解：莲子心苦寒，清心、去热，节菖蒲辛苦温，开窍化痰提神，两者相配合，是治疗嗜睡的君药；山药、白扁豆健脾化湿；生石膏、知母清脾热；川黄连清心火；龙胆草清肝胆；连翘清心、胆、三焦之热邪；牡丹皮凉血热；六一散利湿热；妙在佩兰（又称省头草），芳香化湿，有醒神之功。诸药相伍，共济清热化湿、健脾醒神的作用。

【典型病例】

张某，男，21 岁。初诊日期：2008 年 8 月 1 日。

主诉昼间嗜睡 20 多天。当前在大学读书，学习成绩一直很好。但近来上课时不由自主就睡着了，严重影响学习。晚间睡眠好，入睡快，梦不多，不早醒，一直没有睡眠不足的情况。午睡时间短，但能休息半小时。烦躁，无其他慢性疾病。纳食尚可，口苦，大便日 1 解。舌质红，苔白薄，脉弦稍数。证属脾虚湿困、胆经蕴热、精神昏浊，治宜清热化湿、健脾醒神之法。基本方加栀子 15g，豆豉 15g，水煎服，7 剂。针刺"嗜睡得效神针"，留针 30 分钟，隔日治疗 1 次。

二诊：服中药 7 剂，针治 4 次，嗜睡消失，病告痊愈。为巩固治疗，再服 1 周中药，针刺再治疗 3 次。

（二十六）水肿

水肿是由于肺失通调、脾失转输、肾失开合、膀胱气化不利，导致体内水液潴留，泛滥肌肤，表现以头面、眼睑、四肢、腹背甚至全身浮肿为特征的一类病证，严重者还可伴有胸水、腹水等。水不自行，赖气以动，故水肿一证，是全身气化功能障碍的一种表现，涉及的脏腑较多，但其病本在肾。

【针灸配方】

主穴：大杼、水分、气海、阴陵泉、复溜、水沟。

辅穴：腰以上肿，加合谷、中脘。腰以下肿，加足三里、三阴交。颜面浮肿，加水沟、公孙。上肢浮肿，加偏历。下肢浮肿，加三阴交、足临泣。四肢皆肿，加列缺、丰隆、复溜。阴囊水肿，加水道、关元。脾肾阳虚，加肺俞、脾俞、肾俞。

穴解：大杼祛风解表，舒筋活络，定肺定喘。水分（任）健脾胃，消水湿。气海升阳补气，益肾固精。阴陵泉健脾利湿，通利三焦。复溜（肾）滋肾强腰，疏利下焦。水沟（督）祛风止痛，清热化痰。

【方药】

生黄芪 30g	全当归 10g	台党参 20g	茅苍术 15g
炒白术 15g	怀山药 20g	生薏苡仁 30g	紫浮萍 10g
豆黄卷 20g	汉防己 30g	茯苓皮 30g	生姜皮 20g
冬瓜皮 15g	冬瓜子 15g	建泽泻 15g	车前子 30g

加减：腰以上肿，加浮萍 10g，杏仁 10g，桔梗 10g，麻黄 6g。脾阳气虚，加猪苓 15g，通草 3g。肾阳不足，加制附片 8g，肉桂 3g。纳呆食少，加砂仁、蔻仁各 6g。血管瘀阻，加桃仁 10g，红花 10g，水蛭 3g。

方解：生黄芪、党参、二术、山药、防己、薏苡仁、浮萍、

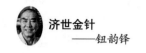
豆黄卷益气健脾、化湿消肿；当归、生黄芪取其补血汤之意；生姜皮、茯苓皮、冬瓜皮（子）、泽泻、车前子利湿消肿，共奏健脾补肾、化湿消肿之效。

【典型病例】

杜某，男，59岁。初诊日期：1998年10月28日。

主诉水肿4个月。颜面浮肿，两手发胀且肿，两下肢膝以下皆肿，按之没指。尿常规（−），肾功能（尿素氮、肌酐、尿酸、二氧化碳）4项都正常。服利尿药见效，但不持久。患者体疲沉重，尿量不多，大便日解，睡眠时胸憋似喘，咳嗽无痰，纳食尚可，思想压力较大。舌质淡白，苔白厚腻，齿痕明显。证属脾肾两虚、水湿泛滥，发为肿胀，治宜健脾补肾、化湿消肿之法。基本方加浮萍10g，杏仁10g，桔梗10g，麻黄6g，制附片8g（先煎10分钟），肉桂3g，水煎温服，7剂（嘱禁盐）。针：①水沟、水分、气海、阴陵泉、复溜；②大杼、肺俞、脾俞、肾俞、公孙。留针30分钟，隔日治疗1次，两组交替使用。

三诊：病情好转，尿量倍增。面目浮肿见消，手肿胀亦减轻，唯下肢仍肿，但也见轻。舌脉同前。前方加减，针穴不变，继续治疗。

六诊：全身浮肿皆消，尿量每日2400mL，大便畅日1～2次，睡眠情况好，咳嗽已除，无胸憋堵闷，呼吸舒畅，饮食正常，心情愉快。改拟归脾汤服之，针刺改用"五脏俞加膈俞"和"老十针"两组配穴交替使用。

九诊：经服中药56剂，针治25次，浮肿治愈。

（二十七）热淋（泌尿系感染）

热淋属中医学淋症的范围，以小便频急短涩、尿道灼热刺痛、尿色黄赤、小腹拘急胀痛为主要临床表现的一种病证。病机为湿热毒邪客于膀胱，气化失司，水道不利。盖火性急迫，故溲频而急；湿热壅盛，气机失宣，故尿难涩；湿热蕴蒸，灼热刺痛，故尿黄赤。相当于西医的泌尿系感染，是以尿液内有大量细菌繁殖，引起尿路炎症，并以尿频、尿急、尿痛、尿路刺激症状等为临床特点。可分为上尿路感染和下尿路感染，是最常见的泌尿系统疾病，也是成年人最常见的感染性疾病。

【针灸配方】

主穴：中极、曲骨、阴陵泉、行间。

辅穴：肝气郁结，加三阴交、太冲。脾虚气弱，加脾俞、足三里。肾气亏损，加太溪、照海。腰脊酸痛，加后溪、肾俞。并发高热，加曲池、合谷，或手足十二井放血。

穴解：中极壮元阳、利膀胱、理下焦。曲骨温补肾阳。阴陵泉健脾利湿、通利三焦。行间泄肝火、凉血热、清下焦。

【方药】

当归连翘赤小豆汤合萆薢分清饮加减。

益智仁 15g	川萆薢 15g	台乌药 10g	全当归 12g
青连翘 15g	赤小豆 30g	金银花 30g	蒲公英 30g
炒栀子 10g	肥知母 10g	炒黄柏 10g	萹蓄 30g
瞿麦穗 20g	车前草 30g	生甘草 10g	

加减：寒热、高热，加荆芥穗 10～30g，薄荷 6～10g，防风 10g，柴胡 10～15g。呕吐严重者，加清半夏 10g，白蔻 6g。尿检血尿，加白茅根 15g，贯众炭 10g，小蓟炭 10g。尿脓细胞多，加土茯苓 30g。尿白细胞多，加鹿衔草 10g。尿有蛋白尿，加海藻 15g，益母草 30g。尿急热痛，加甘草 10g。下肢肿明显，加汉防己 15g。若年老体衰，肾气不足，尿中长期白细胞不退，无膀胱刺激征者，加肉桂 6g 以引火归原。

方解：本方由三组药物组成。第一组是萆薢分清饮：益智仁、乌药和川萆薢。益智仁有固肾气的功能，同乌药又名缩泉饮；萆薢专治尿混浊。这组药针对尿频急和尿意不尽而设。第二

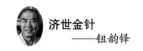

组是当归、连翘、赤小豆，这三味药是由《金匮要略》中专治无名肿毒的处方"赤小豆当归散"化裁而来，配用金银花、蒲公英，以加强解毒作用。第三组是其余几味药，有清热、通淋的作用，车前草除能利尿外，还有解毒之能力。

【典型病例】

刘某，男，28岁。初诊日期：1985年5月10日。

主诉外伤性截瘫，患尿路感染4年。尿检有脓细胞多数，排尿急热痛。常发热，现体温39.5℃，时恶心呕吐，大便需灌肠排出。舌质红，苔白厚，脉滑数。证属膀胱湿热，通调不畅。治宜清湿热、解水毒、通淋化浊。基本方加荆芥穗、薄荷、防风、柴胡、土茯苓、清半夏、白蔻，水煎服，7剂。配合中缝放血治疗。再取针刺中极、曲骨、阴陵泉、行间、曲池、合谷及手足十二井放血。

二诊：热退，体温36.5℃，尿检脓细胞（－），呕吐止，舌质淡红，苔白，脉滑。再取基本方，水煎服，10剂，巩固疗效，继续针治截瘫。

（二十八）尿频（肾气虚、膀胱弱）

每日排尿次数增加而每次尿量减少称为尿频，或小便频数。正常成人每日排尿4～5次，夜间0～1次，饮水多或气候冷时可稍增。老人每日排尿次数也可稍增，是属正常。若每日次数过多，轻者6～7次，甚则数十次，但排尿总量不变，则为病理性尿频。若尿频仅见于夜间，称为夜尿频多症。尿频主要病位在于肾与膀胱，实证多为湿热下注，蕴结下焦，膀胱气化失司，约束不利；或肝气失于疏泄，气机郁闭，尿液排泄失常所致。虚证则由于肾气不固，封藏失职，或中气下陷，固摄无力所致。

【针灸配方】

主穴："固源节流法"。气海、关元、中极、曲骨、阴陵泉、三阴交。

辅穴：兼有湿热，加蠡沟。尿量甚少，加水道、太溪。肾阳偏衰，加灸命门、关元俞。

穴解：本方组成之妙是取任脉四穴固摄先天，又配脾经两穴以培补后天。其中选气海、关元用于益气纳肾、培元固本；中极和曲骨可收摄元阳、固涩膀胱；再配阴陵泉、三阴交健脾培本、滋肾养肝；诸穴共同起到培补肾气、约束膀胱的作用。

【方药】

熟地黄 25g	杜仲炭 15g	核桃肉 15g	上肉桂 5g
淫羊藿 10g	鹿角霜 15g	益智仁 30g	菟丝子 15g
枸杞子 15g	何首乌 15g	车前子 30g	建泽泻 15g
补骨脂 15g	川萆薢 15g	萹蓄草 15g	生甘草 10g

加减：肾阳虚弱，加巴戟天 10g，川续断 10g。肾阴虚弱，加山茱萸 15g。前列腺大，加猪苓 15g，冬葵子 15g。

方解：鹿角霜、补骨脂、淫羊藿温阳补肾；熟地黄、杜仲、核桃肉、肉桂补肾助阳、缩泉为用；菟丝子、枸杞子、何首乌滋补肾之阴阳；泽泻、萆薢、萹蓄利湿、疏导膀胱；妙在益智仁、车前子，一补一泻，相佐为专治夜尿的组合；甘草调和诸药。全方配伍，温补下元，固摄膀胱，用之有效。

【典型病例】

赵某，女，37 岁。初诊日期：1998 年 11 月 18 日。

主诉小便频数近半年。身体素弱，常腰背疼痛。小便频数，咳嗽则尿出；夜间尿频，5～6 次，影响睡眠，月经量少，经期后错，便溏，日一行。舌质淡白，苔薄白，脉沉细。证属肾阳不足，下焦虚寒，膀胱气化失固。治宜温补下元，固摄膀胱。基本方加山茱萸，水煎服，7 剂。针刺取"固源节流法"。

二诊：夜尿减为 2 次，尿量有增，咳嗽亦不再有尿遗出，自觉明显好转。舌脉变化不大，再拟前方加川续断，水煎服，14 剂，

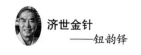

针药结合治之。

三诊：经服中药 21 剂，针刺 9 次，诸症基本近愈。患者路远，诊治不便，改拟金匮肾气丸巩固疗效，结束治疗。

（二十九）尿失禁

尿失禁主要表现为咳或嚏则遗尿，惊或恐亦遗尿，更有甚者，体位变动或震动、闻见水声也遗尿。多见于中、老年妇女。为肺脾两虚、肾阳亏损、膀胱气弱，关门失守。

尿失禁首见于《备急千金要方·淋闭》，又称小便不禁。西医认为尿失禁是由于膀胱括约肌损伤或神经功能障碍而丧失排尿自控能力，使尿液不自主地流出。

【针灸配方】

主穴：肾俞、膀胱俞、气海、中极、三阴交。

辅穴：曲骨、阴陵泉、大敦；中脘、关元；复溜、水道。遗尿且阴虚者：灸中封（50 壮以上）。四组辅穴顺序交替，配合主穴针刺。

穴解：肾俞壮元阳、补肝肾、祛水湿。膀胱俞清利下焦、调理经血。气海升阳补气、益肾固精。中极壮元阳、利膀胱、理下焦。三阴交健脾胃、助运化、通经络、调气血；主治遗尿、癃闭。

【方药】

红人参 10g	黑附片 06g	绿升麻 10g	炙黄芪 30g
炒山药 30g	炒白术 30g	益智仁 12g	金樱子 15g
桑螵蛸 30g	覆盆子 15g	大红枣 10g	鲜生姜 4 片
炙甘草 10g			

加减：脾虚气弱，加黄精 30g。肾阳衰弱，加山茱萸 15g，肉桂 5g。气虚欲脱，改红参为野山参或高丽参。气虚较轻，改红参为党参。

方解：红参、附子、升麻、黄芪、生姜、大枣、炙甘草建立中气，益气回阳，待肾气来复，膀胱气化恢复如常，则水循常道而运行周身，尿液定时排出，此为本方治遗尿的关键所在，特别是方中的参、附配伍，恢复肾之阳气，可谓画龙点睛之笔。炒山药、炒白术、益智仁、金樱子、桑螵蛸、覆盆子皆有补益脾肾、固精缩尿之力，脾得补则水有所治，肾气固则膀胱气化来复。

【典型病例】

姜某，女，67 岁。初诊日期：2011 年 8 月 19 日。

主诉小便失控 5 年。多产妇，生育六胎。近 5 年来出现小便失控，经常尿裤子，夜间尿床。服药、针灸，疗效时好时差，近来用各种方法均无法控制。精神尚可，纳好，大便日排 1～2 次。舌质微红，苔白薄，脉沉细。证属肺脾两虚，肾阳亏损，膀胱气弱，关门失守。治宜温肾补脾，固摄膀胱。基本方改党参 30g，水煎服，7 剂。针治主穴加曲骨、阴陵泉、大敦，留针 30 分钟，隔日针治 1 次。

二诊：症状有所缓解，再拟中药 21 剂，继续针治如前。

三诊：服中药 28 剂，配合针治，遗尿明显改善。再取中药 30 剂，回家缓求功效。半年后随访，病情基本稳定。

（三十）癃闭（尿潴留）

癃闭是因肾和膀胱气化失司而导致尿量减少，排尿困难，甚则小便闭塞不通为主症的一种疾患。其中又以小便不利，点滴而短少，病势较缓者为"癃"；以小便闭塞，点滴不通，病势较急者为"闭"。癃和闭虽有区别，但都是指排尿困难，只有程度上的不同，因此多合称为癃闭。

本病的病位在膀胱，膀胱和三焦的气化不利，可导致本病的发生。癃闭相当于西医各种原因引起的尿潴留及无尿症。临床中残余尿充盈膀胱，难以排净，或尿潴留，尿液根本不能排出，必

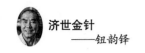

须依靠留置导尿管排尿。多由肾阳虚、膀胱闭、州都气化失司所致。

【针灸配方】

主穴：八髎、中极、水道、三阴交。

辅穴：肺气不宣，加列缺。中气不足，加中脘、关元。肾气亏损，加肾俞、太溪，灸命门。尿道疼痛，加曲泉、中封。

穴解：八髎。①上髎：通经活血、壮腰止痛，主治腰痛、阴痒、痛经、阴挺、排尿。②次髎：调经活血、理气止痛，主治坐骨神经痛、尿闭、小便失禁、睾丸炎。③中髎：调经活血、散寒止痛，主治妇人不孕、小便不利、淋浊。④下髎：调经止痛、调节二便，主治痛经、小便不利、淋浊、便秘、便血、疝痛。

中极壮元阳、利膀胱、理下焦，主治遗尿、小便不利、小便频数、淋症、前列腺炎。水道理下焦、调水道，主治夜尿多、尿闭、膀胱炎、肾炎。三阴交健脾利湿、通利三焦，主治小便不利、尿失禁、阴茎痛。

【方药】

石韦散（《证治汇补》）加味。

冬葵子 30g	车前子 30g	滑石块 30g	南石韦 15g
云茯苓 25g	瞿麦穗 15g	熟地黄 20g	益智仁 30g
生黄芪 30g	台党参 20g	菟丝子 20g	生甘草 10g

肉桂面 2g（分冲）

加减：肺气不宣，加杏仁 10g，桔梗 10g，麻黄 10g。中气不降，加乌药 10g，桑白皮 15g。尿液混浊，加草薢 15g，菖蒲 10g，通草 3g，萹蓄 15g。年老阳虚，加制附片 8g，仙茅 9g，淫羊藿 15g。大便秘结，加肉苁蓉 15g，麻仁 20g。突然尿闭，加杏仁、苏叶、枇杷叶各 10g，煎汤代茶饮。

方解：冬葵子、石韦相辅相乘、通利膀胱；益智仁、车前子对水道攻补相佐，促使膀胱气化；瞿麦、肉桂一温一通，温化通利；滑石、甘草取其导热滑窍之用；再加熟地黄、菟丝子补肾助阳；生黄芪、党参、茯苓益气健脾。群药共奏温肾助阳、疏导膀胱、益气利水之功，治疗癃闭症相得益彰。

【典型病例】

蒋某，男，68岁。初诊日期：1975年7月28日。

主诉尿路感染近两个月。因排尿困难插管导尿，刺激尿道而发生尿路感染，经常输液消炎，所以身体日衰，神疲乏力，纳差，大便两天1次。舌质紫暗，苔薄白，脉细弱。证属肾阳虚，膀胱闭，气化失司。治宜温肾助阳，疏导膀胱，益气排尿。基本方水煎服，7剂。再配合针刺主穴加气海、关元。

二诊：脉症同前，再遵前方肉桂改为4g，针穴同前，再加灸命门，继续水煎服，14剂。

三诊：今天拔去导尿管，上午10时25分第1次排尿260mL，顺畅。至晚8时，共排尿4次，总尿量为970mL。继续水煎服，4剂，针灸同前。

四诊：几天来排尿顺利，没有再插导尿管。经服中药25剂，针灸12次，尿潴留完全治愈，结束治疗。

（三十一）精癃（良性前列腺增生）

精癃，即排尿困难，指膀胱有尿而不能畅快排出，出现排尿费力，其程度可逐渐加重。开始需站立片刻方能排出，称排尿延迟；继而排尿无力，射程缩短，尿线变细，渐至排尿滴沥，尿不成线；严重者需憋气，用腹肌协助排尿，或按压少腹片刻，分几次方能排尽尿液。多见于前列腺增生，为膀胱瘀阻、尿道阻塞。

【针灸配方】

主穴：关元、中极、曲骨、三阴交。

辅穴：中气不足，加中脘、气海。肾气虚弱，加命门、肾俞。排尿费劲，加曲泉。

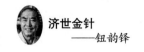
穴解：关元温肾固精、补气回阳、通调冲任、理气和血。中极壮元阳、调经血、利膀胱、理下焦。曲骨温补肾阳、通调水道。三阴交健脾胃、助运化、通经络、调气血。

【方药】

熟地黄 15g	淫羊藿 10g	桃仁泥 10g	炒白术 15g
山茱萸 10g	全当归 10g	云茯苓 15g	建泽泻 10g
淡猪苓 15g	生大黄 6g	生黄芪 20g	蒲公英 15g

上肉桂 6g^{（后下）} 穿山甲 10g^{（代，先煎 10 分钟）}

加减：尿道灼痛发热，加鱼腥草 30g。湿热茎中痒痛，加薏苡仁 30g，黄柏 10g。胁腹胀满烦怒，加郁金 15g。津亏口干思饮，加天花粉 30g，葛根 30g。咳嗽痰喘胸憋，加白芥子 15g，地龙 10g，川贝母 10g。脉络受阻血尿，加海螵蛸 15g，茜草 15g，白茅根 30g。便溏或腹泻者，去大黄，改加山药 20g。

方解：该方为治疗良性前列腺增生的通淋汤。穿山甲（代）、肉桂、淫羊藿为主药，无论寒、热、虚、实均可应用。生黄芪、当归补中养血活血；桃仁活血化瘀通络；白术、泽泻、猪苓、茯苓健脾化湿，扶正益气；熟地黄、山茱萸补肾，疏导膀胱；蒲公英清热解毒；生大黄化滞通瘀，逐败精之阻塞。诸药共济温补肾阳、通利膀胱、化瘀行浊之效。

【典型病例】

王某，男，58 岁。初诊日期：2013 年 6 月 7 日。

主诉排尿困难 3 年余。排尿等待，最长 30～40 秒，尿线变细，排尿时有分叉，尿后余滴。B 超检查：前列腺形态饱满，大小约 4.8cm×4.2cm×3.7cm，内部回声欠均匀。服多种中西药疗效不理想。饮食正常，大便畅通；舌质暗红，苔白厚腻，脉弦滑。证属膀胱瘀阻、尿道阻塞。治宜温补肾阳，通利膀胱，化瘀行浊。基本方水煎服，7 剂。针刺中脘、气海、关元、曲骨、气冲、三阴交。

二诊：尿等待好转，约 15 秒可排出尿，尿后余滴见少。舌脉同前，再拟前方 14 剂，针刺同前穴。

三诊：尿等待时间少于 10 秒钟，排尿中无分叉，尿力增大，尿线见粗，尿后已无余滴，精神好。舌质淡红，苔薄白，脉沉滑。再拟前方 7 剂，每日服 1 煎药巩固之，继续针刺。

二、妇科病证

（一）月经先期

月经周期提前 1～2 周，经期行经基本正常者，称为"月经先期"，又称"早经""经水不及期"等。宋代陈自明《妇人大全良方》首次提出"阳太过则先期而至"，故后世医家多有"先期属热"之说。明代张介宾《景岳全书》中指出"若脉证无火而经早不及期者，乃其心脾气虚，不能固摄而然"的气虚病机。

《傅青主女科》中说："先期而来多者，火热而水有余也；先期而来少者，火热而水不足也。"脾虚者又多肾虚，肾虚闭藏失职，开而不阖，也能引起月经先期而至。所以，在治疗上多以清经化热或健脾补肾、固涩冲任为大法。从临床实际情况来看，血热型者较为多见。

血量多，多为血热妄行，属实热，当清热凉血；血量少，多为阴虚血热，属虚热，当滋阴清热；月经频至，多为脾肾两虚，属虚中兼实，当平补脾肾。

1. 血热妄行

【针灸配方】

主穴：血海、关元、曲池、太冲。

辅穴：经量过多，加三阴交、太溪。肝经热盛，加曲泉、行间、阳陵泉。

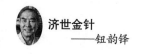
穴解：血海清热、凉血、调经。关元通调冲任、理气和血。曲池清邪热、调气血。太冲（肝）泄肝火、行气血。

【方药】

清经汤（《傅青主女科》）加味。

牡丹皮 10g	地骨皮 15g	炒白芍 15g	生地黄 20g
嫩青蒿 10g	云茯苓 15g	川黄柏 10g	酒黄芩 10g
墨旱莲 15g	椿根皮 10g	炒栀子 10g	生牡蛎 30g

加减：腹胀痛经，加乌药 10g，木香 6g，川楝子 10g。肝郁气滞，加柴胡 10g。胃气不和，加陈皮 10g，藿香 10g。

方解：牡丹皮、青蒿、黄芩清热凉血；生地黄、地骨皮清血热而滋阴；白芍敛阴，茯苓渗水宁心；生牡蛎固涩止血；黄柏、栀子、椿根皮、墨旱莲凉血清热、止血和营。群药相伍，共济清热凉血、理气调经之效。

【典型病例】

刘某，女，31 岁。初诊日期：2013 年 4 月 12 日。

主诉月经提前而至近两年。月经每次提前 5～8 天，量多，色暗，质稠有血块，行经的第 1～2 天腹痛、腰痛，性情急躁，心烦易怒，时有头昏，口苦，喜饮凉水，小便黄，大便 2 天一解。末次月经 4 月 5 日。舌质微红，苔黄白而厚腻，脉弦数。证属血热气滞、热迫血行；治宜清热凉血、理气调经。基本方 7 剂，水煎服。针刺血海、关元、曲池、曲泉。留针 30 分钟，隔日针治 1 次。

二诊：情况稳定，脉弦滑，舌质微红，头昏，心烦急躁，口苦皆除，大便已日解。再拟前方，水煎服，7 剂，针灸继续治疗。

四诊：前方加减 21 剂，针治 10 次，月经于 5 月 2 日来潮，月经周期已经正常，未见痛经，经量适合。停药观察，建议待排卵期过后再来门诊调治，巩固治疗。

2. 阴虚血热

【针灸配方】

主穴：血海、关元、阴陵泉、水泉。

辅穴：阴虚血热，加三阴交、太溪。色淡血少，加内关。经量过少，加曲泉。午后发热，加通里、间使。

穴解：血海清热、养血、调经。关元通调冲任、调气养血。阴陵泉健脾化湿、通利三焦。水泉（肾）理冲任、调气血，疏下焦。

【方药】

两地汤（《傅青主女科》）加味。

生地黄 30g	润玄参 30g	麦冬 20g	炒白芍 20g
阿胶珠 15g	地骨皮 15g	海螵蛸 15g	墨旱莲 15g
条黄芩 10g	椿根皮 15g	全当归 10g	川续断 10g

加减：肝肾阴虚，加女贞子 15g，石斛 15g。肝热头晕，加桑叶 10g，菊花 10g。心烦急躁，加栀子 10g，豆豉 10g。夜寐不宁，加生龙齿 25g，生龙骨、生牡蛎各 25g。

方解：生地黄、白芍、阿胶珠滋养阴血；地骨皮、墨旱莲养阴清热；麦冬、玄参清热养阴、增液生津以生血；当归养血和肝，川续断补肝肾；黄芩清热凉血；海螵蛸、椿根皮凉血止血。群药配伍，共济养阴清热、固摄冲任之作用。

【典型病例】

王某，女，42 岁。初诊日期：2012 年 3 月 12 日。

主诉月经先期近半年。月经周期 24 天一至，月经量少，血色淡红，行经 3 天即净，手足心热，口干嗜冷饮，心烦易躁，夜寐多梦，喜安静，饮食量可，大便不畅，1 ～ 2 日一行。证属阴虚血热、冲任不固。治宜养阴清热、固摄冲任。基本方加栀子 10g，豆豉 10g，石斛 15g，瓜蒌 30g，水煎服，7 剂。针刺血海、关元、阴陵泉、水泉、内关、曲泉。留针 30 分钟，隔日治

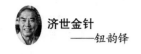
疗 1 次。

二诊：口干嗜冷减轻，五心烦热解除，大便畅通，每日1～2 次。再拟前方去瓜蒌，易女贞子 15g，水煎服，7 剂。针刺前法加通里、间使。以调午后发热之征。

三诊：病情稳定，再拟前方调治，原方针刺继续。

四诊：服药 21 剂，针刺 10 次，月经于 4 月 4 日来潮，量不少，血色紫红，无痛经，周期为 28 天，属于正常范畴。待下月排卵期之后继续调理巩固。

3. 脾肾两虚

【针灸配方】

主穴：脾俞、肾俞、膈俞、血海。

辅穴：中气不足，加中脘、归来、气海。色淡血少，加内关、太溪。经量过多，加肩髃、曲池、通里。

穴解：脾俞健脾和胃、通调气血。肾俞（膀胱）滋补肝肾、调理月经。膈俞调营血、化瘀滞。血海清热、凉血调经。

【方药】

怀山药 15g	炒白术 15g	炙甘草 10g	石莲子 10g
川续断 15g	熟地黄 20g	椿根白皮 15g	生牡蛎 30g
海螵蛸 12g	血余炭 10g	升麻炭 6g	白茅根 20g

加减：血量较多，生牡蛎改为煅牡蛎 45g。血仍不止，加煅龙骨 45g。

方解：本方主要由补脾、补肾、清热固涩三味药组合而成。其中山药、白术、甘草补脾；升麻炭提中气止血；白茅根、血余炭凉血止血；川续断、熟地黄补肾；石莲子、椿根白皮、生牡蛎、海螵蛸清热固涩。平补脾肾，补而不燥，清热固涩又不伤正，是本方的特点。本方平补脾肾，脾气充则能统血，肾气足则能闭藏，清热收涩，清补兼施，标本兼顾，气血调和而经水自安，所以定名为安冲调经汤。

【典型病例】

刘某，女，35 岁。初诊日期：2014 年 9 月 15 日。

主诉两次月经之间下血近五个月。正常月经 5～7 天结束，再过 1 周则又下血，一般一天多即干净，无痛经，常伴白带。末次月经为 9 月 1 日，昨天下午又开始出血。夜寐尚好，饮食正常，大便日解 1 次。舌质淡红、苔白，脉弦细。证属脾肾两虚、冲任失固；治宜调补脾肾、调经固冲。拟基本方水煎服，7 剂。针刺脾俞、肾俞、膈俞、血海、气海。留针 30 分钟，隔日针治 1 次。

二诊：针药并治后下血即止，继续针治，再拟前方水煎服，7 剂，留待下次来月经之后的第 10 天开始服。

（二）月经后期

月经后期是指月经周期延长 7 天以上（或月经周期在 35 天以上）并连续两个周期者，可伴有月经量、色、质的异常。月经后期以虚寒为主，属气滞、血瘀、痰湿者，又每夹肝郁、脾虚之证。

肝郁血虚者，月经量少、色正常、胸闷、善太息。气血两虚者，月经量少、色淡、质稀、少腹空痛。寒凝血滞者，月经量少、色暗红有血块、少腹冷痛。

1. 肝郁血虚

【针灸配方】

主穴：关元、气海、中极、三阴交。

辅穴：经期乳胀，膺窗、乳根。肝郁气滞，内关、章门。经量过少，阴陵泉、曲泉、水泉。色淡血少，血海、内关、太溪。

穴解：关元温肾调经、补气回阳、通调冲任、理气和血。气海升阳补气、益肾调经。中极（任）调经血、理下焦。三阴交调脾胃、调气血。

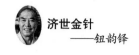
【方药】

柴胡疏肝散（《景岳全书》）加味。

北柴胡 15g	酒川芎 10g	京赤芍 15g	制香附 15g
广陈皮 10g	炒枳壳 10g	台乌药 10g	广郁金 20g
全当归 10g	益母草 30g	云茯苓 20g	炒白术 10g
龙胆草 10g	川牛膝 15g	炙甘草 10g	

加减：少腹疼痛，加艾叶 10g。两乳胀痛，加川楝子 9g。

方解：柴胡、川芎、陈皮、枳壳、香附理气疏肝；赤芍、郁金、益母草和血通滞；当归养血活血、乌药理气止痛；茯苓、白术健脾渗湿和中；龙胆草清热、泄肝；牛膝引血下行；甘草调和诸药。诸药相配，共济养血疏肝、活血调经之效。

【典型病例】

李某，女，32岁。初诊日期：2013年6月21日。

主诉月经后错多年。一般周期40天左右，因结婚8年未育而郁郁寡欢，月经量少，经色尚可，无血块，行经前1天痛经，少腹胀痛，腰脊酸痛，经行痛止。每次行经4～6天，末次月经6月11日。胸闷，乳房胀痛。时有两胁胀满，纳呆，大便日解1～2次，夜寐尚好。舌质微红，苔白，脉沉弦。证属肝郁血虚、冲任失调。治宜养血疏肝、活血调经。拟基本方加川楝子9g，水煎服7剂。针刺关元、气海、中极、三阴交、乳根、内关、章门，留针30分钟，隔日针治1次。

五诊（2013年7月18日）：患者心情好，胸闷、乳胀已愈，两胁肋舒服。月经于7月12日来潮，周期为31天，量不少，血色正常，患者欲外出探亲，故针药暂停。

1年后患者介绍同事前来治痛经，知其月经正常，后顺产一男孩。

2. 气血两虚

【针灸配方】

主穴：中脘、气海、关元、血海、三阴交。

辅穴：脾肾两虚，加脾俞、肾俞。中气不足，加中极、归来。思虑郁结，加肩髃、曲池、间使。

方解：中脘益气健脾、和胃养血。气海升阳补气、益肾固冲。关元通调冲任、理气和血。血海调经养血、健脾清浊。三阴交通经络、调气血，疏通肝、脾、肾三经。

【方药】

八珍汤（《正体类要》）加味。

全当归 12g	熟地黄 15g	酒川芎 10g	炒白芍 15g
台党参 15g	炒白术 15g	云茯苓 15g	炙甘草 10g
益母草 30g	制香附 10g	草红花 10g	

加减：中气不足，加黄芪 25g。心慌心悸，加五味子 10g，远志 10g。小腹空痛，加肉桂 4g。血虚血滞，加西红花 1g。

方解：党参、白术、茯苓、甘草健脾益气，脾气健旺则气血生化有源；当归、白芍、熟地黄、川芎养血和血，血海充盈则经血按时而下；益母草化瘀调经而不伤气血；香附理气调肝、草红花活血通瘀。诸药相配，益气养血、调补冲任则月经顺调。

【典型病例】

孙某，女，41 岁。初诊日期：2013 年 9 月 20 日。

主诉月经后错、量少两年。每次月经后错 10 ～ 12 天，行经 5 天左右，经色淡，质稀无血块。经后小腹空痛喜按，腰痛。末次月经 9 月 10 日。体质较差，长期失眠，心慌气短，身倦乏力，时头昏，大便时干时稀。纳谷不香，记忆力差。舌质淡红，舌苔白，脉沉无力。证属气血两虚、冲任空虚。治宜益气养血、调补冲任。基本方加黄芪 25g，五味子 10g，远志 10g，肉桂 4g，水煎服，7 剂。针刺中脘、气海、关元、血海、三阴交、中极、归

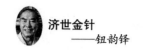
来。留针 30 分钟，隔日治疗 1 次。

二诊：头昏、失眠、心跳、气短等症均有改善。脉稍有力，再拟前方加西红花 1g（不与群药同煎，饮药时放入口中咀嚼碎，与汤药同服），水煎服，14 剂。针刺同前法。

三诊：10 月 11 日上午月经来潮，月经周期正常为 31 天，量比上次稍多，色淡仍稀，行经 6 天净，经期后未出现腹痛、腰痛情况。但身体仍疲劳，睡眠仍差，大便日一解，余无他苦。脉沉弦，舌质淡红，苔薄白。嘱病患需再巩固治疗，仍应针药结合，争取全效。

3. 寒凝血滞

【针灸配方】

主穴：关元、气海、中极、三阴交、公孙、然谷。

辅穴：血寒经迟，灸命门、神阙。脾肾两虚，加脾俞、肾俞。经量过少，加阴陵泉、曲泉、水泉。血淡量少，加内关、血海、太溪。肝郁气滞，加内关、章门。

穴解：关元通调冲任、理气和血。气海升阳补气、益肾固冲。中极（任）调理经血、温理下焦。三阴交调和脾胃、疏理气血。公孙温中缓腹、养血调经。然谷（肾）温暖下焦、助命门火。

【方药】

温经汤（《金匮要略》）加味。

阿胶珠 15g	牡丹皮 10g	台党参 15g	酒川芎 10g
炒白芍 15g	全当归 12g	桂枝 10g	麦冬 15g
法半夏 10g	吴茱萸 10g	炮姜炭 10g	蓬莪术 8g
炙甘草 10g			

加减：腹痛且凉，加艾叶 10g，香附 10g，小茴香 10g，炒橘核 15g，炒荔枝核 15g。月经量多，去莪术，加益母草 30g。肾阳不足，加淫羊藿 15g，仙茅 10g。肝郁气滞，加柴胡 10g，香附

10g，路路通 10g。

方解：阿胶珠、川芎、当归、白芍养血调经；桂枝温经散寒；吴茱萸温补肝肾、行气止痛；炮姜炭温通血脉；莪术活血行瘀；牡丹皮助桂枝、川芎祛瘀，又能清血分虚热；麦冬助当归养血调肝；党参、半夏益气和中，助气血生化之源；甘草调和诸药，共济益肾养血、温经散寒之功效。

【典型病例】

赵某，女，31 岁。初诊日期：2013 年 10 月 4 日。

主诉月经期后错多年，通常迟到 7 ～ 10 天。末次月经为 9 月 17 日，月经量不多，经色暗红有血块，小腹一年四季都发凉，得热则舒适。身体疲乏，畏寒，四肢凉。饮食尚可，喜热饮，夜寐多梦，夜尿频 2 ～ 3 次。大便日一解。舌质淡红，苔薄白，脉沉紧。证属肾虚血亏、寒伤冲任。治宜益肾养血、温经散寒。基本方加仙茅 10g，淫羊藿 15g，小茴香 10g，炒橘核 15g，炒荔枝核 15g，路路通 10g，水煎服，7 剂。针刺关元、气海、中极、三阴交、公孙、然谷、血海。留针 30 分钟，加艾灸命门、神阙。隔日治疗 1 次。

二诊：诸症有所改善，四肢略温，精神稍好，舌脉同前，再拟前方水煎服，7 剂，针灸同前继续治疗。

三诊：昨天（10 月 16 日）月经来潮，量不少，经色红有血块，微有腹痛。这次月经周期为 30 天。

（三）月经先后不定期

月经先后不定期是指月经不能按正常周期来潮，提前或错后 7 天以上，连续发生 2 个或 2 个以上月经周期者。一般经期正常，经量不多。本病是由于肝郁、脾虚、肾虚造成气血失调，冲任功能紊乱，血海蓄积或泄下失去正常的规律。

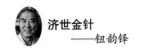

【针灸配方】

主穴：肾俞、关元、蠡沟。

辅穴：肝郁气滞，加三阴交、太冲。胸胁胀满，加三阳络、阳陵泉。小腹胀坠，加地机。肾气不足，加太溪、照海。肢冷腹痛，灸命门。月经长期错乱，加足三里。

穴解：肾俞（膀胱）壮元阳、补肾腰、调经水。关元补气回阳、通调冲任。蠡沟疏肝理气、调经止带。

【方药】

定经汤（《傅青主女科》）加减。

菟丝子 15g	枸杞子 15g	熟地黄 15g	全当归 10g
炒白芍 15g	怀山药 15g	云茯苓 20g	桑寄生 15g
北柴胡 10g	制香附 10g	覆盆子 15g	

加减：乳房胀痛，加川楝子 9g，延胡索 10g。腰酸且痛，加杜仲 15g，川续断 15g，狗脊 30g。

方解：熟地黄、山药、菟丝子、枸杞子补肾养血；桑寄生、当归、白芍滋阴养血，活血调经；柴胡、香附疏肝理气解郁；茯苓健脾渗湿；覆盆子补肾调经。诸药相伍，共济补肾疏肝、滋阴养血之效，以达调治经期。

【典型病例】

王某，女，39岁。初诊日期：2014年2月17日。

主诉月经先后不定期2年。胸胁胀满，心情压抑日久。近年来月经周期不规律，短则20多天，长则40多天，上个月周期21天，末次月经是2月6日，经期7天，经色深红，血块不多，每次行经前一天小腹胀痛，腰酸，胁胀痛加重，两乳房胀痛。不思饮食，心烦急躁，大便1～2日一行。舌质淡红，苔白厚，脉弦滑。证属肝肾郁滞、月经失调。治宜补肾疏肝、滋阴养血。基本方加延胡索10g，川楝子9g，杜仲15g，川续断15g，水煎服，7剂。针刺肾俞、关元、蠡沟、足三里、地机、三阳络、太冲。留针 30 分钟，隔日治疗 1 次。

二诊：服前方 14 剂，针治 9 次。诸症减轻，胸胁胀满见消，食欲好转，心情舒畅，大便日一行，月经尚未到周期。舌脉同前，再拟前方加减，针刺继续治疗。

四诊：月经于 3 月 8 日来潮，本月周期为 31 天，正常。诸症皆有好转，脉弦，苔白，暂停针药治疗，待月经期后再辨证施治。

（四）痛经

痛经是指在经期前后或正值经期，出现小腹部及腰骶部疼痛，严重时伴有面色苍白、汗出、恶心呕吐、四肢厥冷甚而晕厥，以致影响工作和生活，并随月经周期而发作者。

痛经分为原发性和继发性两种。原发性痛经又称功能性痛经，系指详细检查未能发现盆腔器官有异常者，多见于未婚、未育妇女。往往生育后痛经即缓解或消失。继发性痛经大多有盆腔器官实质性病变，如子宫内膜异位症、盆腔炎、盆腔结核等引起。

《景岳全书·妇人规》说："经行腹痛，证有虚实。实者或因寒滞，或因血滞，或因气滞，或因热滞；虚者有因血虚，有因气虚。然实痛者，多痛于未行之前，经通而痛自减；虚痛多痛于既行之后，血去而痛未止，或血去痛益甚。大都可按可揉者为虚，拒按拒揉者为实。"

临床常见四种类型：肝郁气滞型，月经提前、量多、有血块；血瘀气阻型，证见下腹疼痛、胸胁胀满；湿热蕴结型，证见带下黄白、黏稠、外阴瘙痒；脾胃虚寒型，证见痛经难忍、量多、色红有块。

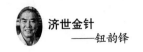
1. 肝郁气滞

【针灸配方】

主穴：中极、地机、蠡沟、三阴交、太冲。

辅穴：月经提前，加关元、血海。血分实热，加曲池。肝气郁滞，加内关、章门。气滞血瘀，加膈俞、阳陵泉。

穴解：中极（任）调经血，理下焦。地机（脾）调和气血，主治痛经。蠡沟疏肝理气，主治小腹胀痛。三阴交通经络、调气血。太冲（肝）泄肝火，调气血。

【方药】

逍遥散（《太平惠民和剂局方》）加减。

北柴胡 10g	全当归 10g	炒白芍 20g	云茯苓 20g
炒白术 15g	益母草 15g	牡丹皮 15g	酒黄芩 10g
台乌药 10g	五灵脂 10g	制没药 6g	酒延胡索 15g

加减：经量过多，加茜草 15g。血块瘀血，加蒲黄 10g，赤芍 10g。内热过盛，加牡丹皮 10g，栀子 10g。

方解：柴胡、白芍、乌药理气疏肝；牡丹皮、黄芩取其清热平肝的作用；没药行气止痛；延胡索、五灵脂行血中之气；益母草调经；当归养血活血、行血止痛；白术、茯苓健脾行气。诸药共奏疏肝理气、行气和血之功效。

【典型病例】

张某，女，24 岁。初诊日期：2012 年 3 月 16 日。

主诉痛经半年。每逢月经前 1～2 天少腹胀痛、腰酸。月经来潮，痛即减轻。经期每月提前 3～5 天，量多色暗红，有血块，小腹坠痛，末次月经 3 月 8 日。常心烦急躁，纳食尚佳，渴喜冷饮。时感身痛疲乏，夜寐多梦，大便秘结，两日一行。舌尖红，舌苔白，脉弦。证属肝郁气滞、血瘀经阻。治宜疏肝理气、行气和血。基本方加蒲黄 10g，赤芍 10g，栀子 10g，瓜蒌 30g，玄明粉 10g，水煎服，7 剂。针刺中极、地机、蠡沟、三阴交、太冲、阳陵泉、膈俞。留针 30 分钟，隔日治疗 1 次。

二诊：心烦急躁减轻，大便通畅，日排 1 ～ 2 次。舌脉同前，再拟前方减去瓜蒌、玄明粉，水煎服，14 剂，继续针治。

三诊：月经已来潮（4 月 7 日），周期间隔 28 天，痛经未作。嘱服平肝舒络丸，每次 1 丸，每日 2 次，待排卵期之后，再来复诊，继续巩固治疗。

2. 血瘀气阻

【针灸配方】

主穴：膻中、中脘、中极、地机、三阴交、蠡沟、太冲。

辅穴：气滞血瘀，加内关、阳陵泉。胸胁胀满，加三阳络。乳房胀痛，加膺窗、乳根。恶心呕吐，加中缝放血。

穴解：膻中调理气机、宽胸降逆。中脘调理中焦、和胃降逆。中极（任）调经血、理下焦、活血止疼。地机（脾）理气调经、主治痛经。三阴交通经络、调气血。蠡沟疏肝理气、调经止痛。太冲（肝）行气血、化瘀滞。

【方药】

桃红四物汤（《医宗金鉴》）加减。

北柴胡 10g	全当归 10g	京赤芍 15g	酒川芎 8g
益母草 15g	制香附 10g	炒枳壳 10g	桃仁泥 10g
小茴香 10g	五灵脂 10g	酒延胡索 10g	草红花 10g

加减：小腹冷痛，加吴茱萸 5g，肉桂 4g。血块紫红，加牡丹皮 10g，丹参 20g。兼气滞者，加乌药 10g，郁金 10g。

方解：桃仁、红花、当归、川芎、赤芍活血化瘀；香附、柴胡、枳壳理气疏肝；五灵脂、延胡索活血止痛；小茴香温下元、通经络；益母草调经止痛。诸药相伍，共济行气活血、化瘀止痛之效。

【典型病例】

邢某，女，34 岁。初诊日期：2002 年 3 月 27 日。

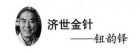
主诉痛经5年。月经29～30天一行。行经5～7天，血量不少，唯行经第1～2天下腹疼痛严重两天，并下血块。胸胁胀满，恶心呕吐，不能进食，身体疲乏无力，恶寒怕冷，夜寐不实多梦，大便日解。末次月经为3月12日，血块紫红，平素心情不好，易怒心烦。证属气滞血瘀、经行滞涩。治宜行气活血、化瘀止痛。基本方5剂。针刺膻中、中脘、中极、地机、三阴交、蠡沟、太冲、内关、阳陵泉。留针30分钟，隔日治疗1次。

二诊：针刺时胸腹胀满、疼痛即明显缓解，加中缝穴放血后恶心呕吐立止，未再发作。水煎服中药效果甚佳。两天后痛经缓解。再拟中药7剂，水煎服，继续针治以巩固疗效。约患者下次来月经之前1周复诊。迎头治疗，继续调治痛经。平日可服舒肝丸调理。

3. 湿热蕴结

【针灸配方】

主穴：中极、地机、蠡沟、带脉、白环俞、阴陵泉。

辅穴：脾虚湿盛，加气海、隐白。肝胆湿热，加合谷、太冲。带下色白，加脾俞、归来。外阴发痒，加曲泉、行间。

穴解：中极（任）调经水、利膀胱、理下焦，治阴痒。地机（脾）和脾、理血。蠡沟疏肝理气、清热利湿。带脉（胆）调经止带、清热利湿。白环俞（膀胱）调经血、理下焦、治带下。阴陵泉健脾利湿、通利三焦，治会阴痒痛。

【方药】

八正散（《太平惠民和剂局方》）加减。

川萆薢 15g	瞿麦穗 15g	萹蓄草 15g	车前子 30g
败龟甲 15g	龙胆草 10g	炒黄柏 10g	紫丹参 30g
滑石块 30g	白鲜皮 15g	地肤子 15g	川楝子 9g

加减：尿道灼痛，减龟甲、黄柏、川楝子，加栀子 10g。带下多者，加苍术 10g，椿根皮 10g。

方解：萆薢、瞿麦、萹蓄清热利湿化浊；车前子、滑石块利湿清热、驱邪外出；丹参活血、龙胆草平肝泄火；白鲜皮、地肤子祛风化湿止痒；川楝子理气止痛。特别是方中加龟甲滋阴补督脉；黄柏清热燥湿。养阴与清热的药物配伍使用，再加上其他通利的药物，使之"养阴而不敛邪、清利而不伤阴"。

【典型病例】

刘某，女，40岁。初诊日期：2004年9月20日。

主诉经期腹痛5年。平日两少腹胀痛、腰痛，经期加重。白带甚多，时有黄带。末次月经9月10日，经量一般，有血块，经色暗红，每逢经期即出现严重、剧烈腹痛，甚至注射止痛针方能缓解。西医妇科诊断为"慢性盆腔炎，继发性痛经"。外阴部及尿道发痒、尿频、尿黄、尿道灼痛、全身疲乏。经查尿常规，未见阳性指征。体温正常，纳谷尚好，夜寐尿频，影响睡眠，大便正常。舌质微红，苔白厚腻，有齿痕，脉滑稍数。证属湿热内蕴、血脉瘀结。治宜清热利湿、化瘀止痛。基本方减龟甲、川楝子，加栀子10g，苍术10g，椿根白皮10g，蛇床子10g，7剂，水煎服。针刺中极、地机、蠡沟、带脉、白环俞、阴陵泉、曲泉、行间。留针30分钟，隔日治疗1次。

二诊：尿道症状改善，外阴尚痒，夜尿尚有，排尿次数减少，脉舌同前。再拟前方14剂，针刺继续治疗。

另予"外阴奇痒"方外洗：蛇床子30g，苦参片15g，百部根15g，川花椒15g，净芒硝10g，紫荆皮15g。将群药装入布袋中缝好，用搪瓷盆煮沸20分钟。使用时切勿烫伤，由前向后洗之，水温发凉即止。反复使用3次后再换一剂新药。每日外洗1～2次为妥。

内服中药，配合针治，再加外洗药，连续治疗4个月，病情明显好转，患者非常满意。因要回原籍过春节，故结束治疗。

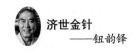
4. 脾胃虚寒

【针灸配方】

主穴：中脘、气海、中极、曲骨、地机、三阴交。

辅穴：下元虚寒，加关元、足三里。冲任虚寒，加命门、肾俞（或灸）。气滞血瘀，加蠡沟、太冲。肾气虚弱，加合阳、太溪。取"五脏俞加膈俞"可以调补气血，肝气调达，木疏土和，则痛经诸症自除。

穴解：中脘和胃降逆、调理中焦。气海升阳补气、益肾调经。中极（任）壮元阳、调经血，主治小腹痛。曲骨（任）温补肾阳、调经止带。地机（脾）和脾、理血，主治痛经。三阴交通经络、调气血，主治闭经、痛经。

【方药】

艾附暖宫丸（《寿世保元》）加减。

黑附片 8g	炮姜炭 10g	吴茱萸 8g	炒白术 15g
广陈皮 10g	广木香 6g	全当归 12g	制香附 10g
桂枝 10g	炒白芍 12g	炙甘草 10g	陈艾叶 10g

加减：胃寒呕吐，加丁香 3g，砂仁 6g，藿香 6g。四肢发凉，加党参 10g。四肢厥冷，加艾附暖宫丸。

方解：艾叶、香附、附子、炮姜、吴茱萸、桂枝温中散寒、暖宫调经；当归、白芍养血活血；陈皮、木香理气郁肝；白术健脾化湿；甘草和胃调中。诸药合用，共奏健脾和胃、温中散寒之功。

【典型病例】

武某，女，29 岁。初诊日期：2013 年 6 月 24 日。

主诉痛经两年。每次月经来潮时腹痛严重难忍，甚则昏厥，全身出虚汗，四肢冰凉，特别是小腹发凉，经前 1～2 天，经期要持续 3 天，每次来月经如同过一大关。月经周期 34 天左右，每次行经 5～7 天，月经量较多，色红有血块。体质一般，性格开朗，经常胃痛，时有恶心呕吐。夜寐尚可，但痛经会影响睡眠。经期腹泻。舌质淡红，苔白，脉弦紧。证属脾胃虚弱、寒客中焦。治宜健脾和胃、温中散寒之法。拟基本方加丁香 3g，砂仁 6g，党参 15g，水煎服，7 剂。针刺中脘、气海、中极、曲骨、地机、三阴交、足三里。留针 30 分钟，隔日治疗 1 次。

二诊：服药第 3 天月经来潮，量多，无血块。没有痛经。妇科诊断为"子宫内膜异位症"。修改中药处方，水煎服，7 剂。针刺改为调补五脏气血的"五脏俞加膈俞"的配方：肺俞、心俞、膈俞、肝俞、脾俞、肾俞。留针 30 分钟，隔日治疗 1 次。

经过 3 个月的调理，痛经获愈。

（五）闭经

凡发育正常的女性，一般在 14 岁左右月经即应来潮。若年逾 18 岁，月经仍未来潮者，为"原发性闭经"；若月经周期已建立，后又中断 3 个月以上者，为"继发性闭经"。若妊娠期、哺乳期停经，以及青春期少女初潮后间歇半年以上者，如无不适，应属生理现象。若因环境改变，或应用避孕药引起的短暂性闭经为一时性闭经，也不属于病理范畴。

临床上，闭经以虚证为多见，且常有血瘀、寒凝、痰湿、气滞等。虚证闭经以冲任血海空虚不充为主要病机，即"血枯"经闭；实证闭经以冲任血海阻滞不通为主要病机，即"血隔"经闭。

经闭的预后与转归取决于病因、病位、病性、体质、环境、精神状态、饮食等诸多环节。若病因简单，病损脏腑单一，病程短者，一般预后稍好，月经可行，但对建立和恢复正常的排卵有一定的难度。本病治疗过程中易反复。若经闭经久不愈，则可导致不孕症、性功能障碍、代谢障碍、心血管疾病等其他问题。

此外，闭经一症须经过 3 个周期巩固治疗，不可一见月经来

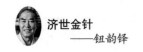
潮即停止治疗，否则易前功尽弃。

闭经常见四种类型。①阴虚胃热：证见口干舌燥、胸闷、五心烦热，治当滋阴清热。②气滞血瘀：证见烦躁易怒、胁胀、少腹拒按，治当理气活血。③血虚肾亏：证见疲惫、脱毛、性欲减退，治当养血补肾。④脾肾不足，胞宫虚寒：证见身倦神疲、纳呆眠差、畏寒肢冷，治当温补气血。

1. 阴虚胃热

【针灸配方】

主穴：关元、中极、交信、足三里、三阴交、太冲。

辅穴：口干舌燥，加曲池、鱼际、太溪。急躁易怒，加阳陵泉、行间。血分热盛，加水泉。津液亏少，加太溪、复溜。

穴解：关元通调冲任、理气和血。中极（任）调经血，治经闭。交信（肾）清湿热、调血分。足三里调和气血、疏通经络。三阴交健脾胃、调气血。太冲（肝）行气血、化湿热。

【方药】

瓜石汤。

糖瓜蒌 25g	川石斛 20g	润玄参 15g	麦冬 20g
生地黄 25g	瞿麦穗 20g	车前子 20g	益母草 15g
马尾连 10g	怀牛膝 15g		

加减：口干舌燥，加天冬 20g，天花粉 20g，生石膏 30g，知母 10g。纳谷不香，加生稻芽 15g，生麦芽 15g。肝肾阴虚，加女贞子 15g，墨旱莲 15g。大便干燥，加赤芍 25g，玄明粉 6～10g。

方解：本证虽为闭经，但无气血两虚之象，反而自觉口干、舌燥、心胸烦闷、急躁多梦，甚则胸中发热、五心烦热，一派阴虚血燥征象。本方以瓜蒌、石斛为主药。瓜蒌甘寒润燥、宽胸利气；石斛甘淡微寒、益胃生津、滋阴除热，合用共奏宽胸润肠、利气和胃之效。另加玄参、麦冬养阴增液。因本病源于阴虚血燥，故在四物汤中去掉较为温燥的当归、川芎，用生地黄滋阴生血；瞿麦、车前子活血通经；益母草偏寒，通经活血之中又能生津液；马尾连清胃热，热去则津液自生；牛膝引血下行，以经行血至为目的。诸药配伍，共济滋阴清热、养津调经之效。

【典型病例】

李某，女，40 岁。初诊日期：2010 年 3 月 19 日。

主诉闭经 7 个月。末次月经 2009 年 8 月中旬。以往月经基本正常，曾有后错现象。素喜急躁，心胸烦闷，夜寐多梦。饮食尚好，唯口干喜饮凉水，胃中燥热，大便秘结，2 日一行。手足心发热，时头晕，舌质红，苔白，少津液，脉弦而稍数。证属阴虚胃热，津液灼伤，月经难至。治宜滋阴清热、养阴调经。基本方加玄明粉 10g，天花粉 20g，生石膏 30g，知母 10g，水煎服，7 剂。配合针刺主穴加曲池、鱼际、太溪。留针 30 分钟，隔日治疗 1 日。

二诊：诸症减轻，但月经未行。舌脉同前，继续治疗。再拟前方调理，针刺同前。

五诊：前方共服 28 剂，针治 13 次。月经于 4 月 16 日来潮，经色暗红，质稍稀，血块很小，无痛经。嘱患者待月经期结束后继续治疗，针药并施。并嘱不食辛辣及增热之食品。

2. 气滞血瘀

【针灸配方】

主穴：膈俞、关元、中极、交信、章门、期门。

辅穴：少腹刺痛，加阳陵泉、蠡沟。腰骶乏力，加八髎。瘀血内阻，加血海、膈俞。

穴解：膈俞调营血、化瘀血。关元通调冲任、理气和血。中极（任）调经血、理下焦，主治经闭。交信（肾）调血分、益胞宫，主治闭经。章门（肝）疏肝气、调五脏。期门（肝）疏肝理气、活血化瘀。

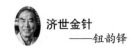

【方药】

桃红四物汤（《医宗金鉴》）加减。

全当归 12g	酒川芎 10g	京赤芍 10g	泽兰叶 15g
益母草 15g	桃仁泥 10g	草红花 10g	广木香 6g
制香附 10g	怀牛膝 10g	西红花 1g$^{(另包)}$	

加减：瘀血严重，加丹参 30g，穿山甲（代）6g，王不留行 15g。胞宫寒甚，加吴茱萸 5g，炮姜 10g，肉桂 4g。气滞较重，加青皮 10g，郁金 10g，乌药 10g。

方解：当归、川芎、赤芍养血活血；桃仁、红花、泽兰、益母草活血化瘀；木香、香附理气行滞；牛膝引血下行。诸药共奏理气活血、化瘀通经之功效。

【典型病例】

王某，女，46 岁。初诊日期：2002 年 9 月 9 日。

主诉闭经 4 个月。末次月经 5 月 6 日。近两年来月经后错，经量少质稀，经期只有 3～4 天。常心烦急躁，胸胁胀满，不欲饮食，有时少腹刺痛、胀满，不喜欢按压，大便正常。舌质紫暗，苔白，脉弦滑。证属气滞血瘀、凝阻胞宫。治宜理气活血、化瘀通经。基本方加丹参 30g，穿山甲（代）6g，王不留行 15g，水煎服，7 剂。针刺主穴加血海、蠡沟、太冲。

二诊：诸症减轻，唯月经不来，再拟前法加减之。

七诊：服前方 42 剂，针治 19 次，症状基本消除，唯月经仍不见动静。患者已失信心，医者也束手无策。乃暂停中药，继续针刺观察治疗，针刺穴位改为"五脏俞加膈俞"和"老十针"交替针刺。

九诊：月经 11 月 10 日来潮，行经前腹胀痛，行经第一、二天有血块不多，经色紫暗，量中等，患者高兴。嘱待月经结束后再行养血调经治疗。

3. 血虚肾亏

【针灸配方】

主穴：肝俞、肾俞、关元、气冲、足三里。

辅穴：脾虚气弱，加脾俞、三阴交。脾胃虚弱，加公孙、建里。气滞血瘀，加阳陵泉、蠡沟。调节肝胆，加环跳（针感直达前阴为目的）。疏通腰络，加八髎。

穴解：肝俞调营血、养肝阴。肾俞（膀胱）壮元阳、补肾气，配八髎治月经不调。关元通调冲任、理气和血。气冲（胃）调血室、理胞宫。足三里调和气血、扶正培元。

【方药】

四物汤、二仙汤、五子衍宗丸合方。

全当归 12g	炒白芍 12g	酒川芎 6g	熟地黄 15g
覆盆子 10g	菟丝子 10g	五味子 10g	车前子 10g
枸杞子 15g	净仙茅 10g	淫羊藿^{（仙灵脾）} 12g	
怀牛膝 12g			

加减：气血极度虚弱，加人参 10g，黄芪 20g。口干渴欲饮水，加沙参 30g，麦冬 20g，石斛 15g。

方解：本方名为"四二五"合方。方用五子衍宗丸补肾气、滋肾阴；配合仙茅、淫羊藿（仙灵脾）以温肾壮阳；五子与二仙合用是取肾的阴阳双补法。再与四物汤共同加强养血益阴之效，再增怀牛膝补肝肾、通经脉。本方的功能关键在于补，肾气充、肾精足，经水有源，则月经自复。

4. 胞宫虚寒

【针灸配方】

主穴：脾俞、肾俞、中极、地机、蠡沟、三阴交、水泉。

辅穴：中气不足，加中脘、气海。脾胃虚弱，加建里、公孙。下元虚寒，加关元、足三里。冲任虚寒，加命门、关元（或加灸）。

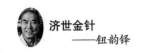

穴解：脾俞健脾利湿、益气补中。肾俞（膀胱）壮元阳、补肾气、温下焦。中极（任）壮元阳、调经血、理下焦。地机（脾）健脾和血。蠡沟疏肝理气。三阴交健脾胃、通经络、调气血。水泉（肾）调冲任、补气血、疏下焦。

【方药】

二仙八珍汤。

净仙茅 10g	淫羊藿（仙灵脾）15g		
生黄芪 20g	全当归 10g	台党参 15g	云茯苓 15g
鹿角霜 10g	菟丝子 10g	何首乌 12g	桂枝 10g
京赤芍 10g	熟地黄 12g	酒川芎 8g	制香附 10g

加减：气滞血瘀，加丹参 30g，川牛膝 10g。肝肾阴亏，加枸杞子 15g，白芍 15g，覆盆子 10g。胸满不食，去黄芪、党参、熟地黄，加砂仁、蔻仁各 10g，陈皮 10g，生谷芽、生麦芽各 15g。

方解：本方重在健脾益肾、养血调经。四物汤养血活血；菟丝子、仙茅、淫羊藿（仙灵脾）、何首乌补肾益阳、滋阴和肝；茯苓、生黄芪、党参健脾益气；香附理气和肝；桂枝疏通经络，亦有温通之意；鹿角霜益精血、充胞宫。诸药配伍，共济健脾益肾、温补气血之作用。对卵巢功能失调症（黄体酮依赖者）治疗有效。

【典型病例】

钱某，女，45 岁。初诊日期：2010 年 8 月 25 日。

主诉闭经两个月。3 年来月经常后错 8～10 天，量少色暗，行经 4～6 天，小腹发凉喜按，稍有痛经。半年来月经后错加重，使用黄体酮则有效，属于黄体酮依赖者。体倦神疲，纳谷不香，夜寐多梦，夜尿 2～3 次，大便不畅，手足发凉，畏寒。舌质淡红，苔白厚，有齿痕。证属脾肾不足、精亏血少、胞宫虚寒。治宜健脾益肾、温补气血。基本方加砂仁、蔻仁各 10g，水煎服，7

剂。针刺主穴加命门，关元加灸。留针 30 分钟，隔日治疗 1 次。

二诊：自觉身心轻松，继续针治。再拟前方 14 剂，水煎服。

四诊：月经来潮（9 月 18 日），量稍多，色淡红，无痛经，舌微红，脉沉缓。嘱月经结束后继续针药治疗。需连续治疗 3 个月以上。禁食寒凉食品，注意保暖，保持心情舒畅。

（六）妊娠恶阻

妊娠恶阻系指妊娠初期，胎气上逆，恶心呕吐不止。轻者数日可以自愈，重者则呕吐严重，甚至滴水不下。妊娠 3 个月内有恶心、纳呆、喜酸厌食、呕吐为正常现象。如呕吐剧烈，不能进食，影响孕妇健康，即属病态。多由肝气郁结、肝胃不和，或脾胃虚弱、胃失和降，使胎气循冲脉上逆犯胃所致。妊娠恶阻的治疗多以和胃疏肝降逆为法，但在临床应用时一定要慎重，不可大意。

【针灸配方】

主穴：内关、足三里、公孙（手法皆轻）。

辅穴：肝郁气滞，加太冲、膻中（提插捻转泻法）。清泻胃热，加内庭、阳陵泉（捻转泻法）。痰湿内盛，加中脘、丰隆（均捻转之平补平泻法）。经验配方，合谷（泻）、三阴交（补）。

穴解：内关（心包）清热除烦、降逆止呕。足三里和胃降逆、调中止呕。公孙健脾胃、助运化、理气机、化湿热、安中止呕。

【方药】

| 藿香叶 10g | 紫苏梗 6g | 川厚朴 6g | 缩砂仁 6g |
| 淡竹茹 10g | 法半夏 10g | 广陈皮 10g | 云茯苓 10g |

鲜生姜 4 片 ^{（压汁兑服）}

加减：脾虚气弱，加党参 10g，炒白术 10g。胃有呃逆，加枳壳 6g，枇杷叶 10g。口干舌燥，加黄芩 10g，麦冬 10g，天花

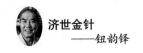

粉 10g。

方解：方中不用苦寒之品，而用辛香、和胃兼以降逆止呕之药，使胃气平和；逆气下降，则吐止胎安。方用藿香、苏梗辛温芳香、理气和胃除湿；厚朴宽中、降气、和胃止吐；茯苓渗湿益胃；砂仁、陈皮辛香理气和胃；竹茹辛凉和胃、降逆止呕；生姜汁为止呕圣药，不入煎剂而是兑服，其药性具存。法半夏辛苦微温，燥湿化痰、和胃降逆之功显著，可用于多种呕吐。《本草纲目》记载半夏堕胎，孕妇禁忌，因此妊娠应当慎用。

【典型病例】

刘某，女，22 岁。初诊日期：2012 年 2 月 29 日。

主诉恶心呕吐 1 周。末次月经为 12 月 20 日，妊娠免疫试验阳性。纳少，头昏，眠差，恶心呕吐。大便正常日一行。舌质微红，苔白，脉滑数。证属妊娠恶阻、脾胃虚弱、冲气上逆。治宜健脾和胃、降逆止呕。因患者畏针，故处基本方水煎服，4 剂。

二诊：恶心呕吐明显减轻，舌脉同前。再拟 5 剂中药巩固治疗。嘱尽量少吃药，不食辛辣之品，动作谨慎，注意保胎。

（七）带下

带下症是指带下量明显增多，色、质、气味异常，并伴有全身或局部症状者。某些生理情况下，可出现带下量多或减少。如妇女在月经前后、排卵期、妊娠期带下量增多而无其他不适者，为生理性带下。临床以白带、黄带、赤白带为常见。

白带为湿重于热，证见带下稠黏色白量多、臭秽轻、头沉、腰困、腹胀痛、尿少、阴痒，治当化湿清热；脾虚气弱者，证见带下清稀量多、无臭味、神疲、肢凉、脚肿、食少、便溏，治当健脾益气。黄带为热重于湿，证见带下稠黏、色黄、量多、臭秽重，头晕、耳鸣、心烦、腰痛、腹痛、阴痒、月经提前，治当清热利湿。赤白带为湿热伤络，证见带下稠黏，赤白相兼，腥臭、色浅红、似血非血、淋漓不断、月经先后不定、尿黄，治当凉血除湿。

1. 白带（湿重于热）

【针灸配方】

主穴：带脉、白环俞、阴陵泉、蠡沟。

辅穴：肝胆湿热，合谷、太冲。除湿利水，水分、上巨虚。

穴解：带脉（肝）清热化湿、调经止带。白环俞（膀胱）调经血、理下焦。阴陵泉健脾化湿。蠡沟清热利湿。

【方药】

二妙丸（《丹溪心法》）合八正散（《太平惠民和剂局方》）加减。

茅苍术 15g	炒黄柏 10g	瞿麦穗 25g	萹蓄草 25g
滑石块 30g	白通草 3g	川萆薢 15g	土茯苓 30g
蛇床子 20g	炒栀子 10g	白鲜皮 15g	车前子 30g

加减：阴痒严重，加地肤子 15g，苦参 10g（可配合外洗药）。胸闷纳少，加藿香 10g，佩兰 10g。小便不畅，加泽泻 15g，猪苓 15g。

方解：苍术苦温燥湿、黄柏苦寒清热，二药合用具有燥湿清热之效，为主药；萹蓄、瞿麦利水通淋、清热凉血；车前子、滑石、通草清热利湿；萆薢利水通淋、分清利浊；土茯苓利湿清热、凉血解毒；蛇床子、白鲜皮祛湿解毒止痒；栀子清热凉血最佳。诸药相配，共济化湿清热、利水解毒之功效。

【典型病例】

陈某，女，40 岁。初诊日期：2011 年 9 月 26 日。

主诉阴部奇痒近两个月。白带多稠黏，甚则如来月经状，量多如注。少腹不凉，但时坠痛，小便不多。精神疲乏，心情烦躁，头胀头沉，腰痛且酸困。有时下肢浮肿，两腿沉重。纳谷尚可，口中黏腻，大便每日排 1～2 次，夜间因外阴痒而影响休息。舌质红，苔白厚，脉滑数。证属湿热内蕴、湿重于热。治宜化湿

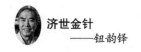
清热、利水解毒。基本方加地肤子 15g，苦参 10g，水煎服，7 剂。针刺主穴加合谷、太冲。留针 30 分钟，隔日治疗 1 次。

配合外阴洗药：蛇床子 30g，苦参片 15g，百部根 15g，川花椒 15g，净芒硝 10g，紫槿皮 15g。装入布袋缝好，用搪瓷盆煮沸 20 分钟，待温使用。由前向后洗之，水凉即止。药水可反复使用，3 次后再换新药。每日洗 1～2 次为妥。

二诊：阴痒及白带减少，小便量增多，下肢浮肿消。再拟前方加减，水煎服，7 剂，针刺继续治疗。

连续治疗 2 个多月，共服中药 70 剂，针治 31 次，基本治愈。改服成药二妙丸巩固疗效。

2. 白带（脾虚气弱）

【针灸配方】

主穴：带脉、气海、隐白、阴陵泉。

辅穴：下焦虚寒，灸命门、神阙。升阳除湿，加关元、水分。

穴解：带脉（肝）调经止带、清热化湿。气海升阳益气、调经止带。隐白（脾）健脾化湿。阴陵泉健脾利湿。

【方药】

完带汤（《傅青主女科》）加味。

生黄芪 30g	台党参 25g	茅苍术 15g	炒白术 15g
北柴胡 10g	芥穗炭 15g	怀山药 20g	广陈皮 10g
炒白芍 10g	车前子 30g	炙甘草 10g	

加减：湿邪较盛，加茯苓 20g，泽泻 15g。腹部冷痛，加艾叶 10g，香附 10g。肾虚腰痛，加杜仲 15g，菟丝子 15g。

方解：苍白术、山药、党参、生黄芪益气健脾；佐白芍、柴胡疏肝解郁；再以芥穗收敛止带；陈皮理气健胃；车前子利水祛湿；炙甘草调和诸药。

【典型病例】

孔某，女，33 岁。初诊日期：2013 年 4 月 8 日。

主诉白带多 5 天。色白质稀，无异味，连绵不断，不分日夜。末次月经 3 月 28 日，6～7 天净。精神疲倦，腰酸背痛，腿软，且两小腿及脚踝跗肿，按之凹陷。时头昏沉，头晕目眩。血压 122/68mmHg，纳呆，双手不温，夜寐多梦，大便日解 2 次，质稀溏。舌质淡红，苔白厚滑腻、脉沉滑。证属脾虚气弱、浊阴下陷，治宜健脾益气、升阳除湿。基本方加茯苓 20g，泽泻 15g，水煎服，7 剂。针刺主穴加水分。留针 30 分钟，隔日治疗 1 次。

二诊：带下明显减少。其他症状亦减轻。舌脉同前，再服前方 14 剂，继续针治。

四诊：病情明显好转，精神好，头脑清醒，腰背舒，腿足踝跗肿消，尿多、便不溏泻。白带量少。停服中药煎剂，予参苓白术丸巩固治疗。

3. 黄带（热重于湿）

【针灸配方】

主穴：带脉、白环俞、阴陵泉、蠡沟、曲泉、行间。

辅穴：肝胆湿热，加合谷、太冲。除湿利水，加水分、上巨虚。

穴解：带脉（肝）清热化湿、调经止带。白环俞（膀胱）调经血、理下焦。阴陵泉健脾化湿。蠡沟清热利湿。曲泉（肝）清湿热、利膀胱。行间泄肝火、息肝风、凉血热、清下焦。

【方药】

龙胆泻肝汤（《兰室秘藏》）加减。

土茯苓 30g	青连翘 15g	龙胆草 10g	炒栀子 15g
瞿麦穗 20g	萹蓄草 20g	滑石块 30g	川萆薢 15g
车前子 30g	生地黄 25g	蛇床子 30g	苦参片 20g
白鲜皮 15g	京赤芍 20g		

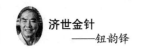
济世金针
——钮韵铎

加减：小便不利，加泽泻15g。小腹胀痛，加川楝子9g，延胡索10g。

方解：龙胆草、栀子、连翘清热解毒为主药；土茯苓、萹蓄、瞿麦、萆薢利湿清热；生地黄、赤芍凉血清热；蛇床子、苦参、白鲜皮止痒解毒；车前子、滑石利水通淋。群药共组清热利湿、解毒消炎之剂。

【典型病例】

王某，女，29岁。初诊日期：2005年7月6日。

主诉黄带多1年。月经先期，末次月经6月24日。经色紫红、量多，经前一天小腹胀痛，经行则痛止。唯黄带甚多，质稠黏，臭秽难闻，外阴奇痒，性情急躁，口苦咽干，喜食辛辣，嗜冷饮。大便干燥，2～3日一行。夜寐多噩梦。西医妇科诊断："盆腔炎"，西药对症治疗时好时坏。舌质红绛，苔白厚。证属湿热内蕴、热重于湿。治宜清热利湿、解毒止带。基本方加瓜蒌40g，玄明粉10g，芦荟0.5g，水煎服，7剂。针刺主穴加合谷、太冲。留针30分钟，隔日治疗1次。配合外阴洗药。

二诊：病情大好。黄带少，阴痒轻，大便畅。再拟前方加减，继续针治，配合外洗药。

连续治疗3个月，月经周期正常，黄带无，只有少量白带。嘱仍忌口，禁辛辣、不食鱼、虾、蟹、牛羊肉。

4. 赤带（湿热伤络）

【针灸配方】

主穴：带脉、白环俞、阴陵泉、行间、曲泉。

辅穴：肝胆湿热，加合谷、太冲、蠡沟。赤白带下，加膈俞、太冲。头晕头痛，加列缺、合谷。阴痒严重，加三阴交、然谷、照海。

穴解：带脉（肝）清热化湿、调经止带。白环俞（膀胱）调经血、理下焦。阴陵泉健脾化湿。行间泄肝火、息肝风、凉血热、清下焦。曲泉（肝）清湿热、利膀胱，主治阴痒、阴痛。

【方药】

紫花地丁 20g	茜草根 15g	青连翘 15g	白茅根 30g
藕节炭 30g	龙胆草 10g	炒栀子 15g	炒槐花 30g
川萆薢 15g	炒蒲黄 10g	苦参片 15g	车前子 30g
滑石块 30g	牡丹皮 15g	水牛角粉 30g	

加减：心烦尿黄，加竹叶 3g。月经量多，加地骨皮 10g，青蒿 10g。

方解：紫花地丁、茜草根、牡丹皮、白茅根、水牛角粉凉血清热解毒；龙胆草、炒栀子清泻肝胆湿热；滑石、萆薢、车前子清热利湿、通淋化湿；连翘清热解毒；藕节炭、炒槐花凉血止血；苦参、蒲黄清热止血。诸药配伍，共济解毒清热、凉血除湿之作用。

【典型病例】

张某，女，43 岁。初诊日期：2013 年 10 月 18 日。

主诉白带中夹血液 5 年。月经先后不定期。带下浅红色，腥臭难闻，量时多时少，淋沥不尽。妇科诊断："慢性盆腔炎"。阴部奇痒且痛，心烦意乱。患者性格孤僻，喜浓茶辛辣及海鲜类食品。舌质红，苔白滑，脉弦滑稍数。证属湿热内踞、伤及血络。治宜解毒清热、凉血除湿。基本方水煎服，7 剂，针刺主穴加太冲。留针 30 分钟，隔日治疗 1 次。配合外阴洗药。

二诊：赤带减少，阴痒减轻。

经治两个月，赤带已消，阴部不痒，唯仍有少量白带。拟龙胆泻肝丸暂服两周，巩固治疗。

（八）崩漏

在非行经期阴道大量出血，或持续出血淋漓不止的，称为崩漏，属月经周期、经期、经量异常的病证。一般而言，阴道大

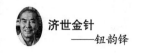
量出血，来势急者谓崩，又谓崩中、血崩。阴道少量出血，来势缓，但持续时间长者，谓漏，又称漏下、经漏。两者之间虽出血量不同，但没有明显的界线。久崩不止必致成漏，久漏不止亦将成崩，往往可以转化。

崩漏的主要病机是冲任失调，不能固摄经血，临床可有肾虚、脾虚、血热、血瘀等症候表现。一般而言，本症以虚证为多，而实证为少；热者为多，寒者为少。故益气、固肾、清热、化瘀为本症主要治法。

崩漏证的三种常见类型：①肝肾阴虚：证见忽然下血量多有血块，治当滋补肝肾健脾。②肝热化火：青春期骤然大出血，治当清热凉血安冲。③冲任不固（虚）：证见月经淋漓不断，血量少，治当健脾补肾固冲。

1. 肝肾两虚（虚证、功能性子宫出血）

【针灸配方】

主穴：中脘、关元、交信、大敦。

辅穴：脾不统血，加肝俞、脾俞、隐白。中气不足，加灸百会。任脉虚损，加灸三阴交。气不摄血，加百会、气海。出血日久，改刺"五脏俞加膈俞"。

穴解：中脘健脾胃、益中气。关元补气回阳、通调冲任。交信（肾）补肾气、益胞宫、固冲任，治崩漏。大敦（肝）调经血、理下焦。

【方药】

鹿角胶 15g	陈阿胶 15g	醋柴胡 10g	炒白芍 15g
海螵蛸 15g	绿升麻 6g	煅龙骨 30g	煅牡蛎 30g
杜仲炭 10g	金狗脊 15g	山茱萸 15g	血余炭 10g
仙鹤草 15g			

加减：血分有热，加牡丹皮 15g，地骨皮 15g，知母 10g，水牛角粉 25g。中气不足，加生黄芪 20g，山药 20g。血量过多，加

白茅根 30g，海螵蛸增量为 30g，地榆炭 15g。肝气郁滞，加香附炭 10g，枳壳 10g，山栀子 10g，藕节炭 10g。阴虚有热，加生地黄 20g，牡丹皮 15g，墨旱莲 15g。

方解：本方妙在鹿角胶配阿胶补阳益阴为君药，再增海螵蛸涩血固冲；绿升麻升提中气；柴胡、白芍理气疏肝；狗脊、山茱萸、杜仲炭补肝肾、强腰脊；煅龙骨、煅牡蛎、血余炭、仙鹤草止血固冲。诸药共济补肝益肾、健脾固冲之功效。

【典型病例】

邢某，女，38 岁。初诊日期：1990 年 3 月 26 日。

主诉月经量大，血色鲜红，有血块，腹中痛近半年。月经先后不定期，末次月经是 2 月 26 日。由于近日连续加班，劳累过度。自觉五心烦热，头晕，夜间睡不好，腰酸背痛。昨天在西医妇科用止血剂，出血未止反多，疲乏严重，纳少，大便日一行。舌质淡红，苔薄白，脉沉细无力。证属肝肾两虚、脾不统血、冲任失守。治宜补肝益肾、健脾固冲。基本方加黄芪 30g，山药 20g，白茅根 30g，藕节炭 10g，改海螵蛸为 30g，水煎服，7 剂。针刺"五脏俞加膈俞"。留针 30 分钟，隔日针治 1 次。

二诊：血量明显减少，精神、食欲、睡眠都均有改善。所开中药改为归脾汤加减，继续针治。

三诊：月经已止，诸症皆缓解。建议暂时休息，改服中成药归脾丸巩固疗效。继续针刺"五脏俞加膈俞"补益五脏气血，恢复体力。

2. 热迫血行（实证、功能性子宫出血）

【针灸配方】

主穴：关元、血海、隐白、大敦。

辅穴：血热妄行，加水泉、行间。瘀血伤络，加中极、太冲。阴虚肝旺，加太溪、太冲。出血日久，改刺"六脏俞加膈俞"。

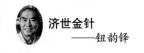

——钮韵铎

穴解：关元冲任之会、固涩经血，约制经血妄动。血海清血热，治出血。隐白（脾）治血崩，清热凉血。大敦（肝）清肝热、凉血热。

【方药】

清经散（《傅青主女科》）加减。

牡丹皮 15g	炒栀子 15g	北柴胡 10g	炒白芍 15g
生地黄 20g	条黄芩 10g	白茅根 30g	龙胆草 10g
女贞子 15g	墨旱莲 15g	藕节炭 30g	侧柏炭 15g
地榆炭 15g	椿根白皮 10g		

加减：日久不止，加大黄 6g，炒蒲黄 10g。少腹下坠，加荆芥炭 10g，血余炭 10g，炒槐花 15g。

方解：方用牡丹皮、栀子、生地黄、白茅根、黄芩清热凉血；龙胆草清肝胆之热；柴胡、白芍理气解郁平肝；女贞子、墨旱莲（二至）有滋阴益肾养肝之效；藕节、侧柏、地榆诸炭凉血清热、止血固冲；椿根白皮清热调经。诸群药相配伍，共济清热凉血、安冲固经之功效。

【典型病例】

梁某，女，19 岁。初诊日期：2004 年 5 月 19 日。

主诉月经量特别多 3 天。有血块，色鲜红，质稠，小腹胀坠。半年来经期总是提前，一般 23 ～ 25 天即来潮，但从来没有像现在这样血量多。平日性情急躁，心烦口苦，肝火特旺，特别喜食辛辣，口渴喜冷，夜寐多梦，大便秘结，2 ～ 3 日一排。舌质红绛，苔白，脉弦数。证属肝热化火、热迫血行。治宜清热凉血、安冲固经。拟基本方加瓜蒌 30g，玄明粉 10g，牡丹皮 15g，羚羊角粉 1.2g（代，分冲），水煎服，7 剂。针刺主穴加水泉、行间。留针 30 分钟，隔日治疗 1 次。

二诊：针药治疗后下血渐少，现已不再出血。再服前方加减，巩固疗效，针刺改"六脏俞加膈俞"。嘱禁辛辣，保持大便通畅，避免着急生气。待过月经排卵期之后，再来复诊，以防再现血崩之候。

3. 脾肾不足（月经淋漓不断）

【针灸配方】

主穴：脾俞、肾俞、气海、隐白、交信。

辅穴：气不摄血，加百会、关元。任脉虚损，灸阴交、地机。血热妄行，加水泉、行间。

穴解：脾俞健脾益气、和胃化湿。肾俞（膀胱）补肾兴阳、温宫调经。气海升阳补气、益肾固冲。隐白（脾）益气统血、固冲调经。交信（肾）清湿热、调血分。

【方药】

桂枝甘草龙骨牡蛎汤（《伤寒论》）加味。

煅龙骨 30g	煅牡蛎 30g	桂枝 10g	炒白芍 15g
金樱子 15g	芡实米 15g	怀山药 20g	阿胶珠 15g
炒蒲黄 10g	女贞子 15g	墨旱莲 15g	川续断 15g
枸杞子 15g	海螵蛸 15g	生甘草 10g	

加减：内有虚热，加牡丹皮 15g，地骨皮 15g。口渴喜饮，加麦冬 15g，石斛 15g，知母 10g。

方解：煅龙骨、煅牡蛎固冲摄经；桂枝、白芍调和气血；金樱子、山药、芡实涩经、健脾、固冲任；阿胶珠、蒲黄止血摄血；女贞子、墨旱莲滋补肝肾；川续断、枸杞育阴补肾和肝；海螵蛸止血作用最强；甘草调和诸药。群药组合，共济健脾补肾、固冲调经之效应。

【典型病例】

赵某，女，38 岁。初诊日期：2014 年 4 月 21 日。

主诉月经来潮 12 天，经血未净。量虽不多，但淋漓不断，经色浅红。伴神倦乏力，腰酸痛。平素时有头晕，夜寐多梦，口渴喜饮，纳食尚可，大便日一行。舌质淡红，苔薄白，脉沉细。

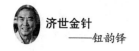
证属脾肾两虚、冲任不固。治宜健脾补肾、固冲调经。基本方加石斛20g，水煎服，4剂。针刺主穴，留针30分钟，隔日治疗1次。

二诊：服前方3剂血即止。针刺改为"五脏俞加膈俞"，巩固治疗，调理气血。

三、儿科病证

（一）小儿感冒

本病以发热、咳嗽、流涕为主症。小儿阳气偏盛，感邪后极易化热，所以最突出的症状是发热，而且高热难退，甚至出现惊厥。

【针灸配方】

主穴：大椎、曲池、外关、合谷。

辅穴：高热不退，取十宣放血。痰多咳嗽，加尺泽、丰隆。壮热口渴，加足三里，取少商放血。食滞呕吐，加中脘、内关、足三里。呕吐，加中缝放血。

穴解：大椎解表清热、疏风散寒。曲池清邪热、通腑气。外关散风解表、清热消炎。合谷疏风清热、消炎止痛。

【方药】

干芦根10g	白茅根10g	辛夷10g	苍耳子10g
北豆根5g	润玄参10g	板蓝根15g	生石膏25g
杏仁泥10g	生麻黄4g	青连翘10g	金银花10g
生甘草10g			

加减：咽红肿痛，加桔梗10g，牛蒡子10g。伴有呕吐，加竹茹10g。苔黄停食，加焦三仙各10g。高热发热，加紫雪散（冲服）或羚羊角粉（代，冲服）。大便秘结，加瓜蒌15g，玄明粉3g。

方解：芦根、白茅根清热解表、凉血；辛夷、苍耳子、北豆根、玄参、板蓝根宣肺通窍；麻杏石甘加金银花、连翘宣肺止咳、平喘，清热解毒；诸药配伍，宣肺、清热、解表，是治小儿感冒的有效基本方。

【典型病例】

李某，男，4 岁。初诊日期：2014 年 3 月 10 日。

主诉高热 3 天。感冒后引起，体温波动在 38.6 ～ 39.7℃，午后至晚间较高。神清，面色红赤。咳嗽少痰，鼻寒流涕，周身酸痛，喜卧床，不思饮食，恶心不吐，大便干燥，两天未解。虽服退热消炎药但汗出热不解。舌质红、苔黄厚。证属肺胃蕴热，兼感表邪。治宜宣肺清热、解表通滞。基本方加桔梗 10g，牛蒡子 10g，焦三仙各 10g，瓜蒌 15g，玄明粉 3g，紫雪散 1 瓶（分冲服），水煎服，2 剂。针刺主穴，留针 10 分钟，中缝放血。治疗一次

二诊：热退，体温 36.5℃。大便通，日便 3 次，排出大量糟粕之物，恶臭。食欲开，不呕，仍口渴尿黄，精神好。舌质淡红，苔薄白，脉缓。改投竹叶石膏汤善后调理，病获痊愈。

（二）小儿滞颐

滞颐即流涎，《内经》称为"涎下"，巢元方《诸病源候论》称为"滞颐"。历代医家多以脾胃虚寒论治，沈金鳌《幼科释迷》认为是"脾气不足，风热相兼，壅遏中脘"。滞颐病机不仅与虚热和脾胃有关，而且与肾阴不足也有密切的关系。这是因为唾液之中有涎、唾之分，涎为脾津，唾为肾液，涎唾自流，病在脾肾。脾失健运、固摄无权，则脾涎外走；肾气不足，镇纳失权，唾液上泛，故而外溢。唾液自流，日久必伤肾阴。故多用健脾益气、养肾阴、清胃热、固涎唾之法治疗，可取得很好效果。

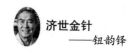
【针灸配方】

主穴：承浆、地仓、下巨虚、周荣。点刺。

辅穴：脾胃热甚，加合谷。流涎日久，加颊车。消化积滞，加内庭。烦热急躁，加太冲。

穴解：承浆（任）化湿消肿、清热消炎。地仓（胃）调理脾胃、化湿通腑。下巨虚（胃）通肠化滞、疏经调气。周荣（胃）清肺理气、祛痰平喘，主治痰涎频多。

【方药】

太子参 10g	生地黄 10g	熟地黄 10g	山茱萸 10g
牡丹皮 10g	云茯苓 15g	胆南星 6g	天竺黄 6g
黛蛤散 20g	益智仁 12g	五味子 8g	生石膏 20g
焦山楂 15g	生甘草 6g		

加减：脾肾虚寒，减生石膏、生地黄；加少量附子、肉桂。食欲不振，加焦三仙各 5～10g。大便秘结，加瓜蒌 10～20g，玄明粉 1～4g。

方解：太子参益气健脾；生地黄、熟地黄、山茱萸、牡丹皮、茯苓补肾清热、健脾化湿；黛蛤散、胆南星、天竺黄化痰控涎；益智仁、五味子补肾益肝；生石膏清胃热；焦山楂消积调胃；甘草调胃和中。诸药共济健脾益肾、清胃控涎之功效。

民间验方：猪尾巴 1 条，以白水煮熟，不加任何佐料，令小儿食之。3～5 日再服 1 次，笔者曾用此法治疗 10 多例，大部分有效，但亦有无效者。

【典型病例】

韩某，男，2 岁 6 个月。初诊日期：2001 年 5 月 18 日。

主诉口流涎近 1 年。患儿稍胖，涎唾不断，但鼻不流涕，面白微红，纳好，大便初干后溏。舌质淡红，苔白，脉滑。证属脾失健运，肾纳失权，涎唾自流。治宜健脾益肾、清胃控涎。基本方加瓜蒌 10g，焦三仙 15g，水煎服，7 剂。毫针点刺承浆、地仓、颊车、下巨虚、合谷、内庭。隔日 1 次。

二诊：流涎稍轻，再拟中药 7 剂，水煎服，仍点刺治疗。

针药配合治疗 5 周，服中药 35 剂，针治 15 次，并食用过两次猪尾巴，流涎止，病已愈。

（三）小儿纳呆（厌食症）

厌食是指食欲减退两个月以上或消失。患儿往往因食之无味而见食不贪，甚则拒食。可伴面色少华、形体消瘦。长期厌食，蛋白质摄入不足，可影响小儿的营养状况，致身高、体重不足，食欲和味觉敏感度更低。

【针灸配方】

主穴：建里、天枢、足三里。点刺。

辅穴：胃滞呕吐，加内关。肚腹胀满，加气海、公孙。烦躁啼哭，加行间。大便秘结，加支沟。

方解：建里（任）健脾化湿、和胃消积。天枢调中和胃、健脾化湿。足三里补益脾胃、和肠化滞。

【方药】

四君子汤加减。

台党参 10g	云茯苓 10g	焦白术 6g	鲜生姜 3 片
炙甘草 3g	川厚朴 3g	焦山楂 10g	生麦芽 10g
广木香 3g			

加减：苔腻湿滞，加藿香 6g，草豆蔻 3g。食欲不振，加鸡内金 6g。出汗较多，加生牡蛎 10g，浮小麦 10g。大便稀溏，加山药 10g，诃子 6g。气虚体弱，加太子参 10g，山药 10g。胃阴不足，加木瓜 10g，乌梅 6g。

方解：本方具有温补脾胃的作用。以四君子汤益气健中，佐以焦山楂、川厚朴、木香、麦芽宽中消导；妙在生姜温中降逆、生化胃气、驱散寒滞之功。

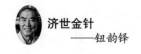

【典型病例】

孔某，女，4岁。初诊日期：2010年5月14日。

主诉不思饮食近半年。身体消瘦，不喜活动，发育迟缓，身高较同龄女孩低，但很聪明，喜欢唱歌，力量不足。睡眠尚好，大便每日1次。面色没有光泽，舌质淡红，苔白，脉细。西医检查认为体内缺锌。证属脾虚胃弱、消化不良。治宜健脾益胃、助消和中之法。拟基本方加鸡内金10g，太子参10g，山药10g，水煎服，7剂。并取毫针点刺建里、天枢、足三里、公孙。隔日点刺针治1次。

二诊：针药并施，病情见好，食欲略有改善，舌脉同前，再拟前方水煎服，7剂，继续针刺。

经过两个多月治疗，服中药62剂，针20次。患儿食欲良好，体重增加，精神活泼，面色红润有光泽，改服人参健脾丸巩固疗效。

（四）小儿呕吐

【针灸配方】

主穴：中脘、内关、足三里、公孙（均取点刺）

辅穴：宿食积滞，加下脘、璇玑。胃热上逆，加合谷、解溪。痰湿上泛，加膻中、丰隆。民间经验，中缝放血。

穴解：中脘调理中焦、和胃降逆。内关（心包）清热除烦、降逆止呕。足三里补益脾胃、调和气血。公孙健脾胃，理气机。

【方药】

藿香叶6g　　淡竹茹10g　　法半夏6g　　广陈皮4g

伏龙肝10g　　鲜生姜2片

加减：胸堵闷者，加厚朴、枳壳。呃逆重者，加旋覆花、代赭石。肝热郁逆，加黄连、吴茱萸。饮食不振，加莱菔子、焦山楂。

方解：藿香芳香解表、化湿和胃；竹茹降逆止呕、清化湿浊；半夏、陈皮化痰调胃、降逆和中；伏龙肝理脾燥湿、和中止吐；生姜温中散寒、降逆调胃。群药共济降逆、和胃、助消之功效。

【典型病例】

邵某，女，2 岁 6 个月。初诊日期：2001 年 10 月 10 日。

主诉呕吐 8 天。纳食不多，食后即吐，但饮水不吐。无感冒，体温正常。面色白中兼红，大便每日自排，量少奇臭。夜卧不实，烦躁，哭闹。舌质淡红，苔微黄，脉沉数。证属胃气上逆、停滞呕吐。治宜和胃理气、调中化滞。基本方加焦山楂 10g，厚朴 4g，水煎服，3 剂。毫针点刺中脘、内关、合谷、足三里，中缝放血。

二诊：针药治疗 3 天吐止，食欲良好，排便甚多，诸症皆安。不服中药，捏积治疗 6 次。

（五）小儿睡眠不实

《灵枢·邪客》说："今厥气客于五脏六腑，则卫气独行于外，行于阳，不得入于阴。行于阳则阳气盛，阳气盛则阳跷陷，不得入于阴，阴虚故不瞑。"可见，总因阳盛阴衰，阴阳失和而致不寐。小儿心火、肝热所引起的夜卧不宁、烦躁不安、手足抽搐症、惊惕及癫痫小发作。

【针灸配方】

主穴：神门、三阴交（点刺）、隐白（均刺出血）。

辅穴：心经蕴热，加心俞、小肠俞。肝经蕴热，加肝俞、胆俞。消化不良，加中脘、足三里。异物惊吓，加魂门、魄户、合谷、太冲。

穴解：神门（心）清心和营、安神定志。三阴交健脾胃、调气血。隐白（脾）健脾和胃、安神定志。

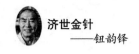
【方药】

夜交藤 20g　　炒酸枣仁 10g　　双钩藤 10g　　珍珠母 25g

焦远志 6g　　　莲子心 3g

加减：惊悸不安，加白芍、甘草。痰涎多者，加天竺黄、竹茹。出虚汗多，加生龙骨、生牡蛎。大便秘结，加青黛、瓜蒌、麻仁。

方解：炒酸枣仁、远志、夜交藤安神宁志；莲子心祛心火、清神志；珍珠母镇静宁心、平肝潜阳；钩藤平肝息风。诸药协调，共奏清热、镇惊、安神之功效。

【典型病例】

吴某，女，3 岁。初诊日期：1994 年 8 月 15 日。

主诉睡眠不安 1 个月。经常在夜间 3～4 点做噩梦，突然大哭，手足抽搐，惊惕不安。昼间自己玩耍，但易急躁，发脾气。进食不少，喝水不多，大便畅通，每日定时解，舌质红，苔白，脉弦。证属肝热心火、神志不宁。治宜清热、镇静、安神。基本方加白芍 8g，甘草 3g，青黛 3g，水煎服，4 剂。毫针点刺神门、三阴交、中脘、合谷、太冲，隔日 1 次。

二诊：睡眠安稳，急躁改善。但食欲差，舌脉同前，改基本方加黄连 3g，焦三仙各 10g，水煎服，5 剂，继续针治。

三诊：睡眠安，纳食增，不急躁。建议隔几日服金黄抱龙丸 1 粒，连服 3 天。

（六）小儿遗尿

小儿遗尿症是指小儿睡中小便自遗。3 岁以内小孩由于智力未全，排尿习惯未成，如有遗尿，不属病态；但 3 岁以上小孩仍有尿床，而且经常如此，则为病态。小儿遗尿以虚证居多，治疗方法皆以温补收涩为主。尚有少数病例属于实证遗尿者，多为肝经湿热或痰湿内阻。

【针灸配方】

主穴：关元、肾俞、三阴交。

辅穴：睡眠深沉，加心俞。脾虚气弱，加阴陵泉。白天尿频，加曲骨。夜遗多次，加太溪。膀胱气弱，加八髎。肾阳虚损，灸命门、肾俞。

穴解：关元温肾固元、补气回阳。肾俞（膀胱）壮元阳、补腰肾。三阴交健脾胃、调气血。

【方药】

鹿角霜 15g	桑螵蛸 10g	益智仁 10g	车前子 10g
补骨脂 10g	覆盆子 10g	九节菖蒲 6g	熟地黄 10g
台党参 10g	云茯苓 10g	菟丝子 10g	

加减：中气不足，加生黄芪 15g。肾阳偏虚，加黑附片 3g，肉桂 2g。夜间沉睡，加远志 6g，郁金 6g。阴虚内热，加知母、黄柏各 6g，麦冬 10g，地骨皮 10g。多梦惊叫，加钩藤 10g，炒酸枣仁 10g，琥珀粉 1g（分冲）。

方解：该方主治下元虚冷、膀胱失约，故取温肾固摄的群药相配。首选入督脉的鹿角霜为君，善于固摄膀胱，是治疗小儿遗尿的有效药物；再取益智仁、车前子合用一补一利，是治夜间尿频的优良搭挡；熟地黄、补骨脂、桑螵蛸、覆盆子、菟丝子补肾气、约膀胱；菖蒲益心气、利心窍；党参、茯苓健脾益气。

【典型病例】

牛某，女，4 岁。初诊日期：1995 年 7 月 17 日。

主诉每于夜间遗尿 1 年。早产体弱，畏冷，睡眠深沉，叫而不应。白天尿频，尿量不多，纳呆，便溏，每日 1 次。舌质淡红，苔薄白。证属脾肾不足，下元虚冷，膀胱失约。治宜温肾健脾、固摄膀胱。基本方加远志 8g，郁金 6g，生黄芪 15g，肉桂 2g，水煎服，7 剂。毫针点刺关元、曲骨、阴陵泉、三阴交，灸命门、肾俞，隔日 1 次。

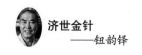
二诊：遗尿改善，时好时犯。调整前法，继续治疗。

经过两个半月的持续治疗，共服中药 63 剂，毫针点刺加灸 38 次，夜间不再遗尿，白天尿不频，饮食增，精神好。暂停治疗，以观后效。

（七）小儿便秘

便秘是小儿消化功能紊乱症中比较常见的一种疾病，是指小儿 2～3 天不便，甚至时间长达 1 周，或者排便困难，大便干燥不畅。长期便秘不但能影响小儿的胃肠功能，同时也严重影响小儿记忆力和智力发育。

小儿习惯性便秘发生的常见病因：①进食过少，或偏食，食物过于精细，缺乏纤维素，使结肠得不到一定量的刺激，蠕动减弱而引起便秘。②没有建立按时排便的习惯，使积粪过久而致便秘。③不良的生活习惯，睡眠不足，使结肠蠕动失常或痉挛而引起便秘。小儿便秘常因肠道燥热，阴分不足，治当滋阴养液、润肠通便。

【针灸配方】

主穴：支沟、足三里、丰隆（均点刺）。

辅穴：津液亏少，加太溪、复溜。肠中滞热，加合谷、曲池。中气不足，加中脘、气海。

穴解：支沟清三焦、通腑气。足三里和肠化滞。丰隆和胃肠、化痰湿。

【方药】

增液汤（《温病条辨》）加味。

生地黄 6g　　　润玄参 6g　　　麦冬 6g　　　玄明粉 3g

加减：便秘结硬，加瓜蒌 12g。腹胀气满，加厚朴 4g，枳实 4g。

方解：生地黄凉血清热、滋阴；玄参滋阴养液润肠；麦冬滋阴增液；玄明粉泻热润肠、通便化滞。共济滋阴养液、润肠通便之功效。

【典型病例】

毕某，女，1岁3个月。初诊日期：1997年10月15日。

主诉大便干燥，3～5天排便1次，排出不畅，严重时肛门出现裂伤，有少量鲜血。患儿较瘦，饮食主要是牛奶，少量面食，肉类不多，喜食鸡蛋。不爱吃蔬菜和水果。舌质红，苔白厚，脉沉数。证属阴亏液少、肠道秘结；治宜滋阴养液、润肠通便。基本方加瓜蒌12g，厚朴4g，枳实4g，水煎服，3剂。毫针点刺主穴加太溪，隔日治疗1次。

二诊：大便畅通。暂停针治，中药水煎服3剂，每日只喝1袋，巩固治疗。嘱家长多给孩子吃菜。

（八）小儿多动症

多动症是一种较为常见的儿童时期行为障碍性疾病，以多动、注意力难以集中和情绪不稳、易于冲动为特征，智力正常或接近正常，伴有不同程度的学习困难。多动症多因先天秉赋不足或后天护养不当等因素引起五脏功能失调所致。阳动有余、阴静不足是其主要病机特点。临床以调整五脏阴阳为治疗原则。针灸能明显减轻临床症状，具有较好的临床效果。

【针灸配方】

主穴：膏肓俞、内关、行间（点刺）。

辅穴：思维活跃，加魂门、魄户。动作粗暴，加曲池、阳陵泉。肝胆火旺，加合谷、太冲。夜寐易惊，加神门、三阴交。学习困难，加身柱、神道。

穴解：膏肓俞（膀胱）育阴潜阳、宁神定志。内关（心包）宽胸除烦、清热安神。行间泻肝火、息肝风、凉血热。

【方药】

六味地黄汤、白头翁汤、羚羊钩藤汤合方加减。

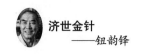
紫石英 20g	紫贝齿 20g	生地黄 20g	山茱萸 10g
粉丹皮 10g	怀山药 10g	云茯苓 10g	白芍药 15g
白头翁 20g	苦秦皮 8g	川黄连 8g	川黄柏 8g
双钩藤 20g	羚羊角粉 1.2g (代，分冲)		

加减：睡眠不宁，加炒酸枣仁 20g，知母 10g。多动较甚，加龟甲 10g，鳖甲 10g，生牡蛎 30g。五心烦热，加栀子 10g，豆豉 10g。自汗盗汗，加桑叶 30g，浮小麦 30g。

方解：以紫石英、紫贝齿镇惊安神、潜阳宁心；牡丹皮、生地黄凉血清热，配山茱萸补肝肾；钩藤、白芍敛阴息风；茯苓、山药健脾化湿；白头翁息风清热；秦皮清热平肝；黄连清心火，黄柏解虚热；羚羊角粉（代）清肺平肝。诸药共济育阴潜阳、宁神镇定之功效。

【典型病例】

黄某，男，5岁半。初诊日期：1990年9月10日。

主诉多动躁扰。神经科诊断为"多动症"，服西药作用不大。除睡眠之外，整天乱动，很难平静，性格急躁，发脾气，乱扔东西。饭量好，爱吃肉，大便干燥，两日一排，排出不畅。舌质红，苔白厚，脉弦滑。证属肝肾阴虚，阴不潜阳，肝阳上亢。治宜育阴潜阳、宁神镇定、平肝息风。基本方加瓜蒌 15g，玄明粉 3g，水煎服，7剂。毫针点刺主穴加合谷、太冲，隔日治疗1次。

二诊：症状有所缓解，大便畅通，舌脉同前。

针药治疗5个月，多动情况明显改善，现在已能上幼儿园，可以安静上课和集体活动。停止针刺，改服中成药牛黄抱龙丸，巩固疗效。

（九）小儿抽动症（抽动秽语综合征）

小儿抽动症是多发性肌肉不自主抽动，并伴有多种发声抽动或猥亵言语的一类症状，称为小儿抽动秽语综合征。一般 3～15

岁患者为多，慢性病程。目前西医归属于锥体系疾患，认为是纹状体多巴胺能系统过度活动所致。抽动症病因有多方面，与先天秉赋不足、产伤、感受外邪、情志失调等有关，但多由五志过极，风痰内蕴而引发，往往肝、脾、肾三脏合病，虚实并见，风火痰湿并存，变异多端。临床以平肝息风为法则，兼以清肝泻火、健脾化痰、滋阴潜阳。

【针灸配方】

主穴：阳陵泉透足三里、百会、四神聪、神庭、本神（点刺）。

辅穴：皱眉眨眼，加印堂、攒竹。嘴角抽动，加风池、翳风。肢体动摇，加大椎、腰俞。痰涎壅盛，加内关、丰隆、太冲。内热较盛，加合谷、太冲。肝风内动，加太冲、侠溪。

穴解：阳陵泉（肝）疏泄肝胆、清热除湿、疏经活络、缓筋息风，为"筋之会"，通治一切筋病；足三里善调脾胃功能、化湿清热、祛痰通腑。两穴相透、同属合穴，二阳相济，共奏平肝息风之效。百会平肝息风、清脑安神。四神聪（奇）镇静安神。神庭（督）宁心安神、平肝镇静。本神（胆）泻胆火、宁神志、清头目。

【方药】

辛夷花 10g　　苍耳子 10g　　润玄参 10g　　板蓝根 10g

北豆根 5g　　宣木瓜 10g　　法半夏 10g　　伸筋草 15g

川黄连 3g　　双钩藤 10g　　炒白芍 30g

加减：心火旺盛，加栀子 5g。腹中有声，加全蝎 3g，僵蚕 10g。挤眉弄眼，加菊花 10g，蝉蜕 5g。抽动较大，加蜈蚣 1 条。摇头耸肩，加天麻 5g，郁金 10g。消化不良，加焦三仙各 30g，炙甘草 10g。阴虚明显，加龟甲 10g，鳖甲 10g。

方解：该方以宣肺通窍为核心，再加木瓜、白芍、伸筋草缓筋息风，半夏化痰健脾，川黄连祛心火清热邪，钩藤清热息风。诸药共济平肝息风之功效。

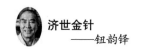
【典型病例】

何某，男，14岁。初诊日期：2013年8月16日。

神经科诊断为"抽动秽语综合征"，病已3年。挤眉、眨眼、皱额、缩鼻、努嘴、伸舌、张口、摇头、仰头、伸脖、耸肩、挺腹、扭腰、向后伸手，时不时清嗓、哼声。不爱学习，注意力缺陷。饮食时好时差，睡眠良好，大便日一行。舌质淡红，苔白，脉弦滑。证属阴虚肝旺、肝风内动。治宜平肝息风、潜阳镇逆。基本方加菊花10g，僵蚕10g，全蝎8g，蝉蜕10g，龟甲10g，自加金器1件（大项链）水煎服，30剂，毫针点刺主穴，隔日1次。

二诊：症状减轻。舌质淡红、苔薄白，脉沉弦，二便畅通。再拟中药水煎服45剂，返回当地配合针刺，继续治疗。

治疗两年，断断续续只吃中药，不再针治，大部分症状已经消失。但是还有小动作，每次其父亲来取药时，根据病情调整处方。

四、耳鼻喉科病证

（一）耳鸣

耳鸣是指外邪侵袭或脏腑实火上扰耳窍，或瘀血痹阻、痰浊蒙蔽清窍，或脏腑虚损、清窍失养所引起，以耳内鸣响为主要临床表现的耳病。耳鸣多是指主观感觉耳内鸣响，而周围并无相应的声源，可发生于单侧，也可发生于双侧，有时自觉鸣响来自头颅内部，可称为"颅鸣"或"脑鸣"。常见的耳鸣分为肾精亏虚和肝火上扰。前者见耳中如蝉鸣，时作时止，劳则加剧，按之鸣声减弱，伴腰膝酸软、头晕眼花等。后者见耳中隆隆声不断，按之不减，伴头晕目眩、口苦咽干、烦躁易怒等。因耳鸣为耳聋之渐，耳聋为耳鸣之甚，耳鸣与耳聋临床上常常同时或先后出现，二者的病因病理及中医辨证施治原则也基本相似。

西医推测本病是由于内耳血流障碍（血管痉挛、栓塞、血栓及出血等）和病毒感染，也有报道由于前庭窗或蜗窗的破裂而发生突发性耳聋。

本病经专科检查外耳道、鼓膜、咽鼓管无明显病变。音叉试验属感音性耳聋，听力曲线显示气导及骨导均下降，以高频区下降或高、低频区同时下降者居多，有不同程度的重振现象。临床应与梅尼埃病、精神性耳聋相鉴别。

1. 肾精亏损

【针灸配方】

主穴：迎香、听会、翳风、太溪、合谷。

辅穴：肝肾阴虚，加肝俞、肾命。夜寐不安，加神门、三阴交。梦遗滑精，加精宫、三阴交。妇人带下，加带脉、阴陵泉。虚性耳聋重听，加天柱、大杼、复溜（补）。

穴解：迎香（大肠）清肺热、散风邪、通鼻窍。听会（胆）疏肝利胆、行气宣窍。翳风（三焦）疏风泄热、通窍聪耳、活络止痛。太溪滋补下焦、调理冲任。合谷疏风清热、消炎止痛。

【方药】

耳聋左慈丸（《广温热论》）加减。

熟地黄 25g	怀山药 15g	山茱萸 15g	牡丹皮 10g
云茯苓 15g	建泽泻 15g	焦远志 10g	石菖蒲 10g
五味子 10g	酒川芎 10g	灵磁石 30g	

加减：阴虚火旺，加知母 10g，黄柏 10g。阳虚寒盛，加附子 8～12g，肉桂 4g。瘀血阻络，加红花 10g，丹参 20g，葛根 10g，炒山甲（代）10g。痰湿瘀滞，加胆南星 10g，僵蚕 20g。

方解：费伯雄说："六味地黄丸非但治肝肾不足，实为三阴并治之剂。有熟地之腻补肾水，即有泽泻之宣泻肾浊以济之；有山

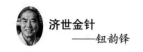
茱萸之温涩肝经，即有丹皮之清泄肝火以佐之；有山药之收摄脾经，即有茯苓之淡渗脾湿以和之。药只六味，而有开有合，三阴并治，洵补方之正鹄也。"六味地黄汤的基础上再加远志、菖蒲，交通心肾，安神宁志；五味子益肝肾；川芎活血化瘀通窍；磁石潜阳安神。诸药配伍，共济益肾通窍、滋阴安神之功效。

【典型病例】

王某，男，43岁。初诊日期：2012年10月22日。

主诉耳鸣伴重听半年。双耳鸣，右重于左，耳科诊断为"感音神经性耳聋"。慢性肾衰史，眠差，神疲，烦躁，纳可，大便正常。夜尿2～3次。舌质淡红，苔白，脉弦细。证属肾气不足、肾精亏损、耳窍失养。治宜益肾通窍、滋阴安神。基本方加知母10g，黄柏10g，水煎服，7剂，针刺主穴，留针30分钟，隔日治疗1次。

针药结合治疗3个月，服中药84剂，针治37次，忌辛辣、酒类，耳鸣重听已消失，临床痊愈。

2. 肝火上扰

【针灸配方】

主穴：翳风、听会、外关、侠溪、中渚。

辅穴：外感寒热，加大椎、合谷。耳中胀满，加临泣、耳门。头痛头晕，加列缺、太冲。阴虚肝旺，加肝俞、胆俞。一般性耳聋，加太溪。突发性耳聋，加涌泉。外伤性突发耳聋，加风市。两耳珠痛，加颔厌。

穴解：翳风（三焦）疏风泄热、通窍聪耳。听会（胆）疏肝利胆、行气宣窍。外关散风解表、清热消炎。侠溪（胆）清热息风、消肿止痛。中渚（三焦）清头目、散风热、疏经络、活气血。

【方药】

当归龙荟丸（《医学六书》）加减。

全当归 10g	龙胆草 10g	真芦荟 6g	生大黄 10g
川黄连 5g	酒黄芩 10g	炒栀子 10g	细木通 10g
青黛粉 6g	石菖蒲 10g	北柴胡 6g	生甘草 6g

加减：眩晕者，加白薇 15g，白蒺藜 20g，钩藤 20g。尿黄者，加竹叶 3g，车前子 30g（包煎）。

方解：当归行血活血；龙胆草泻肝胆经实火、清利肝胆湿热；黄芩清肝肺之热；栀子泻三焦之火；木通利水祛湿，使肝胆湿热从小便而出；大黄、黄连清阳明经热，又降心火；青黛清肝热；芦荟助大黄通便泻火；石菖蒲、柴胡通利耳窍、疏肝；甘草调和诸药。群药协力、共济清肝泻火通窍之功用。

【典型病例】

李某，男，48 岁。初诊日期：2000 年 5 月 13 日。

主诉左耳鸣近两个月。病起时声如坦克轰鸣，急躁易怒，口苦咽干，眩晕，眠差，喜食辛辣，纳尚，便畅。舌质紫暗，苔白，脉弦稍数。证属肝郁化火，上扰耳窍。治宜清肝泻火通窍。基本方加白薇 15g，白蒺藜 20g，钩藤 20g，水煎服，14 剂，针刺主穴加肝俞、胆俞。留针 30 分钟，隔日针治 1 次。严忌辛辣食品。

二诊：耳鸣大减，患者家住外地，故再取 21 剂中药，并书写针治配方，回当地治疗。

1 个多月后复查，耳鸣基本消除。再开前方加减，巩固治疗。

（二）鼻渊

鼻渊是邪犯鼻窍或脏腑虚损，鼻窍内湿热蕴积，酿成痰浊所引起，以鼻塞、头痛、头胀、头闷、头重、鼻流浊涕、量多不止、嗅觉障碍或喷嚏时作为主要临床表现的鼻病，类似于西医的急慢性鼻 - 鼻窦炎。一年四季均可发病，冬春季节为高发期。根据病程的长短，鼻渊可以急性起病或慢性迁延，急性发作者多因

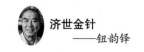
外感风热、胆腑郁火、湿热蕴蒸所致；慢性迁延者，则因肺气虚寒、脾气不足、肾阳虚衰引起。前者发病急，病程较短，以鼻流浊涕、鼻塞、头痛为主。后者多由前者误治或失治转变而成，以鼻流浊涕、鼻塞或头痛经久不愈为主症。临床上以后者更为常见。

【针灸配方】

主穴：素髎、禾髎、神庭、通天、迎香、悬钟。

辅穴：流涕如注，加天柱。鼻塞严重，加风池、大杼。头痛严重，加列缺。嗅觉减退，加外迎香透内迎香、人中、阳池。鼻中干燥，加印堂、曲泽、鱼际、合谷、太溪、太冲。经常感冒，加风池、曲池。

穴解：素髎（督）开肺气、通鼻窍。禾髎（大肠）清肺热、通鼻窍。神庭（督）宁心安神、平肝镇静。通天（膀胱）散风解表、通利鼻窍。迎香（大肠）清肺热、散风邪、通鼻窍。悬钟（胆）泄胆火、清髓热、通经络、祛风湿。

【方药】

苍耳子散（《济生方》）加减。

苍耳子 10g	辛夷花 10g	板蓝根 30g	润玄参 15g
北豆根 6g	香白芷 10g	鱼腥草 15g	野菊花 15g
酒黄芩 10g	蒲公英 15g	苦桔梗 10g	皂角刺 10g
嫩射干 15g	生甘草 6g		

加减：前额头痛者，加蔓荆子 15g，川芎 10g。重者加白芷 20g，藁本 6g。头两侧痛者，加柴胡 10g，丹参 15g。脓涕分泌多，加败酱草 15g，金银花 30g，土茯苓 15g。涕多色黄稠，加冬瓜仁 15g，车前草 20g，牡丹皮 12g。嗅觉减退者，加石菖蒲 10g，藿香 10g。鼻腔黏膜干、涕痂多，加何首乌 15g，川芎 10g，赤芍 10g。表虚不固，容易感冒者，加防风 10g，白术 10g，黄芪 20g。阵发性喷嚏且流清涕，加细辛 2g，生薏苡仁 20g。鼻息肉

或鼻息肉样变，加乌梅 3 个，生地炭 10g。鼻塞严重、鼻甲肥大、黏膜充血，加紫花地丁 15g（偏于热盛）。鼻塞严重、鼻甲肥大、黏膜肿胀，加川芎 10g，桂枝 10g（寒邪凝聚）。

方解：原方由四味药组成（辛夷、苍耳子、白芷、薄荷），主治鼻渊，以宣肺通窍为核心；蒲公英、鱼腥草、野菊花、黄芩清热解毒；皂角刺、桔梗清热排脓；射干消炎通鼻窍；白芷化湿浊；甘草调和诸药。群药配合，共济清热解毒、排脓通窍之功效。

【典型病例】

张某，女，45 岁。初诊日期：1997 年 3 月 14 日。

主诉患慢性鼻炎 10 年。每逢感冒后加重，流青黄色浓鼻涕，常前额头痛，耳鼻喉科诊断为"慢性化脓性鼻窦炎"，寐尚可，但因鼻堵塞，呼吸不畅而张口睡眠，纳可，消化良好，大便通畅，夜尿 2 次。舌质淡红，苔白，脉弦滑。证属肺气不宣、湿热瘀阻、清窍壅塞。治宜清热解毒、排脓通窍。基本方加冬瓜仁 15g，车前子 20g，牡丹皮 12g，蔓荆子 15g，川芎 10g，水煎服，7 剂。针刺主穴迎香透睛明，加列缺、合谷。留针 30 分钟，隔日针治 1 次。

二诊：鼻涕减少，头痛已除。连续治疗半年，临床痊愈。

（三）鼻衄

鼻衄是鼻窍因热伤血络或脏腑虚损、气不摄血导致血不循经，溢于脉外所引起，以鼻窍出血为主要临床表现的病证。鼻衄是鼻科较常见的急症之一，亦是鼻部疾病或多种全身疾病常见的一个伴随症状。鼻衄有虚证、实证之分：实证多与肺热、肝火、心火有关；虚证常与肝、肺、肾、脾相关。在临床上多见实证，虚证较少。鼻衄严重，出血不止者，可导致气随血泄，出现阴脱阳亡的危候。

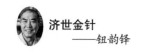

妇人经期鼻衄，呈规律性发作，称为倒经，不在此列。

【针灸配方】

主穴：上星、风府、迎香、合谷、太冲。

辅穴：肺热伤络，加鱼际，取少商放血。肝热上冲，加足三里、涌泉、绝骨。大肠滞热，加支沟、足三里。肾经虚火，加肾俞、太溪、涌泉。

穴解：上星（督）清肝热、明眼目、通鼻窍、利机关。风府疏散风邪、清心宁神、通利机关。迎香（大肠）清肺热、散风邪、通鼻窍。合谷疏风清热、消炎止痛。太冲（肝）泄肝火、清头目、行气血、化湿热。

【方药】

藕节炭 25g	白茅根 25g	生石膏 45g	肥知母 10g
桑白皮 15g	炒栀子 15g	条黄芩 10g	生地黄 30g
大蓟 15g	怀牛膝 15g	京赤芍 10g	酒大黄 10g
牡丹皮 15g	水牛角粉 30g	小蓟 15g	

加减：肺热炽盛，加寒水石 45g。心火亢盛，加川黄连 10g。肝火上冲，加龙胆草 10g，芦荟 3g。大便秘结，加瓜蒌 30g，玄明粉 10g 或芦荟 1g。

方解：取生石膏、知母善清肺胃之火而泻火下行；藕节、白茅根凉血清热，量大而任重，是治疗鼻衄的重点药；酒大黄、桑白皮、黄芩、栀子清泄肺胃，心肝火热，断火之源；生地黄、小蓟、赤芍凉血清热，活血止血；牛膝引热下行，折其火热上炎之势；牡丹皮、水牛角粉凉血清热。诸药配伍，使火热清、鼻衄止。

【典型病例】

高某，男，17岁。初诊日期：1966年3月17日。

主诉常流鼻血13年。患者身高体壮，不嗜烟酒，但饭量大，每因贪食或食辛辣或大便秘结则鼻窍出血，量多，喜饮凉水，冬天穿衣不多并不怕冷。大便两天一排，眠佳。虽常服牛黄类中成药，但疗效不能巩固。舌质红，苔黄厚，脉弦滑有力。证属脾胃蕴热，灼伤阳络，迫血外行，治宜清热泻火、凉血止血。基本方加龙胆草 10g，芦荟 1g，水煎服，4 剂。患者怕痛，拒绝针刺治疗。

二诊：大便通畅，每日一解，但鼻衄仍然不止，舌脉同前，依前方加黄连 10g，再服 4 剂。

三诊：饭量减少，但鼻衄不减。为何服药 8 剂病不见好？忽想起恩师王乐亭先生曾说"血见黑即止"，再开前方 4 剂，水煎服，嘱患者服药时，往药中兑 20mL 墨汁同饮，一天服 2 次

四诊：服药后鼻衄止，患者欣喜异常。嘱减少食量，勿食辛辣，勿以手挖鼻，多喝水。每日服栀子金花丸 2 次，每次 1 丸。半年后又见患者，知鼻衄一直未犯，病已痊愈。

（四）乳蛾

乳蛾是由风热之邪入侵肺系，搏结于喉核，或脏腑虚损、邪热结聚于喉核引起，以咽痛、咽干、咽痒或异物感不适为主要临床症状的疾病。临床上乳蛾除了局部症状外，可伴有不同程度的全身症状，以发热、头痛、身痛或高热、抽搐为主，迁延反复者可出现低热、心悸、怔忡、水肿等。类似于西医的急、慢性扁桃体炎。

【针灸配方】

主穴：天突、少商、合谷、内庭、照海。

辅穴：舌卷口干，加关冲、曲泽。阴虚内热，加太溪、申脉。外感寒热，加大椎、外关。急性高热，取十二井放血。咽外肿痛，加液门。

穴解：天突宣肺止咳、降逆化痰、利咽喉。少商清热利咽。合谷疏风清热、消炎止痛。内庭清胃肠湿热、通阳明腑气。照海

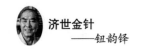
（肾）清利下焦、咽喉肿痛。

【方药】

　　生石膏 40g　　苦桔梗 15g　　北豆根 6g　　金银花 20g

　　青连翘 15g　　条黄芩 10g　　润玄参 20g　　生地黄 20g

　　京赤芍 12g　　锦灯笼 10g　　大青叶 10g　　板蓝根 20g

　　薄荷叶 10g　　生甘草 10g

　　加减：头痛严重，加白芷 15g，防风 10g。恶寒发热，加荆芥穗 10g，豆豉 10g。咽痛严重，加射干 10g，牛蒡子 10g。咽红肿大，加蒲公英 15g。壮热口渴，加知母 10g，寒水石 30g，牡丹皮 10g，水牛角粉 30g（包煎）。痰多壅堵，加浙贝母 10g。局部化脓，减生石膏、北豆根、大青叶，加草河车 15g，金果榄 10g，蒲公英 15g。高热不退，加滑石 15g，羚羊角粉 1.2g（代，冲服），重用生石膏、金银花。大便秘结，加瓜蒌 30g，玄明粉 6g，大黄 8g（后下）。

　　注解：方取张仲景桔梗汤为基本方，主治咽痛；板蓝根、金银花、连翘、大青叶清热解毒；生石膏、黄芩清气分热，利上焦；薄荷散表邪；北豆根、锦灯笼清热利咽、宣开肺气；玄参清热生津；生地黄最善清热，凉血、解毒作用比玄参更强；桔梗、甘草相配化痰止咳，宣肺排脓；赤芍凉血清热。诸药共奏清热解毒、利咽消肿之功用。

【典型病例】

　　冯某，男，14 岁。初诊日期：1988 年 3 月 2 日。

　　主诉咽痛，喝水吞咽时困难 3 天。平日喜肉食，而且饭量大，经常患感冒。此次感冒后高热，体温 38.6℃，流鼻涕，全身酸懒无力，伴有头痛，大便 3 天未解。查咽部扁桃体肿大，布满大面积白脓点，此为化脓性扁桃体炎。舌质红，苔黄白厚，脉滑数。证属肺胃积火，风热外侵，热毒蕴结，治宜清热解毒、利咽消肿。基本方加蒲公英 15g，瓜蒌 30g，玄明粉 10g，牡丹皮

10g，羚羊角粉 1.2g（代，分冲），水煎服，4 剂。针少商、内庭、合谷，手十二井穴放血。留针 30 分钟，只针 1 次。

二诊：咽已不痛，大便通畅，体温 36.5℃，饮水较多，不再流鼻涕，查咽部，白脓皆退，扁桃体变小，舌质淡红，苔薄白，脉缓。再拟竹叶石膏汤加减，水煎服，3 剂，调理善后。

（五）梅核气（咽部神经官能症）

梅核气是因情志不遂，肝气瘀滞，痰气互结，停聚于咽所致，以咽喉部有异物感，似梅核之梗阻，咯之不出，咽之不下，时发时止为主要临床表现的疾病。临床上咽喉异物感多在做吞咽动作时，尤以吞咽唾液时感觉明显，吞咽食物时反而无异常感觉。临床上常见肝郁气滞、痰气互结、阴虚气郁型。前者咽喉异物感常随情志波动而增减，可见抑郁寡欢，胸胁胀满，善太息。中者异物感似痰咳之不出，可见胸闷纳呆，脘腹胀满，嗳气则舒。后者可见咽干舌燥，五心烦热，头晕目眩。镜检查无任何阳性体征发现，现代医学咽异感症或咽癔症类似于本病。

【针灸配方】

主穴：消核穴（奇）。

辅穴：梅核日久，加天突。梅核新发，加三阳络。咽喉干燥，加照海。

穴解：消核穴为男左女右示指、中指掌侧指缝后一横指处，针刺捻转过程中须患者认真配合，做用力吸气—憋气—大口用力吞咽的动作，若配合得当，大部分患者可立即见效。必要时可反复做 2～3 次。

【方药】

四七汤（《太平惠民和剂局方》）加味。

绿萼梅 15g	小青皮 10g	广陈皮 10g	法半夏 10g
云茯苓 20g	老苏梗 10g	川厚朴 10g	炒枳实 10g

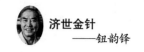
胆南星 10g　　缩砂仁 10g　　白蔻仁 10g　　焦槟榔 10g

焦山楂 10g　　焦麦芽 10g　　焦神曲 10g　　鲜生姜 3 片

加减：痰黏难咯，加苏子 12g，莱菔子 12g，白芥子 12g。肝郁气滞，加柴胡 10g，郁金 10g，白芍 10g。恶心呕逆，加旋覆花 10g，代赭石 30g，刀豆子 30g。胁肋胀痛，加香附 10g，乌药 10g。胸痛堵闷，加瓜蒌皮 15g，薤白 10g，橘叶 10g，佩兰 10g。咽干舌燥，加生地黄 20g，麦冬 10g，胖大海 10g，青果 10g。胸脘腹胀满，气不通降，加沉香面 1.5g（分冲）。

方解：选用疏肝散郁、开胃生津的绿萼梅为君药，消除异物感；陈皮、半夏、茯苓化痰降浊；苏梗、厚朴、枳实降逆气、宽中焦；胆南星化痰；砂仁、蔻仁和中理气；焦四仙化滞消积；生姜温中化痰。诸药共济理气疏肝、降逆化痰、利咽散结之功效。

【典型病例】

周某，女，28 岁。初诊日期：2014 年 1 月 3 日。

主诉咽中堵塞感月余。素好生气，心情不舒。1 个月来如有物卡咽中，上不来，下不去。进食无碍，夜寐多梦，大便日一行，月经提前 3～5 天，无痛经，经期 7 天，经量正常，有小血块。证属肝郁气滞、痰结咽喉、气逆不降，治宜理气疏肝、降逆化痰、利咽散结。基本方加苏子 10g，莱菔子 10g，白芥子 10g，水煎服，7 剂。针刺消核穴加三阳络，并施治梅核气的手法，留针 30 分钟，隔日 1 次。

二诊：针药结合治疗后，患者梅核气已消失，深表感谢。停服中药，再针一次，巩固疗效。

（六）喉痹（慢性咽炎）

喉痹是由外邪侵袭，壅结于肺系，邪滞于咽，或脏腑虚损，咽喉失养，或虚火上灼咽部引起，以咽部红肿疼痛，或干燥、异物感，或咽痒不适、吞咽不利等为主要症状的咽部疾病。西医的急性咽炎、慢性咽炎类似于本病。

慢性咽炎为咽黏膜、黏膜下及淋巴组织的慢性炎症。弥漫性咽部炎症常为上呼吸道慢性炎症的一部分；局限性咽部炎症则多为咽淋巴组织炎症。慢性咽炎临床上以咽喉干燥、痒痛不适、咽中异物感或干咳少痰为特征，临床常见以阴虚为多，可见口干唇燥、咽干微痛、咽痒干咳，痰少而黏，似物梗塞，吞咽不利、五心烦热、腰膝酸软、午后潮热等症状。其病程长，症状易反复发作，往往给人们不易治愈的印象。

【针灸配方】

主穴：少商、鱼际、上巨虚、下巨虚。

辅穴：阴虚内热，加太溪、申脉。舌倦口干，加关冲、曲泽。咽干咽痛，加照海。喉痛失音，加风府、孔最。

穴解：少商清热利咽。少泽润肺止咳、利咽止痛。上巨虚清湿热、活气血。下巨虚（胃）疏经调气。

【方药】

桔梗汤（《伤寒论》）合增液汤（《温病条辨》）加味。

苦桔梗 15g	生甘草 10g	嫩射干 10g	木蝴蝶 10g
凤凰衣 6g	草河车 10g	牛蒡子 10g	胖大海 10g
西青果 10g	生地黄 25g	润玄参 20g	麦冬 15g
青连翘 15g	京赤芍 15g		

加减：咽喉干燥，加玉竹 20g，天花粉 30g。咽喉痒痛，加锦灯笼 10g，北豆根 6g。咽喉红肿，加金银花 30g，板蓝根 30g，大青叶 10g，鱼腥草 20g。咽喉痰黏，加黛蛤散 20g，川贝母 8g。咽喉音哑，加蝉蜕 10g。阳明热甚，加生石膏 40g，知母 10g，寒水石 40g。阴虚火旺，加知母 10g，黄柏 10g。血分有热，加牡丹皮 15g，水牛角粉 25g，羚羊角粉 1.2g（代，冲）。咽喉刺激发生咳嗽者，加桑白皮 15g，枇杷叶 15g，紫花地丁 40g。

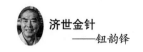

注解：桔梗、甘草是治疗咽喉病症的基础主药；配合射干、木蝴蝶、凤凰衣、草河车、牛蒡子利咽喉，清内热；连翘、赤芍清热解毒、凉血活血；胖大海、青果、生地黄、玄参、麦冬滋阴育液、润燥生津。群药共取利咽清热、增液消炎之功能。

【典型病例】

赵某，女，33 岁，音乐教师。初诊日期：1998 年 9 月 9 日。

主诉咽干微痛声哑半年。患者为南方人，常吃辛辣、喝红茶，喜食橘子、荔枝等。因工作关系常有咽干喑哑，影响正常工作，喉科诊为"慢性咽喉炎"，内服消炎药，外用理疗治疗效果不明显。时多痰，纳可；便秘，2～3 日一行；夜寐尚可，舌质红，苔白厚，脉弦滑。未发现其他慢性疾病。证属阴津液少，虚火上炎，咽失濡养。治宜利咽清热、增液养阴。基本方加玉竹、天花粉、蝉蜕、知母、黄柏、瓜蒌、玄明粉、羚羊角粉 1.2g（代，分冲），水煎服，7 剂。针治取鱼际、内庭、合谷、下巨虚，留针 30 分钟，少商放血，隔日治疗 1 次。嘱忌辛辣、红茶，禁食肥甘有热食品。

二诊：咽喉症状大减，大便通，日一行。继续针治，服中药前方加板蓝根。水煎服，14 剂，忌口如前。

三诊：诸症消失。嘱两周内不练声，继续忌口，患者甚为满意。再拟基本方水煎服，5 剂，每日服 1 煎。平日可含服壬水金丹，保护咽喉。

（七）口臭

口臭多由肺、脾、胃积热或食积不化引起，以口气秽浊难闻，如食物发酵的异味感为主要症状。其气味常由口腔或其他充满空气的空腔中如鼻、鼻窦、咽散发出来。

在临床上，口臭多为实证。口臭伴酸腐，见于食积；伴腥味，见于肺热。甚者常因热积熏蒸而发为口疮、牙宣（出血）。

中医认为，口臭的发生除与口腔卫生有关外，脏腑积热也是发病的重要原因，见口腔异味的同时常会伴有口渴、口干、牙龈红肿、便秘等症状。要缓解口臭，除了口服清热泻火的药外，也可用药物汤剂漱口。

【针灸配方】

主穴：人中、大陵。

辅穴：伴有口苦，加阳陵泉。口中干燥，加章门、阳池、关冲。舌苔黄厚，加鱼际、中脘、足三里。大便秘结，加支沟、上巨虚。

穴解：人中清热化痰。大陵清心宁神，和胃宽胸，清营凉血。

【方药】

甘露饮合凉膈散（《太平惠民和剂局方》）加减。

生地黄 25g	麦冬 15g	天冬 15g	生石膏 40g
肥知母 10g	寒水石 30g	青连翘 15g	炒栀子 10g
川黄连 10g	条黄芩 10g	绿茵陈 30g	川石斛 15g
淡竹叶 3g	牡丹皮 15g	羚羊角粉 1.5g[代，冲]	

加减：苔黄积滞，加焦四仙各 10～15g，莱菔子 10g。胃津不足，加玄参 30g。口黏如胶，加地骨皮 15g，桑白皮 10g，天花粉 20g。大便秘结，加瓜蒌 30g，玄明粉 10g，赤芍 25g。

方解：取二冬、生地黄、石斛滋阴清热、养液生津、清降胃火；连翘、栀子苦寒清热泻火；生石膏、寒水石、知母、黄连、黄芩清胃火；茵陈、牡丹皮化湿凉血；竹叶化湿清热、利尿除烦。妙在羚角，性属阴寒，入胃清热，入心凉血，为除大热、清血毒之专药。可以水牛角粉 30g 代替。群药合用，养胃津、清胃热、泻火而达到治疗口臭之效。

【典型病例】

邵某，男，36 岁。初诊日期：2012 年 12 月 5 日。

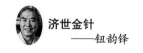

主诉口臭 3 个月余。食量好，嗜辛辣、白酒，大便不畅，喜冷饮，寐不实。舌质红，苔黄白厚腻，脉弦滑稍数。证属阳明胃火灼伤阴液，浊气上泛。治宜养胃阴、清胃热、泻火除臭。基本方加焦四仙各 15g，莱菔子 10g，瓜蒌 30g，玄明粉 10g，赤芍 25g，天花粉 30g，玄参 30g，水煎服，7 剂。针刺主穴加支沟、上巨虚、足三里。留针 30 分钟，隔日针治 1 次。忌食辛辣、肥甘、海鲜，忌酒。

二诊：口臭减轻，再拟前法，继续 1 周。

治疗 5 周后口臭完全消失，停止针药，继续严格忌口，除早晚各刷牙一次之外，要随时漱口，拟漱口水处方，每日 1 剂巩固疗效。

附：漱口方：①藿香、佩兰、金银花、甘草各 10g。②芦根、甘草各 10g。

上两方中药物各取等分剂量，用 200～300mL 开水冲泡，盖上盖子，静置 15～20 分钟，漱口用即可。药方除含漱能消除口臭外，夏天代茶饮还能清除暑热。

（八）舌痛

舌痛是因火热之邪上攻舌络引起，以舌窍出血灼痛、辣痛、麻痛、涩痛等感觉为主要临床表现的病症。疼痛的部位可在舌尖、舌边、舌心、舌根或全舌等不同部位。多见于中老年妇女。常伴其他慢性病，病程长久，易于反复。临床常见脏腑实热舌痛和阴虚火旺舌痛。前者舌痛较重，舌红起芒刺，兼有口渴口苦、心烦易怒、不寐、小便短赤、大便干结等。后者可见舌头灼痛或干痛，舌质光红，干燥少津，有裂纹，无苔或剥苔，兼有盗汗、焦躁、失眠、五心烦热等。

【针灸配方】

主穴：通里、照海。

辅穴：舌纵涎下，加阴谷。舌体震颤，加中渎。肝火旺盛，加三阴交、太冲。

穴解：通里（心）清心安神、通利喉舌。照海（肾）清心安神、利咽止痛，治舌尖疼痛。

【方药】

抽薪饮（《景岳全书》）加减。

川黄连 10g	炒栀子 10g	龙胆草 10g	条黄芩 10g
生石膏 30g	肥知母 10g	生地黄 25g	麦冬 20g
生白芍 15g	天花粉 10g	川石斛 15g	润玄参 12g
北沙参 10g	生甘草 10g		

加减：口干欲饮，加芦根 15g，玉竹 10g。小便短赤，加竹叶 3g，滑石块 20g。大便秘结，加赤芍 25g，瓜蒌 30g，玄明粉 6g。

注解：方用黄连泻心火，栀子泻三焦火，龙胆草泻肝火，黄芩泻肺火；生石膏、知母清胃热；生地黄、玄参、麦冬、天花粉、石斛、白芍、沙参滋阴生津、增液降火；甘草调中和胃。诸药合用，清热泻火、滋阴养液。

【典型病例】

周某，女，30岁。初诊日期：2014年9月26日。

主诉舌尖刺痛6天。舌痛影响进食，饮冷、热水皆痛，温水稍好，心烦，大便稍干，日一行。月经提前，经期7天，第一天痛经，有小血块。舌质淡红，舌尖红，味蕾大，苔白，脉弦滑稍数。证属脏腑积热，阴虚火旺，上攻于舌。治宜清热泻火、滋阴养液。基本方加赤芍 25g，水煎服，7剂，针刺通里、照海，留针30分钟，隔日针治1次。

二诊：舌已不痛，再针治两次巩固疗效。

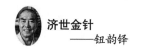

（九）口疮（复发性口腔溃疡）

口疮是因心脾积热，或阴虚火旺，灼伤口腔肌膜，以口腔唇内、颊、舌、齿龈等处肌膜见米粒、黄豆大小之溃疡，表面有黄白色薄膜覆盖，周围红晕、表面凹陷，局部灼热疼痛，反复发作为主要临床表现的疮疡类疾病。相当于西医学的复发性口腔溃疡，本病以青壮年居多，女性略多于男性。

口疮有自限性，可程周期性反复发作，无身体及其他病位的病损。若口腔溃疡数目多，形状小，多伴有生殖器疼痛性溃疡、皮肤结节性红斑及虹膜睫状体炎等，则为白塞综合征。

【针灸配方】

主穴：玉枕、地仓、劳宫、照海。

辅穴：舌纵不收，阴谷。湿重于热，丰隆。热重于湿，合谷。疼痛较重，加承浆、长强。口疮日久，加后溪、委中。

穴解：玉枕（膀胱）散风活络、通窍明目（口疮经验穴）。地仓（胃）散风邪、通经络，（口疮经验穴）。劳宫（心包）清心火、化湿痰。照海（肾）清心安神、利咽止痛。

【方药】

左金丸（《丹溪心法》）加味。

胡黄连 10g	炒苍术 15g	淡干姜 10g	生麻黄 4g
全当归 10g	青连翘 15g	赤小豆 25g	蒲公英 30g
吴茱萸 5g	五倍子 5g	京赤芍 25g	淡竹叶 3g
诃子肉 10g	莱菔子 10g	生甘草 10g	

加减：热炽火盛，加牡丹皮 15g，水牛角粉 25g。大便秘结干燥，加酒大黄 10g，瓜蒌 30g，玄明粉 6g。

方解：寒热杂投法是魏舒和老中医的临床经验。其口疮的特征是疮面发白或淡黄色，病程日久不愈者。当归、连翘、赤小豆为主药取其化湿清热之作用；妙在吴茱萸配黄连、干姜配黄连，一则取左金丸之功，一则用寒热杂投之效；再取苍术燥湿；麻黄辛散湿浊；蒲公英、赤芍清热解毒；五倍子、诃子收敛疮面；莱菔子化滞消积；竹叶淡渗利湿；甘草调和诸药。共奏化湿清热解毒之效。

本症除服汤剂外，亦可配合外用漱口方法。①魏舒和老师方：麻黄1g，细辛1.5g，薄荷6g。②申芝塘前辈方：防风3g，甘草3g，薄荷9g。③关幼波教授方：红花10g，薄荷10g，黄连3g，黄芩10g。以上方均可煮水漱口。

【典型病例】

郑先生，40岁。初诊日期：2014年5月9日。

主诉口腔溃疡10余年，复发10日。口疮时发时止，多年求医一直未愈。舌体左侧旁有1枚如黄豆大的溃疡面，上覆盖一层黄薄膜，周围发红，局部灼热疼痛。大便干燥，2～3日一行，偶食辛辣，不饮酒茶，食量尚可。舌质红，苔黄白，脉滑数。证属心脾湿热、胃火秽毒、浊邪上蒸，治宜化湿清热、泻火解毒；基本方加瓜蒌30g，玄明粉10g。水煎服，7剂。针取主穴加后溪、委中，留针30分钟，隔日治疗1次。

二诊：口疮明显减轻，大便畅通，日行4～5次，倍感痛快。以前法继续治疗。

治疗3周，服中药21剂，针治7次，口疮已愈。半年后随访一直忌食辛辣，并保持大便畅通，口腔溃疡未复发。

（十）齿衄

齿衄即牙龈出血，是指血液自牙缝或牙龈渗出，非外伤引起的症状。齿衄往往与牙龈的慢性炎症有关，多见于牙周炎和牙龈炎患者。中医认为多为胃肠积热，上炽齿龈所致。足阳明胃经之脉络于上龈，手阳明大肠经络于下龈，齿与龈皆属阳明经，故牙痛龈肿均与胃、肠关系密切。上牙痛多为胃火上炎，下牙痛多属

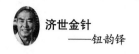
大肠积热。

【针灸配方】

主穴：六腑俞加膈俞（膈俞、胆俞、胃俞、三焦俞、大肠俞、小肠俞、膀胱俞）。

辅穴：不能嚼物，加角孙。牙齿疼痛，加商阳。牙齿寒凉，加少海。牙齿肿痛，加曲池、偏历、合谷、太溪。

穴解："六腑俞加膈俞"最早见于《针灸大成》："六腑结热，血妄行不已。取六腑俞，并血会治之。"功能通调腑气、消食利水、疏导经脉、益气养血。适应于①腑气不通、消化不良、调节消化系统；②六腑热病（血热妄行，各种出血症）；③背腰酸胀、腰骶疼痛。

【方药】

生石膏 30g	肥知母 10g	润玄参 15g	炒栀子 10g
青连翘 15g	寒水石 30g	白茅根 25g	藕节炭 25g
京赤芍 15g	蒲公英 10g	酒大黄 10g	酒黄芩 10g
牡丹皮 15g	生地黄 20g	水牛角粉 30g	

加减：阳明热盛，加黄连 10g，生石膏加量为 45～60g。肝胆火旺，加龙胆草 10g。胃阴不足，加石斛 10～20g，天花粉 30g。齿龈化脓，加金银花 30g，野菊花 15～20g。大便秘结，加瓜蒌 30g，玄明粉 6～8g。引热下行，加牛膝 10g。

方解：生石膏、寒水石、知母清胃热；连翘、蒲公英、黄芩清热、解毒；玄参、生地黄滋阴清热、凉血；白茅根、藕节炭止血、凉血；赤芍、牡丹皮化瘀凉血清热；栀子、大黄、水牛角粉清脏腑之热。诸药协同，共济清胃泻火、养阴凉血之功效。

【典型病例】

赵某，男，28岁。初诊日期：2002年10月4日。

主诉齿龈出血3个月。牙齿坚固，不痛，不摇。刷牙时齿龈出血，用力嗑时也有少量出血。服维生素及牛黄清胃丸、牛黄解毒丸等均未见效。寐多噩梦,性格急躁,大便秘结,血压正常,血糖不高,不嗜烟酒,喜冷饮及坚果。舌质红,苔白,脉滑数。证属胃肠积热,上炽齿龈。治宜清胃泻火,养阴凉血。基本方加黄连 10g,生石膏加量至 45g,龙胆草 10g,瓜蒌 30g,玄明粉 10g,水煎服,7 剂,针刺六腑俞加膈俞,留针 30 分钟,隔日治疗 1 次。

二诊:齿龈出血基本停止,依前方加减再服 7 剂,继续针治。

三诊:出血治愈。嘱患者少食干燥食品,忌食辛辣,多食水果蔬菜。

(十一)齿摇

齿摇是因邪犯牙床,或脏腑虚损,龈肉失养引起,以龈肉肿胀或萎缩,牙根宣露,上下牙痛,牙齿动摇,龈齿间渗出脓血为主要症状的疾病。本病早期可见反复牙龈肿痛、牙周溢脓出血,后期则见牙龈萎缩,牙根宣露,导致牙齿松动,甚者脱落。

临床上常见由胃火上蒸、肾阴虚损、气血不足等原因引起。胃火上蒸者可见牙齿浮动,牙龈肿痛,出血溢脓,伴烦渴喜冷饮、口干、口臭、便秘等症。肾阴虚损者可见牙齿松动,咀嚼无力或微痛,齿根宣露,伴头晕、耳鸣、腰酸、手足心热等症。气血不足者可见牙龈萎缩,牙齿松动,伴咀嚼无力、面色发白、头晕眼花、胃呆纳少、心悸怔忡、气短懒言等症。

【针灸配方】

主穴:"牙痛四五针"。合谷(同侧)、大迎(向上刺)、颧髎(直刺)、内庭(对侧)、太溪。

辅穴:上下齿痛,加商阳。不能嚼物,加角孙。肾阴虚相火旺,加三阴交、太溪、太冲、涌泉。

穴解:"牙痛四五针"适用于一切牙痛。合谷上通头面诸窍,

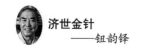
尤其口腔多症，有泻热散风、消肿止痛之效。颧髎在面中央，阳经会合之处，对面肿齿痛效如桴鼓。大迎为手足阳明之会，对牙痛颊肿、唇润口喎立竿见影。内庭治疗牙痛、咽喉肿痛等症皆能胜任。太溪有"牙齿痛，吕细（太溪别名）堪治"之说。

【方药】

滋肾丸（《兰室秘藏》）、青娥丸（《太平惠民和剂局方》）和六味地黄汤（《小儿药证直诀》）加减。

肥知母 10g	炒黄柏 10g	上肉桂 4g	补骨脂 10g
川杜仲 15g	核桃肉 10g	生地黄 20g	熟地黄 20g
怀山药 12g	牡丹皮 15g	山茱萸 10g	云茯苓 15g
建泽泻 15g	寒水石 30g		

加减：虚火盛者，加玄参 15g，麦冬 15g。牙龈出血，加白茅根 25g，藕节 25g。

方解：取知柏滋阴泻相火；肉桂引火归原；补骨脂、杜仲、核桃肉取青娥丸温补肾阳；六味地黄汤为核心药味；加寒水石清阳明经之热；诸药配伍，共济滋肾育阴、强骨固齿之功效。

【典型病例】

高某，女，18 岁。初诊日期：1996 年 6 月 15 日。

主诉上、下齿摇半年。两年前即牙龈出血，口苦，口臭，经常全口牙痛，不能咬硬物。口腔科诊为"牙周炎"。半年前牙根宣露，全口牙齿松动，牙龈萎缩出血，边缘微红肿、疼痛，日渐加重。只能进软食、饮温水，大便日一行，量不多。舌质微红，舌苔白。证属肾阴不足，虚火上炎，灼损牙龈。治宜滋肾育阴，强骨固齿。基本方加玄参 15g，麦冬 15g，白茅根 25g，藕节 25g，水煎服，30 剂，患者拒绝针治。另配牙周炎外用牙粉一料，每日早、晚各用温水刷牙一次。

二诊：坚持服中药一个月，每日以中药牙粉刷两次牙，齿龈红肿消失，牙龈已不出血，牙齿相对稳定。再拟前方加减继服中药，改为每日服药一煎，两天服中药一剂，严禁辛辣和较硬的食品，继续用中药牙粉一天刷两次，不要用力刷牙。

10年后重见患者，牙齿很好，唯全口牙齿皆变黄色，仍坚持中药刷牙，间断服药，患者比较满意。

五、眼科常见病证

（一）视物不明

视物不明是因湿热痰浊上犯清窍，或肝气郁结，气滞血郁，壅遏目窍；或肝肾阴虚，血虚津少，目失濡养，神光衰微引起。以眼外观端好，不红、不肿、不痛，而自觉视力渐降，视物昏蒙，以致视物模糊不清为主要症状的疾病，又称视瞻昏渺。肝气郁结者自觉眼珠隐痛，视力渐降，或眼前中央有带色阴影遮隔，视物变形，伴有情志不舒、头晕胁痛、口苦咽干。肝肾阴虚者，可见眼内干涩，视物昏蒙，或视物变形，伴有头晕耳鸣、夜眠多梦、腰膝酸软。心脾两虚，血虚津少者，可见眼内干涩，视物昏朦，或视物变形，伴有面色无华、头晕心悸、食少神疲。症状类似于西医学的脉络膜炎、视网膜炎、慢性球后视神经炎及年龄相关性黄斑变性（亦称老年性黄斑变性）。年龄相关性黄斑变性干性与湿性的渗出前期与中医眼科的视物不明相似，湿性出血时则与中医眼科的暴盲相似。

【针灸配方】

主穴：目窗、光明、曲泉、太冲。

辅穴：头晕目眩，加风池、太溪。肝气郁结，加内关、章门。血虚津少，加血海、三阴交。肝肾阴虚，加肝俞、肾俞。夜寐不宁，加神门、三阴交。

穴解：目窗（胆）清脑明目、息风通络。光明（胆）清肝明

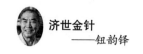
目、疏通经络。曲泉（肝）滋阴养肝、调理气血。太冲（肝）泄肝火、清头目、行气血。

【方药】

加味地黄汤（《叶天士眼科》）。

熟地黄 30g	山茱萸 15g	粉丹皮 12g	云茯苓 15g
怀山药 15g	建泽泻 12g	全当归 10g	酒川芎 10g
甘菊花 20g	菟丝子 15g	枸杞子 15g	

加减：阴虚口渴，加石斛 30g，麦冬 10g，五味子 10g。眼睛干涩，加桑椹 25g，天花粉 20g，白芍 15g。肝火旺者，加知母 10g，黄柏 10g。

方解：六味地黄汤滋补肝肾之阴；当归、川芎养血、活血、行血；菟丝子、枸杞子补肝肾，配合菊花明目。诸药共奏滋补肝肾、养睛明目之功效。凡病后视物不清及云翳退后目不明、夜见灯上绿珠者均可服之。

【典型病例】

郭某，男，31 岁。初诊日期：2015 年 3 月 11 日。

主诉视物不清 1 个月。日夜书写，双目干涩，头晕目眩，心烦急躁，夜寐多梦，神疲乏力，双目不红、不肿、不痛，纳可，便调。舌质红绛，苔薄白，脉弦细。证属肝肾阴虚、睛失所养、视物不明。治宜滋补肝肾、养睛明目。基本方加桑椹 30g，天花粉 20g，白芍 20g，知母 10g，黄柏 10g，水煎服，7 剂。针刺主穴加风池、太溪、合谷，留针 30 分钟，隔日针治 1 次，嘱每日只工作 6 小时，忌辛辣之品。

二诊：患者遵医嘱，双目已不干涩，视力明显恢复，眩晕减轻，情绪稳定，舌脉同前。再依前法调治。

经过 7 周针药配合治疗，两眼恢复正常。眼不干，头不晕，精神振作。予明目地黄丸巩固疗效。

（二）迎风流泪

迎风流泪是因肝血不足，泪窍不密，风邪外袭，或气血不足、肝肾两虚，不能约束泪液，遇风则邪引泪出，以泪液不循常道而溢出睑弦，流冷泪或所流之泪没有明显冷热感为主要临床症状。平素眼部无红肿疼痛，亦无流泪，但遇风刺激则引起流泪，无风则止，常见于老年人，多发于冬春季，泪液清稀而无热感。迎风流泪类似于西医学的因眼睑位置异常、泪道系统阻塞或排泄功能不全所引起的"泪溢症"。

【针灸配方】

主穴：睛明、风池、上星、头维、合谷、太冲。

辅穴：兼有近视，加外关、三阴交、光明。兼有远视，加光明、太溪、水泉。兼内斜视，加臂臑、瞳子髎。兼外斜视，加攒竹透睛明。头痛眩晕，加太阳、行间。心烦恶心，加内关、中缝放血。

穴解：睛明（膀胱）散风泄火、滋阴明目；风池疏风清热、活血通经、明目益聪；上星（督）清肝热、明眼目；头维（胃）散风邪、清头目；合谷疏风清热、消炎止痛；太冲（肝）泄肝热、清头目。

【方药】

迎风下泪方（《叶天士眼科》）。

北防风 10g	炒荆芥 10g	肥玉竹 15g	蔓荆子 20g
当归身 10g	炒白芍 25g	甘菊花 15g	车前子 20g
牡丹皮 15g	决明子 15g	生甘草 10g	鲜生姜 3 片

加减：有赤丝者，加酒黄芩 10g，刺蒺藜 20g。流泪甚者，加羌活 10g。

方解：取防风、荆芥散风、明目、止泪；当归、白芍、玉竹养血凉血、育阴滋液；蔓荆子、决明子、车前子清热散风、利

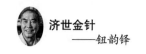

水明目、止泪；菊花清肝热、散头风；牡丹皮凉血清热；生姜和胃安中；甘草调和诸药。群药相伍，共成祛风清热、平肝止泪之剂。

【典型病例】

赵某，女，42岁。初诊日期：2015年4月1日。

主诉迎风流泪10年，加重3个月。10年前丧子，悲痛欲绝，见人即悲伤，泪如泉涌，日久转为迎风流泪。近3个月来更为严重，时头晕、急躁、入眠困难，多梦，纳可，大便不畅，二日一行。舌质淡红，苔白，有齿痕，脉弦滑。证属肝经蕴热，复感风邪。治宜祛风清热、平肝止泪。基本方加瓜蒌30g，玄明粉10g，羌活10g，水煎服，7剂。针刺主穴加太阳。留针30分钟，隔日针治1次，忌辛辣、海鲜。

二诊：流泪减少，头晕头痛减轻，大便通畅，每日一行。舌脉同前，继续依前法治之。

经4周治疗，共服中药28剂，针治13次，迎风流泪已愈。停针停药，两周后复查未流泪，情况良好。

（三）飞蚊症

飞蚊症又称"云雾移睛"，是因湿热、痰湿浊气上犯，或素体积热、肝郁化火、阴虚火旺灼伤脉络，或肝肾亏虚，不能升运精华以涵养神膏引起，以眼外观端好，唯觉眼前似有蚊蝇、云雾样黑影飞舞飘动，仰视则上，俯视则下，甚则视物昏蒙为主要症状的疾病。相当于西医学的玻璃体混浊，常由葡萄膜、视网膜的炎症、出血、退变，以及玻璃体的退变等引起。

【针灸配方】

主穴：睛明、瞳子髎、头临泣、膈俞、行间。

辅穴：肝肾阴虚，加三阴交、太溪。肝气郁结，加内关、阳陵泉。肝胆蕴热，加风池、上星、侠溪、太冲。病已日久，加肝

240

俞、胆俞、涌泉。

穴解：睛明（膀胱）散风泄火、滋阴明目。瞳子髎（胆）疏风散热、清脑明目。头临泣（胆）清脑明目。膈俞调营血、化瘀血。行间泄肝火、息肝风、凉血热。

【方药】

滋补肝肾丸（《叶天士眼科》）。

熟地黄 25g	牡丹皮 15g	云茯苓 20g	山茱萸 15g
当归身 12g	生白芍 20g	枸杞子 20g	怀山药 15g
菟丝子 15g	沙苑子（沙蒺藜）15g		

加减：火盛多梦遗者，去菟丝子、枸杞子，加生地黄 30g，泽泻 15g，煅牡蛎 20g。头痛、五心热、口渴，加盐知母、盐黄柏各 10g。

方解：熟地黄甘柔补血、滋补填精；山茱萸滋养肝肾而固肾气；山药健脾益胃以助运化；茯苓健脾渗湿；牡丹皮泄肝火、凉血热；当归、白芍养血活血、调补肝阴；枸杞子、沙苑子滋补肝肾、育阴明目；菟丝子补肾和肝明目。诸药配伍，滋补肝肾、涵养睛明。

【典型病例】

孙某，女，18 岁。初诊日期：2014 年 4 月 15 日。

主诉视野中出现斑点与横线 10 天。半年前，患者为母扫墓，心情悲痛，情绪急躁，睡眠不好，饮食无味，10 天前眼中出现飞蚊样物。舌质淡红，苔薄白，脉细弦。证属肝郁肾虚、目失涵养。治宜滋补肝肾、理气解郁。基本方加柴胡 10g，郁金 10g，青皮 10g，菊花 15g，水煎服，7 剂。针刺主穴加内关、阳陵泉，留针 30 分钟，隔日针治 1 次。

二诊：飞蚊症有所减轻，舌脉同前，依前法治之。

经过两个月治疗，共服中药 56 剂，针治 25 次，飞蚊症消失。

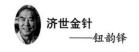
（四）眼睛干痛

眼睛干痛，是由燥邪损伤气血津液而使阴津耗损，气血亏虚不能上荣于目，目失濡养引起，以眼部赤肿不显，只觉眼睛干涩、眼球胀痛、刺痛或灼痛等不适为主要临床症状。类似于西医学的角结膜干燥症，俗称干眼症。中医学干眼症轻则属于"白涩症"，重者属"神水将枯"。

【针灸配方】

主穴：中脘、内庭、下巨虚。

辅穴：干涩隐痛，加光明、三阴交。肝肾阴虚，加肝俞、肾俞。目睛突出，加然谷、涌泉。日间疼痛，加中渚、绝骨。夜间疼痛，加照海、通里。眉棱骨痛，加中封、解溪。偏侧头痛，加丝竹空透率谷。通连牙痛，加合谷、太溪。眶上神经痛，加丰隆。

穴解：中脘调理中焦、健脾利湿。内庭清胃肠湿热、通阳明腑气。上巨虚理肠胃、清湿热、疏经络、活气血。

【方药】

开郁汤（《叶天士眼科》）。

北柴胡 10g	小青皮 12g	酒香附 10g	车前子 15g
北防风 10g	炒荆芥 10g	决明子 15g	青葙子 15g
酒川芎 15g	炒栀子 12g	鲜生姜 3 片	

加减：黑眼珠夜痛，加夏枯草 15g。若有红丝者，加当归10g，生地黄 20g。

方解：柴胡、青皮、香附理气疏肝、伐肝散郁；防风、荆芥是治疗眼科病症的对药，有散风、明目之用；车前子、决明子、青葙子明目清热、平肝之能；栀子清心、泄热、凉血；川芎活血通经；生姜和胃安中。诸药共起理气疏肝、润目止痛之功效。

【典型病例】

张某，女，52 岁。初诊日期：2014 年 10 月 10 日。

主诉两目干痛 7 年。7 年前，其孙患脑瘫，多处求医效差，因此着急，时常流泪，即出现两眼干痛，但不红不肿，视力尚可，虽用少量眼药，但时好时坏。性情急躁，夜寐多梦，食欲尚可，血压 136/82mmHg，血糖、血脂都正常。证属肝郁气滞、睛目干痛。治宜理气疏肝、润目止痛。基本方水煎服，7 剂。再刺主穴加光明、三阴交、中封、解溪。留针 30 分钟，隔日针治 1 次。

二诊：治疗 1 周，眼干见轻，感觉舒适，舌脉同前，依前法继续治疗。

针药结合治疗 8 周，共服 56 剂，针治 25 次，两目干痛完全治愈。半年后随访，未复发。

（五）爆发火眼

爆发火眼，俗称红眼病，是由风热毒邪、时行疠气侵袭引起，以白睛爆发红赤、疼痛多眵、流泪畏光，常累及双眼为主要症状的疾病。

外感风热引起者，相当于"暴风客热"，常见白睛暴赤，热泪如汤，羞明隐涩，兼见恶寒发热、头痛鼻塞。相当于西医学的急性结膜炎。

时行疠气引起者，相当于"天行赤眼"。常见白睛红赤灼热，眵多黏结，怕日羞明，眼涩难睁，或先患一眼而累积双眼，或双眼齐发，能迅速传染并引起广泛流行。与西医学的急性传染性结膜炎相似。本病多发于夏秋之际，患者常有红眼病接触史。

【针灸配方】

主穴：太阳、耳尖放血。

辅穴：眼红肿痛，加陷谷透涌泉。眼睛干痛，加下巨虚。经

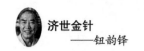
常流泪，加睛明、风池、上星、头维、迎香。喜暗怕光，加中渚、太溪、绝骨。内热火旺，加合谷、太冲。湿热多眵，加阴陵泉、丰隆；背部肝俞、脾俞、膈俞放血，拔火罐。

穴解：太阳、耳尖放血皆有清热、活血、通络、消炎的作用，主治眼痒、睛痛。

【方药】

凉血散火汤（《叶天士眼科》）。

生地黄 30g	牡丹皮 10g	京赤芍 10g	酒黄芩 10g
北防风 10g	炒荆芥 10g	全当归 10g	净蝉蜕 8g
北柴胡 10g	车前子 20g	鲜生姜 3 片	

加减：头痛恶风发热者，加羌活 10g。眼痛不可忍，口渴，加酒炒川黄连 10g。红肿热痛多眵者，加金银花 30g，连翘 15g，龙胆草 10g。肿不消、红不退者，加红花 6g。

方解：生地黄、赤芍、当归养血活血、滋阴降火；牡丹皮、黄芩清热凉血；防风、荆芥散风消肿、化湿通络；蝉蜕明目清热息风；柴胡理气疏肝；生姜和胃安中；车前子利湿明目、消肿化瘀。诸药配伍，共成清热凉血、泻肝化瘀之剂。

【典型病例】

刘某，男，18 岁。初诊日期：2009 年 8 月 14 日。

主诉双眼红肿疼痛两天。流泪生眵，畏光，昼夜均痛，自服牛黄上清丸效果不明显。现症见白睛完全红肿，睁眼用力。由于夜间疼痛，严重影响睡眠，饮食尚可，喜冷饮，大便日排两次。心烦急躁易怒。舌质红，苔白，脉弦数。证属阴虚火旺、肝经郁热。治宜清热凉血、泻肝化瘀。基本方加金银花 30g，连翘 20g，龙胆草 10g，红花 6g，水煎服，7 剂。主穴放血，加针刺合谷、太冲。留针 30 分钟，每日针治 1 次。嘱忌食辛辣、鱼、虾、蟹、牛羊肉等。

二诊：双眼红肿皆消，疼痛止，继服龙胆泻肝丸 5 天，巩固疗效。嘱患者继续忌口 10 天。

（六）眼胞下垂

眼胞下垂即上胞下垂，是因先天不足，脏腑亏虚，睑肌失养、约束无力，或风邪入里中络，筋脉受损引起，以眼皮下垂，难以抬举，影响视物为主要临床症状的疾病。轻者半掩瞳仁，重者黑睛全遮，垂闭难张。相当于西医的上睑下垂。

眼胞下垂一般分为先天和后天两种，先天性者多双眼同病，由遗传或先天发育不全引起，自幼即双眼上胞下垂，终日不能抬举，视物时需仰首举额张口，甚至须以手提起上胞方能视物，久则额皮起皱褶，眉毛高耸。后天发病者，多单眼发病，常见于创伤、其他疾病发病后，上午轻下午重，或休息后减轻，劳累后加重，重者可伴有视一为二、身疲无力、吞咽困难等症。

【针灸配方】

主穴：十全大补方。章门、曲池、内关、合谷、中脘、关元、阳陵泉、足三里、三阴交、太冲。

辅穴：心脾两虚，加心俞、脾俞。肝肾不足，加肝俞、肾俞。肺气不足，加心俞。阳气不足，加灸命门、神阙。

穴解：十全大补方功能助阳补气、养血疏肝、健脾益胃、疏通经脉。主治久病体羸、气血两亏、脾胃虚弱、血枯经闭等。

【方药】

加减补中益气汤（《叶天士眼科》）。

炙黄芪 15g	炒白术 15g	云茯苓 15g	炙甘草 8g
北柴胡 4g	广陈皮 10g	黑升麻 4g	枸杞子 15g
全当归 15g	酒川芎 10g		

加减：中气不足，加党参 20g，山药 15g。下肢浮肿，加防己 10g，冬瓜皮 15g，泽泻 15g。肾气亏损，加山茱萸 15g。

方解：取黄芪益气补中；白术、茯苓、炙甘草健脾和中，淡

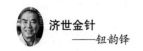

渗利湿；陈皮调胃化痰；柴胡理气疏肝，配合升麻升提中气；枸杞子补肝肾、明眼目；当归、川芎养血荣睛。诸药相伍，共济补中益气、健脾化湿之功效。

【典型病例】

肖某，女，34 岁。初诊日期：2013 年 11 月 20 日。

主诉两眼胞下垂近 1 个月。患者体质中等，神疲乏力，饮食无味，食量不多，睡眠良好。月经周期后错，36～38 天行经，月经量不多。大便每日 1 次，软便。舌质淡红，苔白厚腻，脉沉滑。证属脾虚失运、中气不足；治宜补中益气、健脾化湿。基本方加党参 25g，山药 15g，水煎服，7 剂。针刺取十全大补方，留针 30 分钟，隔日针治 1 次。忌食辛辣及各种萝卜。

二诊：精神显著好转，饮食有味道，大便成条状。依前法继续治疗。

治疗近 3 个月，下垂的眼胞终于复位，与常人无异。为巩固疗效，可服人参归脾丸。

（七）眼边作痒且烂

眼作痒且烂是眼窍受风、火、湿热邪气侵袭，或血虚生风引起，以睑边、眦内甚则痒连睛珠，痒极难忍为主要临床症状；以眼睑皮肤或眼睑边缘红赤、溃烂、刺痒为主要临床症状的，称为睑弦赤烂。

目痒是眼科常见症状，可见于与眼睑、结膜相关的许多疾病，但睛珠完好，视力正常。目病将愈，邪退正复，气血得行时也可见目痒。

睑弦赤烂，俗称烂弦风，相当于西医学的睑缘炎，本病病程冗长，顽固难愈。

【针灸配方】

主穴：曲池、合谷、风市、风池。

辅穴：肝胆湿热，加上星、侠溪、太冲。眼痒睛痛，加太阳、耳尖放血。目风赤烂，加阳谷。疏风止痒，加外关、阴陵泉。

穴解：曲池清邪热、祛风湿、调气血。合谷疏风清热、消炎止痛。风市祛风寒、化湿热。风池疏风清热、明目活血。

【方药】

搜风散（《叶天士眼科》）加减。

北防风 10g	白蒺藜 30g	肥玉竹 20g	炒荆芥 10g
甘菊花 20g	谷精草 10g	净蝉蜕 10g	车前子 15g
京赤芍 10g	生甘草 6g	鲜生姜 3 片	

加减：畏光流泪，加木贼草 10g。眼眵多，加生石膏 30g，桑白皮 10g。

方解：防风、荆芥散风清热、明目止痒；白蒺藜、谷精草、菊花、蝉蜕清热散风、明目止痒；玉竹养阴滋液、清虚热火；车前子利水渗湿、明目；赤芍凉血清热、平肝止痒；生姜和胃安中；甘草调和诸药，解毒止痒。诸药共济疏风止痒之功能。

【典型病例】

孟某，女，64 岁。初诊日期：2014 年 5 月 7 日。

主诉两眼皮及眼角作痒、目眵多 1 年余。以双眼睑、目眦作痒为主，痒如虫爬，奇痒难耐，影响睡眠，眼睛干涩连及睛珠发痒，目眵多，便秘，3～4 天一行。食欲旺盛，喜食辛辣及牛羊肉、海鲜之类，很少吃蔬菜水果。证属湿热内蕴，风邪上犯，发为目痒。治宜清热化湿、疏风止痒。基本方加生石膏 30g，桑白皮 10g，芦荟 1g，瓜蒌 30g，玄明粉 10g，水煎服，7 剂。针刺主穴加上星、太冲，留针 30 分钟。另在太阳、耳尖放血。隔日针治 1 次。嘱忌辛辣、牛羊肉，以及鱼、虾、蟹等海鲜之物。

二诊：眼边作痒略有减轻，大便畅通，每日 1～2 次。前方去芦荟，继续依前法治之。

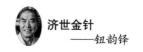
8周治疗共服中药56剂，针治25次，目痒完全消失，双目清亮不干涩，寐安，便畅。嘱患者继续忌口，防止目痒复发。

六、皮外科病证

（一）瘾疹（荨麻疹）

凡外受风邪而见皮肤出现大小不等、形状各异之疹块，瘙痒、焮红，但不流水、不溃破者，为风疹，古称瘔癗。国家中医药管理局制定的《病证诊断疗效标准》将此病定名为瘾疹，相当于现代医学之荨麻疹。

中医辨证分为风热相搏型、风寒外束型和血虚风燥型。风热相搏型为风热外袭，营卫不和所致。症见风团呈红色，相互融合成片，状如地图，扪之有灼热感，自觉瘙痒难忍，遇热加剧，得冷则缓；伴有微热恶风，心烦口渴，咽弓充血。风寒外束型为风寒外束，腠理闭阻，营卫失调所致。症见风团色泽淡红，或者色如瓷白，风吹或接触冷水后，风团和痒感加重，得暖则减；恶风恶寒，口不渴。凡慢性荨麻疹或者体虚者急性荨麻疹，都可认为是风寒型瘾疹。血虚风燥型为阴血不足，血虚生风所致。症见经常周身作痒，瘾疹频发，疹块累累，搔之尤甚，夜间较重；口干咽燥，心中烦热。一般慢性或顽固性荨麻疹皆为血虚风燥者。

1. 风热

【针灸配方】

主穴：曲池、风市、血海、神阙（拔火罐）。

辅穴：全身风疹，加环跳。全身瘾疹，加伏兔。全身暴痒，加蠡沟。

穴解：曲池清邪热、通腑气、调气血、祛风湿。风市祛风、强筋骨，主治荨麻疹、神经性皮炎。血海清热、凉血、散风。神阙温通元气、理胃肠、消积滞。可拔火罐，每罐 3 分钟，连拔 3 罐，每日 1 次，俗称"三三三治疗"。

【方药】

荆芥穗 8g	北防风 8g	白僵蚕 10g	金银花 15g
牛蒡子 12g	牡丹皮 15g	紫浮萍 10g	生地黄 15g
薄荷叶 6g	条黄芩 10g	净蝉蜕 10g	生甘草 10g

加减：瘙痒严重，加白鲜皮 10g，地肤子 10g。皮肤灼热，加苦参 10g，赤芍 10g。内热较重，加牡丹皮 15g，水牛角粉 30g。凡过敏者，加抗过敏煎合用。

【典型病例】

姜某，男，27 岁。初诊日期：2002 年 8 月 23 日。

主诉全身瘙痒 2 天。患者微恶寒，口渴，心烦，瘙痒难忍，四肢痒甚，疹呈片状，色红，遇热则痒甚，纳食尚可，大便每日解。无过敏史，3 年前曾发作 1 次，注射葡萄糖酸钙后当即好转，此次再注射该药效果不理想。舌质红，苔白，脉浮数。证属风热外袭，营卫不和，风团瘙痒。治宜疏风清热止痒。基本方加白鲜皮 10g，地肤子 10g，水煎服，5 剂。针主穴，神阙拔火罐，"三三三治疗"。留针 30 分钟，每日治疗 1 次。

二诊：针药治疗并做"三三三治疗"1 次后，全身瘙痒明显减轻。服完 5 剂中药并做针灸治疗后，瘙痒已止，疾病痊愈。

2. 风寒

【针灸配方】

主穴：曲池、合谷、风市、血海、三阴交。

辅穴：颈部风疹，加风池、迎香。上肢风疹，加肩髃、尺泽。腹部风疹，加中脘、足三里。背部风疹，加风门、肺俞、肾俞。下肢风疹，加伏兔、委中、阴陵泉。痧毒红疹，加曲泽、委中放血。伴腹痛，加中脘、气海、公孙。过敏性疹，加曲池（两侧同时进针，捻针 1 分钟即可）。

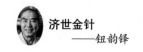
穴解：曲池清邪热、通腑气、调气血、祛风寒。合谷疏风清热、消痒止痛。风市祛风止痒，强筋骨。血海清热、凉血、散风。三阴交健脾胃、助运化、通经络、调气血。

【方药】

生麻黄6g　　杏仁泥10g　　干姜皮10g　　紫浮萍10g
白鲜皮20g　　广陈皮15g　　牡丹皮15g　　白僵蚕20g
紫丹参20g

加减：体虚气弱，加党参10g，生黄芪12g。恶心欲吐，加紫苏叶10g，半夏10g。兼有湿邪，加冬瓜皮10g，茯苓皮10g。风邪较重，加防风6g，五加皮10g。

方解：麻黄、杏仁、浮萍宣肺解表散风；姜皮、陈皮温化寒邪；僵蚕散风止痒；白鲜皮、牡丹皮清热凉血；丹参活血化瘀。诸药共济疏风散寒之功。

【典型病例】

王某，男，51岁。初诊日期：2008年3月21日。

主诉慢性荨麻疹6年。每于春、秋天发作，全身瘙痒，但痒势较轻，夜间亦痒，影响睡眠，纳少，便稀溏，日二行。神疲乏力，心情不舒。患者身体虚弱，有多种慢性病。舌质淡白，苔白厚，脉细滑。证属风寒外束，腠理闭阻，营卫失调。治宜疏风散寒。基本方加党参10g，生黄芪12g，苏木10g，半夏10g，水煎服，7剂。针刺主穴，留针30分钟，隔日治疗1次。

二诊：瘙痒明显减轻，依前法继续治疗。

七诊：治疗6周，共服中药42剂，针治19次，取得显效。暂停中药，继续针治巩固。

3. 血虚风燥

【针灸配方】

主穴：膈俞、肺俞、脾俞、曲池、血海、三阴交。

辅穴：阴虚血少，加阴陵泉、蠡沟。津液不足，加鱼际、太溪、涌泉。肝肾两虚,加肝俞、肾俞。

穴解:膈俞调营血、化瘀血。肺俞调肺气、补虚劳、清虚热、和营血。脾俞健脾化湿。曲池清邪热、通腑气、疏经络、调气血。血海清热、凉血、散风。三阴交健脾胃、助运化、通经络、调气血。

【方药】

当归饮子(《证治准绳》)加味。

全当归 15g	酒川芎 10g	熟地黄 15g	炒白芍 15g
何首乌 15g	生黄芪 15g	白蒺藜 15g	生麻黄 10g
北防风 10g	荆芥穗 10g	夜交藤 30g	生甘草 10g

加减:血分有热,加赤芍 15g。瘙痒严重,加浮萍 10g,白鲜皮 30g。心中烦热,加山栀子 10g,牡丹皮 10g。

方解:取四物汤养血活血、行血化瘀;何首乌滋补肝肾、育阴柔肝;生黄芪补中益气;防风、荆芥穗、麻黄散风解表;白蒺藜养阴息风清热;夜交藤通络;甘草和胃调中。群药共济滋阴养血、息风散表之功效。

【典型病例】

刘某,女,37 岁。初诊日期:2006 年 10 月 9 日。

主诉经常周身作痒起疹。白天痒轻,夜间较重,影响睡眠,背部疹块甚多。心烦,口干舌燥,但饮水不多,纳少,便畅。证属阴血不足、血虚生风。治宜滋阴养血、息风散表。因正服治疗功能性子宫出血之妇科药,故先以针刺主穴治之,留针 30 分钟,隔日治疗 1 次。

三诊:针治 10 次后瘙痒明显减轻,且功能性子宫出血一并痊愈。以基本方加山栀子 10g,牡丹皮 10g,水煎服,7 剂,继续针刺。

五诊:瘙痒基本消失,暂停治疗,观察远期疗效。

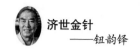

（二）湿疹

凡外受湿邪而见皮疹，痒甚，搔之则溃破流水者为湿疹，古称浸淫疮。中医学认为无风无湿不作痒。热重于湿者发病急、病程短，皮肤潮红肿胀灼热，状如涂丹，继而粟疹成片或水疱密集，渗液流津，瘙痒无休，抓后痒痛相兼，渗出不止。常伴身热心烦、口渴思饮、大便秘结、尿黄、苔黄腻、脉弦滑数。湿重于热者多见于亚急性湿疹及体弱脾虚的急性湿疹患者，表现为皮肤轻度潮红，有淡红色或暗红色粟粒状丘疹、水疱、轻度糜烂、渗出、结痂、脱屑反复发作者，痒重，抓后糜烂渗出不止。可有胃脘满闷、饮食不香、口中黏腻、口渴而不思饮，身倦乏力，白带清稀，便不干或先干后溏，小便清长，舌质淡、苔白腻、脉沉缓。

1. 热重于湿

【针灸配方】

主穴：曲池、箕门、合谷、三阴交。

辅穴：血分蕴热，加肺俞、膈俞、脾俞（放血、拔血罐）。肝热心烦，加太冲、行间、委中（放血）。湿疹暴痒，加蠡沟。

穴解：曲池清湿热、调气血、祛风湿。箕门利湿热、调水道，主治股内诸疮，阴囊湿疹，腹股沟肿痛。合谷疏风清热、消痒止痛。三阴交通经络、调气血。

【方药】

生石膏 30g	板蓝根 30g	龙胆草 10g	车前草 30g
条黄芩 10g	生地黄 30g	牡丹皮 15g	京赤芍 15g
马齿苋 30g	滑石块 20g	生甘草 10g	

加减：口干心烦、口舌生疮、失眠易惊者，加连翘心、生栀子、莲子心、黄连、黄柏。胃火炽盛、口苦口臭、唇裂、便干结，加大黄、栀子。夏季暑湿重者，加茵陈、藿香、薏苡仁。渗

出液体多者，加车前子、泽泻、猪苓、冬瓜皮。

方解：生石膏、龙胆草、黄芩、生地黄清热凉血；牡丹皮、赤芍凉血活血；板蓝根、马齿苋解毒清热；车前草、滑石块化湿利尿；甘草和中，诸药相配，共济清热凉血、除湿解毒之功效。

【典型病例】

史某，男，37岁。初诊日期：2003年10月13日。

主诉全身皮肤瘙痒4天。瘙痒时轻时重，无有休止，夜寐痒甚，影响睡眠。西医诊断为"湿疹"，外用药膏无效。全身皮肤潮红，局部肿胀，灼热，状如涂丹，红肿热痛，体温37.2℃，口渴，心烦，喜冷饮。大便2天一行，干燥难排。纳食尚可，舌质红，苔黄腻，脉弦滑而数。证属湿热内蕴、热盛于湿。治宜清热凉血、除湿解毒、祛风止痒。基本方生石膏改为45g，加黄连10g，生栀子15g，猪苓30g，瓜蒌30g，玄明粉10g，水煎服，7剂。针刺主穴，留针30分钟。委中放血、背部放血，隔日针治1次。

二诊：大便畅通，全身湿疹明显减轻，体温36.5℃。再遵前法继续治疗，嘱忌辛辣、鱼、虾、蟹、牛羊肉、酒类。

连续治疗6周，湿疹基本痊愈。停用针药，改服二妙丸巩固疗效。

2. 湿重于热

【针灸配方】

主穴：曲池、箕门、三阴交、阴陵泉。

辅穴：血分蕴热，加委中放血。内热较甚，加合谷。血虚风燥，加血海、风市。

穴解：曲池清湿热、调气血、祛风湿。箕门清湿热、调水道，主治股内诸疮、阴囊湿疹，疔疮，荨麻疹。三阴交通经络、调气血。阴陵泉健脾利湿、通利三焦。

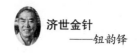
【方药】

生白术 15g   生枳壳 10g   生薏苡仁 30g   生芡实 10g
生扁豆 10g   生黄柏 10g   生地黄 30g   条黄芩 10g
绿茵陈 30g   车前子 15g   建泽泻 15g   白鲜皮 30g
苦参片 15g

加减：渗出糜烂，加陈皮 10g，茯苓皮 20g，生姜皮 15g，桑皮 10g，大腹皮 10g。小便黄少，加猪苓 15g，滑石块 30g。

方解：白术、薏苡仁、芡实、扁豆健脾化湿；茵陈、泽泻、车前子利湿渗水；黄柏、黄芩、生地黄清热凉血；白鲜皮、苦参清热止痒；枳壳理气止痒除顽湿。诸药共济利水除湿、清热理脾之效。

【典型病例】

侯某，女，37 岁。初诊日期：2002 年 3 月 11 日。

主诉瘙痒抓后有渗出物 1 周。皮肤轻度潮红且有淡红色粟粒状丘疹，挠之有渗出物。皮科诊断为"急性湿疹"。患者患慢性胃炎，纳少，口中黏腻，不渴，饮水不多。大便稀溏，小便清长，月经提前，量少，无痛经，白带多，外阴时有瘙痒，体乏喜静。舌质淡红，苔白，脉弦滑。证属湿热内蕴、湿重于热。治宜利水除湿、清热理脾。基本方加猪苓 15g，滑石块 30g，水煎服，7 剂。针刺主穴加风市，留针 30 分钟，隔日针治 1 次。

二诊：湿疹明显减轻，排尿顺畅，尿量增加，白带不多，身体疲乏感缓解。再以前法继续治疗。

治疗 3 周，服药 21 剂，针治 10 次，湿疹痊愈。患者要求改治慢性胃炎，继续调理脾胃，改善消化功能。

（三）肌肤瘙痒

皮肤瘙痒症是一种有皮肤瘙痒感而无原发皮损为特征的疾病。因痒而剧烈搔抓，皮肤出现抓痕与血痂。

中医辨证可分为血热生风型、血燥风湿型和血虚风动型。血热生风型为血分蕴热、感受外邪所致；血燥风湿型为血热化燥生风、湿毒瘀阻肌肤所致。血虚风动型为阴血不足、虚火风动、肌肤失荣，多见于老年瘙痒症。

全身性皮肤瘙痒症包括老年瘙痒症、冬季瘙痒症两种。全身瘙痒症的临床表现为全身各处出现瘙痒感，瘙痒为阵发性，每于睡前脱衣时瘙痒加重。老年瘙痒症以躯干为主，其次是下肢、皮肤干燥、脱屑；冬季瘙痒症的特点是在寒冷季节发生。

1. 血热生风

【针灸配方】

主穴：曲池、合谷、血海、蠡沟、行间。

辅穴：血分蕴热，加肺俞、膈俞、脾俞（针刺、放血、拔火罐）。身体瘾疹，加伏兔。清热息风，加太溪、太冲。

穴解：曲池清湿热、调气血、祛风湿。合谷疏风清热、消痒止痛。血海清热凉血散风。蠡沟疏肝理气、清热利湿。行间泄肝火、息肝风、凉血热、清下焦。

【方药】

白僵蚕 15g	蛇床子 15g	白鲜皮 15g	白蒺藜 15g
炒白芍 15g	全当归 12g	牡丹皮 15g	地肤子 15g
生甘草 12g			

加减：肌肤发红，加赤芍 15g，紫草 15g。阴肿阴痒，加小茴香 10g，杜仲 15g。皮肤苔藓，加浙贝母 15g，皂刺 15g。内热易感，加金银花 20g，连翘 20g。

方解：白鲜皮、地肤子、蛇床子清热燥湿；当归、白芍养血、活血；白蒺藜、牡丹皮清热养阴、柔肝息风；僵蚕息风止痒。诸药合用，共奏清热凉血、祛邪息风之功效。

【典型病例】

王某，女，57 岁。初诊日期：2005 年 7 月 29 日。

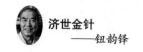

主诉全身皮肤时常作痒 3 个月余。表皮光泽，无皮疹，饮食尚可，夜寐不宁，头昏，耳鸣，夜尿频 2～3 次，大便正常。血压 148/88mmHg。舌质微红，苔白，脉弦滑。证属血分蕴热、感受外邪、血热生风。治宜清热凉血、祛邪息风。基本方加金银花 30g，连翘 25g，白茅根 30g，水煎服，7 剂。针取主穴，留针 30 分钟，隔日治疗 1 次。

二诊：治疗 1 周，周身皮肤作痒痊愈。

2. 血燥风湿顽固性瘙痒症（神经性皮炎）

【针灸配方】

主穴：肺俞、膈俞、脾俞（针刺放血，火罐拔血）。

辅穴：局部皮炎，以粗三棱针组成的梅花针叩击出血。神经性皮炎，加委中放血。内热较甚，加合谷、太冲。

穴解：肺俞清湿热、和营血。膈俞调营血、化瘀血。脾俞健脾利湿，主治凡由湿邪引起的瘙痒症。

【方药】

大败毒汤化裁。

净全蝎 6g	皂角刺 12g	猪牙皂 6g	白蒺藜 30g
炒槐花 30g	威灵仙 30g	苦参片 6g	白鲜皮 15g
川黄柏 15g			

加减：血虚风燥，加当归 10g，首乌藤 30g。血分瘀热，加紫草 10g，蝉蜕 6g，荆芥 6g，枳壳 9g。顽湿聚毒，加枳壳 10g，防风 10g，土茯苓 30g。便秘，加川大黄 10～15g。

注解：全蝎祛风利湿，养血润肤；皂刺、皂角、蒺藜祛风止痒；苦参、白鲜皮利湿止痒；黄柏、槐花解毒清热；威灵仙祛风除湿。诸药合用，共奏息风止痒、除湿解毒之效。

本方对于慢性顽固的瘙痒性皮肤病偏于实证者最为相宜，而对于血虚受风引起的瘾疹（如皮肤瘙痒症）不宜用。服此方禁食荤腥海味、辛辣动风的食物。

【典型病例】

赵某，男，43 岁。初诊日期：2006 年 6 月 16 日。

主诉两小腿外侧有小烧饼大小的皮损近两年。两小腿瘙痒皮损基本对称，左侧比右侧稍大，表皮布满白色厚脱屑，皮科诊断为"神经性皮炎"，治疗始终不见功效，遇热则瘙痒加重。健康情况良好，纳可，无烟酒史。不吃辛辣、海鲜。大便畅通，日排 1～2 次。舌质红，苔白厚，脉弦滑。证属血热化燥生风、湿毒瘀阻肌肤。治宜息风止痒、除湿解毒。基本方加紫草 20g，紫花地丁 20g，茜草 15g，土茯苓 30g，枳壳 10g，乌梢蛇 15g，水煎服，7 剂。再取大梅花针局部叩击出血，并后背放血，隔日 1 次。

二诊：局部厚屑皆脱，瘙痒明显好转，继续治疗如前。

连续治疗 7 周，病灶缩小 2/3，瘙痒明显减轻，患者为来京打工者，需回乡，嘱其回乡继续治疗。

3. 血虚风动老年瘙痒症

【针灸配方】

主穴：曲池、血海、太溪、蠡沟。

辅穴：阴虚火旺，加阴包、太冲。肝肾两虚，加肝俞、肾俞。相火过盛，加照海、涌泉。

穴解：曲池清湿热、调气血、祛风湿。血海清热、凉血、散风，主治老年瘙痒症。太溪滋补肝肾。蠡沟理气疏肝、清热利湿。

【方药】

地黄饮子（《宣明论方》）加减。

熟地黄 20g	炒白芍 20g	全当归 10g	山茱萸 15g
川石斛 20g	肉苁蓉 15g	五味子 6g	云茯苓 10g
麦冬 15g	九节菖蒲 10g	焦远志 6g	白蒺藜 10g
净蝉蜕 6g	北防风 6g	薄荷叶 6g	

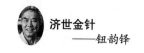
加减：两目干涩，加枸杞子 10g，菊花 10g。口燥咽干，加生石膏 30g，重用麦冬 30g。不寐，加柴胡 6g，黄芩 10g，川楝子 10g，夏枯草 15g。肝风内动，加珍珠母 30g，生牡蛎 30g。食欲不振，加焦三仙 30g，水红花子 10g。便秘，加瓜蒌 30g，火麻仁 10g。

方解：熟地黄、白芍、当归、山茱萸、石斛、肉苁蓉、五味子补益肝肾精血；麦冬养阴润燥除烦；茯苓、菖蒲、远志宁心安神；白蒺藜、蝉蜕、防风、薄荷疏风透表止痒。诸药相合，标本兼治，使肝肾精血得养，风燥作痒得除。取地黄饮子原方，减去辛热燥烈的桂、附、巴戟；加入养血祛风止痒的白芍、当归、白蒺藜、蝉蜕、防风等，组成阴阳双补、润燥止痒的方剂。

【典型病例】

史某，男，71 岁。初诊日期：2008 年 10 月 27 日。

主诉每年春秋皮肤瘙痒，病已多年。夏天不痒，冬天稍好。后背、两下肢外侧均是白色，皮肤干燥，每日睡觉之前脱衣时瘙痒最为严重。高血压多年，服降压药控制在 145/85mmHg 左右。大便稍干燥，1～2 天排。夜尿多，每夜 2～3 次。舌质微红，舌苔薄白，脉弦细。证属阴血不足，虚火风动，肌肤失荣，风燥作痒。治宜涵养肝肾精血、润燥止痒。基本方加瓜蒌 30g，火麻仁 10g，水煎服，7 剂。针取主穴，留针 30 分钟，隔日针治 1 次。

二诊：瘙痒明显减轻。嘱每年天冷时服两周中药，做 7 次针治，忌口。

（四）项瘿

项瘿是以颈前喉结两旁结块肿大为基本临床特征。病症分为气瘿（甲状腺功能亢进症）、瘿肿（甲状腺肿大）、瘿病（甲状腺功能减退症），都是甲状腺疾病。气瘿多由恚怒忧思致气结不化，津液凝聚成痰，气滞久则血瘀，气、痰、瘀三者互凝于颈部而成；或由水土失宜所致。可见颈前喉结两侧甲状腺肿大，或为漫肿，或为结块，或为灼痛，多数皮色不变，大多数可随吞咽动作上下移动。瘿肿多为气郁化火，可致阴虚，心阴虚则心悸气促；肝阴虚则风动手颤。症见颈部肿大，甚至颈脖显著粗大，皮宽而不紧；有的兼见胸膈气闷，手指颤动，面赤多汗，眼球突出，急躁善怒。瘿病则多为脾肾不足、痰凝积聚，症见颈部甲状腺弥漫性肿大，或有肿块、结节，随吞咽动作上下移动。面目虚肿、表情迟钝、皮肤粗糙、记忆力下降、神疲嗜睡、尿频数、畏寒、四肢发冷。多见甲状腺功能减低。治疗项瘿的主要原则是理气化痰，消瘿散结，活血软坚，滋阴降火。

（一）气瘿（甲状腺功能亢进症）

【针灸配方】

主穴：天突、臑会、天鼎、足三里。

辅穴：心悸，加少泽、合谷。烦急，加内关、大陵。多梦失眠，加神门、三阴交。眼球外突，加攒竹、太冲。

穴解：天突降逆化痰、利咽散结。臑会通经络、清热邪、消瘿散结。天鼎调气机、利咽喉。足三里调和气血、疏通经络。主治脾虚胃弱，可化痰疏气。

【方药】

柴胡舒肝散（《景岳全书》）。

北柴胡 10g	炒白芍 30g	炒枳壳 15g	淡昆布 10g
生姜皮 10g	法半夏 10g	川贝母 12g	生牡蛎 15g
夏枯草 20g	小青皮 10g	生甘草 10g	

加减：口苦心烦，加黄芩 10g，黄连 10g。消瘦急躁，加白芍 15g，熟地黄 15g，麦冬 10g。便溏乏力，加山药 15g，茯苓 20g，白术 15g。

方解：柴胡、白芍、青皮、枳壳理气疏肝、解郁行气；夏枯

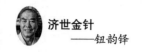

草、法半夏、昆布化瘀散结化痰；牡蛎、川贝母软坚散结；生姜皮温化而不燥；甘草调胃和中。诸药共济解郁化痰、软坚散结之功效。

【典型病例】

朱某，男，38 岁。初诊日期：1996 年 9 月 9 日。

主诉颈粗伴心悸易急躁半年。因事业不顺而烦急，时心悸，偶然发现颈部粗大，到医院检查诊为"甲亢"。现症见面色青黄，时面赤多汗，痰涎壅盛，颈前结喉两侧漫肿，饮食正常，夜寐多梦，情绪低落，大便溏。舌质微红，苔白厚，脉弦滑。证属肝郁不舒，气滞痰凝，发为瘿气。治宜解郁化痰、软坚散结。基本方加山药 15g，茯苓 20g，白术 15 g，黄连 10g，水煎服，7 剂。针刺主穴加少泽、内关、神门、三阴交。留针 30 分钟，隔日针治 1 次。

二诊：诸症减轻，依前法继续治疗，嘱患者忌烟酒、辛辣、海鲜，保持心情舒畅。

治疗 5 个月，颈前结喉两侧漫肿逐渐消失，情绪稳定，事业好转，心情舒畅，寐安，纳好，便调，面有光泽。经化验检查，各项指标基本正常。停服中药汤剂与针治，予平肝舒络丸善后调理。

（二）瘿肿（结节性甲状腺肿大、桥本甲状腺炎）

【针灸配方】

主穴：颈根穴（奇）、肩井、曲池、肺俞、合谷、局部阿是穴。

辅穴：急躁，加大陵、大敦。心悸，加少泽、中渚。失眠多梦，加神门、三阴交。眼球多凸，加天柱、攒竹、太冲。

穴解：颈根穴在颈 6～7 棘突之间，旁开 1 寸。肩井通经活络、豁痰开窍，主治瘿气肿大。曲池清邪热、疏经络、调气血、散瘿结。肺俞清虚热、和营血。合谷通调气血、疏风清热、消淤止痛。局部阿是穴选用毫发金针，针体呈 45° 自腺体边缘向肿块中心刺，不捻转，不提插。留针 30 分钟，隔日治疗 1 次。

【方药】

生黄芪 30g　　台党参 15g　　南沙参 30g　　浙贝母 10g
北柴胡 10g　　炒白芍 12g　　广郁金 10g　　夏枯草 10g
白花蛇舌草 30g

加减：咽痛明显，加黄芩 10g，西青果 10g。咽部有痰，加桔梗 10g，莱菔子 10g。腰膝酸软，加杜仲 15g，山茱萸 15g。疲乏无力，加灵芝 12g，白术 15g，淫羊藿 12g。手颤、心烦、心悸，加丹参 15g，五味子 12g，莲须 3g，生龙骨 30g，生石决明 30g，珍珠母 30g。

方解：生黄芪、党参、沙参益气养阴；浙贝母化痰散结、软坚化瘀；柴胡、白芍、郁金理气疏肝、活血解郁；夏枯草清肝散结、行气软坚；白花蛇舌草消积、败毒、消痈肿。诸药配伍，共济益气养阴、消瘿化痰之功效。属于瘿肿、瘿痛正虚痰热者皆可应用，如结节性甲状腺肿大、慢性淋巴细胞性甲状腺炎（桥本甲状腺炎）。

【典型病例】

宋某，女，25 岁。初诊日期：2010 年 4 月 21 日。

主诉手颤目突 5 年。结婚 4 年未生育，抑郁、急躁、手颤。三甲医院诊断为"桥本甲状腺炎"。现症面容消瘦，两目微突，双手颤抖，头晕目眩，腰酸腿软，疲乏无力，心烦失眠，急躁易怒，多汗，饮食无味，大便不规律。经期正常，经量少，无痛经。舌质淡红，苔白，脉弦。证属肝肾不足、气阴两伤、痰聚成瘿。治宜益气养阴、清瘿化痰。基本方加杜仲 15g，山茱萸 15g，丹参 15g，五味子 10g，白术 15g，水煎服，7 剂。因家住太远，无法配合针治。

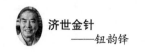
二诊：进前方病情没有变化，但患者有治疗信心。再依前方，水煎服，14 剂。

连续调治两个月，病情显著好转。面光神爽，手颤止，睡眠安，不疲劳，情绪稳定，汗止，纳好，大便规律，月经正常，经量适中。治疗四个月时月经未按时来潮，妇科检查已怀孕，暂停服药。后又因妊娠恶阻予 3 剂中药调理。次年 6 月顺产一 3.4kg（6 斤 8 两）男婴。

（三）瘿病（甲状腺功能减退，伴有甲状腺肿大、畏寒肢冷）

【针灸配方】

主穴：

①刺募补虚法：膻中、巨阙、中脘、关元、中极、中府、期门、天枢、章门。

②十全大补方：中脘、关元、曲池、内关、合谷、阳陵泉、足三里、三阴交、章门、太冲。以上两组穴交替使用。留针 30 分钟，隔日针治 1 次。

辅穴：四肢发冷，灸神阙。神疲嗜睡，加人中、公孙。记忆力下降，加百会、神庭。

穴解：①刺募补虚法能调理脏腑、益气和营、健脾平胃、化湿利胆。适用于脾胃虚弱、消化不良、痰涎壅盛、气短心悸、夜寐不安、胸肋胀满、口苦咽干、体虚劳伤等。

②十全大补方功能助阳补气、养血疏肝、健脾益胃、疏通经络。适用于久病体羸、气血两亏、脾胃虚弱、血枯经闭。

【方药】

鹿角胶 15g^{（烊化）}	熟地黄 15g	肉苁蓉 10g	上肉桂 10g
夏枯草 15g	海浮石 20g	淡海藻 20g	浙贝母 20g
云茯苓 15g	炒白术 15g	小青皮 10g	蓬莪术 10g
草红花 10g			

262

加减：四肢浮肿，加泽兰 10g，泽泻 15g，防己 20g，益母草 20g。腺肿坚硬，加蜈蚣 2 条、鳖甲 10g，穿山甲（代）6g。脾虚便溏，加炮姜 10g，薏苡仁 20g，扁豆 15g，伏龙肝 45g（煮水煎药）。腰背冷凉、心动过缓，加黑附片 6g，麻黄 6g，细辛 3g。

方解：肉桂、鹿角胶、肉苁蓉、熟地黄壮阳温肾、补益肾气；白术、茯苓健脾益气、淡渗利湿；青皮、莪术、红花、浙贝母行气血、化痰瘀；海浮石、海藻、夏枯草化痰软坚、散结消瘿。诸药共奏温补肾阳、化痰软坚之功效。甲状腺功能减退伴甲状腺肿大用该方加减，坚持长期服用，多可取得较好疗效

【典型病例】

李某，女，41 岁。初诊日期：2015 年 5 月 21 日。

主诉乏力、健忘、月经稀少半年。患甲亢多年，一直服用中西药治疗。近半年来身体疲乏，盗汗，记忆力减退；月经稀少，周期后错。西医诊断为"甲状腺功能减退"。患者颜面浮肿，反应迟钝，恶寒怕冷，四肢不温，痰多，神疲嗜睡，纳差，腹胀；夜尿 3～4 次，量少次频；大便稀溏，每日 2 次；舌质淡白，脉沉缓无力。证属脾肾不足、痰凝积聚。治宜温补肾阳、化痰软坚。基本方加炮姜 10g，扁豆 15g，山药 20g，薏苡仁 20g，水煎服，7 剂。"刺募补虚法"和"十全大补方"交替应用，留针 30分钟，隔日治疗 1 次，配合艾灸神阙穴。

二诊：诸证稍轻，继续治疗如前。

治疗 4 个月，月经量正常，经期 30 天。精神显著好转，饮食香甜；大便不溏，日 1 次；颜面不肿，面色见好，手足温，几无恶寒，眠好，夜尿 1～2 次，查甲状腺功能已正常。停服中药，以"五脏俞加膈俞"继续针治，留针 30 分钟，隔日 1 次。

（五）乳痈

乳痈是乳房的急性化脓性疾病，相当于现代医学的急性化脓

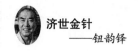

性乳腺炎，多见于产后未满月的哺乳妇女，尤其以初产妇多见。乳房红肿热痛，一般为实证、阳证，主要由乳汁不下、气滞热壅、热毒炽盛引起。

【针灸配方】

主穴：足临泣、肩井、少泽、鱼际。

辅穴：肝气郁结，内关、行间。局部红肿，合谷、太冲。乳汁不下，乳根、涌泉。

穴解：足临泣疏肝息风、清火化痰。肩井通经活络、豁痰开窍。少泽清心泄热、开窍通络，主治乳痈、乳汁不通。少泽疏风解表、润肺止咳、利咽止痛，主治乳痈。

【方药】

瓜蒌牛蒡汤（《医宗金鉴》）加味。

糖瓜蒌 30g	牛蒡子 15g	北柴胡 15g	广陈皮 15g
金银花 15g	青连翘 15g	小青皮 15g	条黄芩 15g
蒲公英 15g	皂刺 15g	生栀子 15g	天花粉 15g
生石膏 45g	生甘草 10g		

加减：乳汁不畅，加王不留行 15g，路路通 10g。发热口渴，加败酱草 15g，玄参 15g。肿块明显，加桃仁 10g，乳香 8g，穿山甲（代）6g。

方解：瓜蒌清热、通乳、散结；牛蒡子疏风清热；柴胡、青皮、陈皮疏肝理气化滞；金银花、连翘、蒲公英清热解毒；皂刺通乳腺、化瘀滞；生石膏、黄芩、栀子清胃热、除三焦之火；天花粉清热养阴；生甘草和胃调中。群药组合，共济疏肝清热、散结消痈之效。

乳痈分四期，即瘀乳期、红肿期、脓肿期、溃后期。本方主治瘀乳期和红肿期初级阶段。

【典型病例】

黄某，女，21 岁。初诊日期：2002 年 8 月 14 日。

主诉左侧乳房红肿热痛 4 天。初产妇产后 10 天，乳汁充沛，但排出不畅，婴儿吸吮无力。恶露未净，微热，体温 37.2℃，心情不佳，寐少，便干，舌质微红，苔薄白，脉滑。证属肝气郁结，乳络不畅，壅阻成痈。治宜疏肝清热、散结消痈。基本方加青橘叶 15g，玄明粉 10g，王不留行 15g，路路通 10g，水煎服，7 剂，针刺主穴加合谷、太冲、内关，留针 30 分钟（住郊区，来诊不便，只针 1 次）。另嘱以鲜马齿苋剁碎，拌如意金黄散外敷乳房红肿热痛处，每日换药 1 次。

二诊：左乳红肿热痛全消，乳汁通畅，体温 36.7℃。大便畅通，每日 1 行，心情转佳。再予丹栀逍遥散加减，水煎服，5 剂。

（六）乳癖（乳腺增生）

乳癖是妇女乳房部出现慢性良性肿块，以乳房肿块和胀痛为主的病证，常见于中青年妇女，相当于西医学乳腺增生病。乳房肿块、单发或多发，可生于单侧或双侧，大多表面光滑，与皮肤不粘连，推之可移，皮色不变，不痛或稍有胀痛。与月经周期及情志变化密切相关。中医认为乃肝气郁结，乳络阻隔，瘀聚成核。本病应与乳岩相鉴别。

【针灸配方】

主穴：开胸顺气法。璇玑、华盖、紫宫、玉堂、膻中、中庭。

辅穴：乳房胀痛，乳根、鱼际。乳房硬结，肩井、少泽。乳房压痛，足临泣。肝郁不舒，章门、期门、内关。

穴解：璇玑宽胸理气、疏通胸络。华盖宽胸利膈、疏理气机。紫宫宽胸止痛、疏通气机。玉堂宽胸利咽、化痰消滞。膻中调理气机、宽胸顺气，主治产后乳少。中庭宽胸、降逆、调气。

【方药】

制香附 10g　　全当归 10g　　女贞子 10g　　墨旱莲 10g

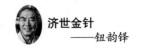
北柴胡 10g　　广郁金 10g　　炒白芍 10g　　菟丝子 15g

淫羊藿 15g　　鸡血藤 30g　　首乌藤 30g　　青橘叶 15g

加减：心烦易怒，加栀子 10g，豆豉 10g，牡丹皮 10g。气滞胸胁胀，加延胡索 10g，川楝子 9g，青皮 10g，橘核 15g，橘叶 10g。气滞血瘀，加桃仁 10g，红花 10g，三棱 10g，莪术 10g。乳头溢液，加夏枯草 10g，半枝莲 15g。局部灼热感，加金银花 30g，连翘 15g，牡丹皮 15g。痰湿较甚，加白芥子 10g，瓜蒌 20g，夏枯草 10g，半夏 10g。痛经，加乳香 10g，没药 10g。

方解：二至丸（女贞子、墨旱莲）、菟丝子、淫羊藿补肝益肾；柴胡、郁金疏肝理气解郁；当归、白芍养血柔肝；香附理气行滞；鸡血藤、首乌藤活血通络；青橘叶疏肝行气、消肿散结，治胁痛、疝气、乳痈、乳房肿块。诸药共济疏肝理气、化瘀散结之效。

【典型病例】

钱某，女，35 岁。初诊日期：2013 年 5 月 22 日。

主诉右乳肿块半年。患者形体中等，面色黄润，右侧乳房外下方有 1cm×1.2cm 大小的增生物，表面光滑与皮肤不粘连，推之可移动且有轻微胀痛，两胁胀满，大便正常，喜生气，善太息。月经先后不定期，行经 5～7 天，痛经，经期乳房胀痛较重。舌质淡红，苔白厚，脉弦滑。证属肝气郁结、乳络阻隔、瘀聚成核。治宜疏肝理气、化瘀散结。基本方加栀子 15g，淡豆豉 15g，延胡索 10g，川楝子 9g，半夏 10g，乳香 10g，没药 10g，水煎服，7 剂。针刺主穴加乳根、内关。留针 30 分钟，隔日 1 次。

二诊：诸症明显减轻，再依前法治之。

连续治疗四个月，右乳肿块基本消失，胀痛止，月经正常，无痛经。停服汤药针刺，服平肝舒络丸巩固疗效。

（七）蛇串疮（带状疱疹）

本病系水痘–带状疱疹病毒引起，同时累及神经和皮肤的常见病。发病前常有轻重不同的前驱症状，如发热、倦怠、食欲不振等。局部皮肤出现过敏、灼热、针刺样疼痛等症，以后皮肤出现红斑、水泡，簇集成群，互不融合，排列成带状。多为单侧、一个或数个邻近神经分布区，中医认为系肝胆郁热而致。情志内伤，肝经郁火，复感火热时毒，客于少阳、厥阴经络；熏灼肌肤、脉络而发疱疹。或饮食不节，损伤脾胃，致脾经湿热内蕴，复感火热时邪，客于阳明、太阴经络，浸淫肌肤、脉络发为疱疹。病久疱疹消退，但余邪仍可滞留经络，瘀血阻络，疼痛难除，为带状疱疹后遗症，多见于年老体弱者。

1. 肝胆湿热

【针灸配方】

主穴：除菀截龙法。龙头、龙尾、龙眼穴。

辅穴：疱疹在胸或胸部以上者，加曲池、合谷。疱疹在腰部以下者，加足三里、三阴交。病程日久，加太溪、太冲。

穴解：疱疹最先出现处为"龙尾"，疱疹延伸方向之端为"龙头"。"龙眼"穴位于手小指尺侧第二指指关节处，握拳于横纹尽头处取之。功能清热解毒、祛瘀除恶、凉血和营、截断病源。放血部位在龙头之前、龙尾之后，常规消毒后，以三棱针点刺出血，然后拔火罐，放出黄水恶血以泻毒热；疱疹面积大的，可以在皮损部位的上、下、中段再做刺血拔罐，以求恶血尽去。起罐后，用酒精棉球将刺血部位擦净，不必包扎。龙眼穴常规消毒后以三棱针点刺，挤出 3 ～ 7 滴血即可。

【方药】

板蓝根 30g	大青叶 10g	金银花 30g	青连翘 15g
紫草根 15g	紫花地丁 15g	茜草根 15g	青黛粉 10g

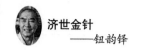
龙胆草 10g　　炒栀子 15g　　京赤芍 15g　　牡丹皮 15g

六一散 30g　　水牛角粉 30g

加减：皮损深红、血疱成片，加马齿苋 30g，土茯苓 30g。血疱破溃、糜烂渗水，加车前子 30g，苍术 10g，黄柏 10g。疼痛剧烈，加郁金 10g，延胡索 10g。阳明胃热，加生石膏 40g，知母 10g，寒水石 30g。发于头颈，加野菊花 15g，牛蒡子 10g，桑枝 15g。发于胸胁，加郁金 10g，绿萼梅 10g。发于下肢，加川牛膝 10g，车前子 30g。大便秘结，加酒大黄 10g，瓜蒌 30g，玄明粉 6g。

方解：板蓝根、大青叶、金银花、连翘清热解毒；紫草、紫花地丁、茜草根凉血化瘀；青黛解毒化湿敛疮；龙胆草、栀子清肝胆、三焦之热毒；牡丹皮、赤芍凉血活血，清热化瘀；六一散利湿清热；水牛角粉清心火、平肝火为佳。诸药合用，共济凉血清热、化湿解毒之效。

【典型病例】

王某，女，48 岁。初诊日期：2013 年 4 月 23 日。

主诉右胁下至腹出疹 6 天。6 天前出现成簇疱疹，局部灼热，先痒后痛，医院诊为"带状疱疹"并予抗病毒治疗。刻下疱疹已连成大片，痛痒并作，夜不能眠，伴低热，纳呆，神疲，烦躁，大便不畅。舌质红，苔薄白，脉弦细稍滑。证属肝胆热盛、湿毒侵络。治宜凉血清热、化湿解毒。基本方加郁金 10g，延胡索 10g，苍术 10g，黄柏 10g，瓜蒌 30g，玄明粉 10g，水煎服，7 剂。主穴放血，加刺足三里、三阴交。留针 30 分钟，每日 1 次。

二诊：疼痛明显减轻，便通，纳好，寐安，神定，不烦，继续依前法调治。

经 4 周治疗，共服中药 28 剂，针治放血 16 次（第 1 周每日针治 1 次，从第 2 周开始隔日治疗 1 次），疱疹已结痂，不痛不痒，无任何不适，暂停治疗。1 周后复查，一切良好。

2. 瘀邪滞留（带状疱疹后遗症）

【针灸配方】

主穴："除菀截龙法"。龙头、龙尾、龙眼穴。

辅穴：病程日久，加太溪、太冲。疱疹已消退，患处仍遗留有神经痛的，局部阿是穴毫针围刺，宜轻宜浅。

穴解：同"肝胆湿热"。

【方药】

身痛逐瘀汤（《医林改错》）加减。

左秦艽 15g	桃仁泥 10g	草红花 10g	鸡血藤 30g
制没药 8g	五灵脂 8g	苏地龙 15g	生地黄 25g
润玄参 15g	天冬 15g	麦冬 15g	

加减：疼痛发于头部，川芎 10g，蜈蚣 3 条。疼痛发于躯干，加延胡索 10g，香附 15g。疼痛发于上肢，加姜黄 10g。疼痛发于下肢，加牛膝 10g。胃脘不舒便溏，加砂仁 6g，山药 20g。大便干结，加酒大黄 6g。

注解：取桃仁、红花、鸡血藤、没药、五灵脂、秦艽、地龙等活血通络止痛而不伤阴；再配以滋而不腻、滋而能通的生地黄、玄参、天冬、麦冬以增其液，使阴液充、经络通、损伤复而取效。诸药相配伍，共奏养阴清热、活血止痛之功效。

【典型病例】

张某，男，51 岁。初诊日期：2012 年 7 月 16 日。

主诉右胁背及胸腹疼痛 5 年。5 年前患带状疱疹，予维生素 B$_{12}$ 注射 3 周，瘙痒减轻但疼痛未除。又消炎治疗一个月，疼痛减轻但未止，未再治疗，拖至现在。局部痛痒，交替轻重，寐不实，夜尿多，纳可，喜食辛辣，便秘，两日一行。舌质紫暗，苔白厚，脉弦滑。证属湿毒侵络日久、瘀邪滞留。治宜养阴清热、活血止痛。基本方加延胡索 10g，香附 10g，酒大黄 6g，瓜蒌 30g，玄明粉 10g，水煎服，7 剂。主穴放血加针太溪、太冲，隔

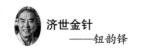

日治疗 1 次。严忌辛辣及海鲜、牛羊肉。

二诊：疼痛、瘙痒明显减轻，大便通畅，日排 1 ～ 2 次。再拟前法调治。

经 6 周治疗，共服中药 42 剂，针治放血 19 次。5 年的带状疱疹后遗痛完全治愈。改服连翘败毒丸巩固疗效。

（八）皮痹疽（硬皮病）

皮痹疽，现代医学称为硬皮病，是一种以皮肤肿胀、硬化、小血管痉挛狭窄为特征的结缔组织疾病。早期皮肤紧张变厚、皱纹消失，呈非凹陷性水肿，皮色苍白或淡黄。随着病情发展，皮肤变硬，表面蜡样光泽，不能用手捏起。患处皮肤无汗，毛发脱落，色素沉着，兼有感觉异常。临床有全身性或局部性硬皮病。

本病的后期可出现手指伸屈受限，面部表情固定，口眼张闭困难，胸部紧束感。病至晚期，皮肤萎缩变薄，如羊皮纸样，甚至皮下组织及肌肉亦产生萎缩及硬化，紧贴于骨骼，指端及关节处易出现难愈性溃疡。内脏受累则有吞咽困难、呕吐、腹泻；心律不齐、心力衰竭、呼吸困难；肌肉萎缩而无力、关节炎；高血压症状，严重时可因急性肾衰竭而死亡。中医认为本病乃营血不足，外受风邪，气滞血凝，肌肤失荣而致。

【针灸配方】

主穴：局部阿是穴，密刺。

辅穴：头部皮痹，加百会、风池。躯干皮痹，加曲池、合谷。下肢皮痹，加环跳、委中、血海、行间。

穴解：阿是穴可疏通经络，调和气血，活血化瘀，祛除风寒湿痹痛、麻木等症。主治病变局部病灶。

【方药】

桃红四物汤（《医宗金鉴》）加减。

紫丹参 15g　　鸡血藤 15g　　泽兰叶 10g　　广郁金 10g

益母草 10g　　苏木屑 10g　　酒川芎 10g　　熟地黄 15g

桃仁泥 10g　　草红花 10g　　京赤芍 10g　　炒白芍 15g

加减：气血不足者，加生黄芪 30g，当归 10g，党参 20g。寒邪凝闭者，加桂枝 10g，鹿角片 10g。阳虚畏寒者，加制附子 8g，肉桂 5g。脾虚便溏者，加炒白术 15g，伏龙肝 45g（煮水煎药）。关节疼痛者，加秦艽 15g，桑寄生 15g，乌梢蛇 10g。指端溃疡痛，加延胡索 10g，乳香、没药各 10g。肾虚阳痿者，加仙茅 9g，淫羊藿 15g。

方解：丹参养血活血；鸡血藤、泽兰、益母草、苏木、川芎、桃仁、红花活血化瘀，行血通络；熟地黄、白芍养血补肝肾；郁金、赤芍化郁凉血。诸药配伍，共济活血化瘀、调和营卫之功效。本方基本治法是活血化瘀，针对的是气滞血瘀者。若出现气血不足或肾阳虚衰又兼风寒之邪外袭者，则需配合补气养血、温补肾阳之法加减。

【典型病例】

冀某，男，9 岁。初诊时间：2008 年 5 月 9 日。

主诉三年半之前，其额头正中宽 1.5cm、长 3～4cm 一块皮肤出现淡红色长条状病斑，后皮肤逐渐萎缩并发亮变硬。在当地医院治疗 3 个月病情未能控制，病灶面积增大。北京三甲医院皮科诊断为"硬皮病（结缔组织病）"。内服外用药治疗两年仍不效，病灶继续扩大，毛发脱落，色素沉着，皮肤萎缩变薄如羊皮纸样，宽 2cm，长 9cm 许。刻下患者寐安，纳佳，便畅；舌质淡红，苔薄白，脉沉细。证属营血不足，外受风邪，气滞血瘀，肌肤失荣。治宜活血化瘀、调和营卫。基本方加生黄芪 20g，当归 8g，党参 15g，桂枝 6g，水煎服，7 剂。病灶局部阿是穴密刺，加百会、风池。留针 30 分钟，隔日针治 1 次。另外配合硬皮病外洗药。

综合治疗半年余，头部前额沟状病灶处肌肉基本恢复平整，

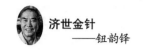

毛发逐渐生长，面色红润光泽，身体长高健壮，与半年前判若两人。返乡继续读书。

附：硬皮病外洗药

川乌头 15g，草乌头 10g，炮姜炭 6g，鸡血藤 15g，桂枝 10g，草红花 15g，伸筋草 15g，透骨草 15g。上药装布袋，煎汤外洗，每日 1 次，每剂药可连续使用 3 次。注意不可烫伤。

（九）丹毒

丹毒俗称流火，是一种皮肤和皮下组织的急性炎症。其发病突然，恶寒壮热，扩展迅速，边界清楚，发无定处，数日可愈，但易反复发作。现代医学中亦称为丹毒。中医认为乃血燥风湿，兼感热毒，凝滞血脉而致。当凉血清热、化湿解毒。丹毒易反复发作，有的年年发作，临床上称之为复发性丹毒。这是因为脾虚湿蕴、气血阻碍，因此在急性期得以稳定之后，给予健脾除湿、活血益气之剂。

【针灸配方】

主穴：环跳、委中、行间。

辅穴：体温高，加大椎。心烦急躁，加内关、血海。红肿较甚，病灶局部以三棱针散刺出血。

穴解：环跳祛风利节、活血通络、化湿清热。委中解毒清热、疏经活络。行间清热、行瘀、息风、凉血。

【方药】

五味消毒饮（《医宗金鉴》）加减。

紫草茸 15g	紫花地丁 15g	茜草根 10g	京赤芍 10g
金银花 30g	全当归 10g	青连翘 15g	赤小豆 25g
炒栀子 10g	炒苍术 15g	川黄柏 10g	滑石块 25g
野菊花 15g	牡丹皮 15g	水牛角粉 30g	

加减：下肢疼痛，加乳香、没药各 10g，延胡索 10g。下肢

浮肿，加防己 15g，茯苓皮 30g，冬瓜皮 15g，生薏苡仁 30g。小便不畅，加萆薢 15g，车前子 30g，泽泻 15g。

方解：紫草、紫花地丁、茜草、赤芍清热凉血、活血行瘀；当归连翘赤小豆汤是治疗肿毒、痈疡的良方；金银花、野菊花清热解毒；苍术、黄柏之二妙有燥湿之用；栀子清三焦之热；牡丹皮、水牛角粉凉血、解毒、清热。诸药共济凉血清热、化湿解毒之功能。

【典型病例】

王某，女，32 岁。初诊日期：2009 年 4 月 24 日。

主诉左小腿外侧红肿胀痛两天。左下肢突然红肿，色如涂丹，边界清楚，扪之发热，面积约 20cm×15cm，伴发热、恶寒，体温 37.5℃，纳可，寐安，每次月经提前 3～5 天，量多，行经 5～7 天。大便正常，每日排 1 次。舌质微红，苔白厚，脉滑数。证属血燥风湿，兼感热毒，凝滞血脉。治宜凉血清热、化湿解毒。基本方加乳香 10g，没药 10g，茯苓皮 30g，水煎服，7 剂。针刺主穴，留针 30 分钟，隔日针治 1 次。

二诊：红肿明显减轻，面积减小，体温正常，继续治疗。

治疗三周后，红、肿、热、胀基本消失。再拟二妙散加利尿除湿活血之品巩固疗效。

（十）紫癜（结节性红斑）

紫癜俗称瓜藤缠，现代医学称为结节性红斑，青年妇女多见，好发于春秋季节。结节性红斑是由于真皮脉管和脂膜炎症所引起的结节性皮肤病。本病发生于小腿伸侧，对称性鲜红色结节，有明显压痛。多因湿毒流注导致经络阻塞、气血凝结成结节，结节瘀阻不通，疼痛较为显著，凝结日久化热，皮肤灼热，出现红斑，甚则变化为紫斑。

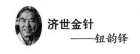
【针灸配方】

主穴：曲池、合谷、血海、足三里。

辅穴：血分热盛，加曲泽、委中放血。湿热下注，加环跳、行间。瘀血内阻，加膈俞、太冲。

穴解：曲池清邪热、调气血、祛风湿、疏经络。合谷疏风清热、消肿止痛、通调气血。血海清热、凉血、散风。足三里调和气血、疏通经络。

【方药】

紫草茸 20g	紫花地丁 20g	茜草根 15g	京赤芍 12g
金银花 30g	全当归 10g	青连翘 15g	赤小豆 25g
炒苍术 15g	川黄柏 10g	紫丹参 30g	草红花 10g
白茅根 30g	土贝母 10g	牡丹皮 15g	水牛角粉 30g

加减：局部肿胀，加防己 20g，草薢 15g。疼痛灼热，加忍冬藤 30g，海桐皮 15g

方解：当归、连翘、赤小豆具有消肿清热解毒之效，治疗红斑、紫癜；紫草、紫花地丁、茜草、赤芍凉血行血、清热化瘀；苍术、黄柏二妙为化湿清热；金银花、白茅根、牡丹皮、水牛角粉解毒、消炎、凉血；丹参、红花化瘀行血、活血消斑；土贝母散结、消肿、解毒。诸药配伍，共济凉血、清热、化湿消斑之功效。

【典型病例】

赵某，女，18 岁。初诊日期：1989 年 8 月 19 日。

主诉小腿前侧红斑 1 周。患结节性红斑 4 年，每逢春秋季节发作，发作前似有感冒症状。1 周前小腿前侧又出现红斑共 3 块，边界清楚，开始为鲜红色，微痛不痒，膝关节不适感。月经正常，有少量白带。时有烦躁，但夜寐尚好，纳可，大便正常。舌质红，苔白，脉弦滑。证属血燥风湿，兼感热毒，血热瘀阻。治宜凉血清热、化湿消斑。基本方加草薢 15g，水煎服，7 剂。针刺主穴，委中放血，留针 30 分钟，隔日治疗 1 次。

二诊：红斑变深红紫暗，症状消失，继续调治。

治疗四周后，紫癜消失，予犀角化毒丸巩固疗效。

（十一）腓腨发（硬结性红斑）

腓腨发俗称驴眼疮，现代医学之硬结性红斑。硬结性红斑是一种深部血源性皮肤结核，为对称性皮肤病。本病多发生于女性，多见小腿屈侧数枚深在于肌腠的结节、硬块，皮色正常，可逐渐扩大，形成斑块，颜色变为暗红，患者伴有潮热、盗汗、四肢不温、双腿胀痛等明显症状。若病程久，易溃破，破后形成不易愈合之溃疡。中医认为是气血失调、痰湿阻络所致。

【针灸配方】

主穴：环跳、委中、承山、阳陵泉。

辅穴：痰湿过盛，加阴陵泉、丰隆。气血失调，加血海、内庭。痒痛肿大，加蠡沟、窍阴。

穴解：环跳疏通经络、驱风散寒。委中解血毒、疏筋脉。承山舒筋活络、通肠痉挛。阳陵泉疏肝清胆、泄热利湿、舒筋活络。

【方药】

夏枯草 25g	浙贝母 10g	润玄参 15g	京赤芍 10g
草红花 10g	全当归 10g	白芥子 10g	鸡血藤 20g
台党参 20g	炒白术 15g	云茯苓 30g	广陈皮 10g
生甘草 10g	西黄丸 3g^{（分吞）}		

加减：血分郁热，加牡丹皮 15g，水牛角粉 30g。局部发热，减党参、白术、白芥子、红花，加泽泻 15g，猪苓 15g，黄柏10g，连翘 20g。

方解：夏枯草清肝火、散郁结，是治疗瘰疬瘿瘤的主药；浙贝母、玄参软坚散结；赤芍、当归、红花活血、行血、化瘀、散

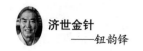
结；白芥子化瘀消肿；鸡血藤活血通络；四君子汤（参、苓、术、草）健脾益气和中；陈皮化痰祛湿；西黄丸消瘀散结、解毒清热。诸药配伍，共济健脾祛湿、化痰软坚之功效。

【典型病例】

何某，女，43 岁。初诊日期：2003 年 3 月 10 日。

主诉小腿肚内肿块 7 个月。皮肤颜色正常，疼痛不明显，以手按之可触及硬肿块，似圆形，但界限不清，推之不移，摸之为 4 块。走路小腿没劲，月经正常，无其他慢性疾病，寐多梦，纳可，便调。舌质淡红，苔白，脉弦滑。证属气血失调、痰湿阻络。治宜健脾祛湿、化痰软坚。基本方水煎服，7 剂，针刺主穴，留针 30 分钟，隔日针治 1 次。

二诊：小腿行走有力气，但硬结没有变化，调整处方，继续治疗。

连续治疗两个月，硬结性红斑稍小。患者要求服成药，改拟醒消丸治之，结果未知。

（十二）痔疮便血

痔疮出血，多因排便时，粪便擦破隆起的曲张痔静脉，或排便过度用力，使血管内压力增高、痔静脉破裂而引起。痔疮便血主要是内痔出血，在排大便后手纸上有血迹，大便表面带血，肛门滴鲜红色血或喷血，血不与大便混合且常无疼痛。一般发展缓慢，早期可以没有症状或症状轻微，贫血较重时则会出现面色苍白、倦怠乏力、食欲不振、心悸、心率加快和体力活动后气促水肿等。

【针灸配方】

主穴：阳溪、合阳、背部痔点（在背部脊柱两侧偏于腰骶部）形似丘疹，稍突起皮肤表面，如针头或小米粒大小，圆形，略带光泽，颜色可为灰白、棕褐或淡红色不等，压之不褪色，有时背部可同时有 2 ～ 3 个痔点，应选用其中最明显的一个。痔点越靠近脊柱、越靠下，效果越好。

辅穴：大便不畅，加浮郄、上巨虚。肛门疼痛，加后溪、承山。出血甚多，加劳宫、承山。

穴解：阳溪散风热、清火邪，主治各种痔疮。合阳舒筋脉、消瘀滞。背部痔点，用挑痔法。

【方药】

槐花散（《本事方》）、脏连丸（《证治准绳》）、白头翁汤（《伤寒论》）合方加减。

地榆炭 15g	槐花炭 15g	椿根白皮 10g	贯众炭 10g
白头翁 30g	川黄连 10g	条黄芩 10g	炒黄柏 10g
金银花 25g	青连翘 20g	蒲公英 20g	北秦皮 10g
仙鹤草 30g	白茅根 15g	生地黄 30g	

加减：大便干燥，加糖瓜蒌 30g，玄明粉 10g。便血日久，加阿胶珠 15g，炒蒲黄 10g，生黄芪 30g。湿热下注，加苍术 10g，六一散 30g。

方解：白头翁、秦皮清肠泄热；黄芩、黄连、黄柏清热燥湿；贯众炭、金银花、连翘、蒲公英清热解毒、凉血止血；地榆炭、槐花炭清大肠热、凉血止血；生地黄滋阴润燥、清热凉血；仙鹤草、白茅根、椿根白皮凉血清热、止血通瘀。诸药共济润燥解毒、凉血止血之功效。

【典型病例】

王某，男，36 岁。初诊日期：2002 年 2 月 22 日。

主诉痔疮下血 10 天。过食辛辣引起咽喉肿痛及痔疮便血甚多，服消炎药咽喉肿痛已消，但便血未止。服泻药大便通，寐多梦，纳谷可，舌质红，苔薄白，脉弦滑而数。证属热毒火邪、内结大肠、灼伤血络。治以润燥解毒、凉血止血。基本方水煎服，7 剂。针刺阳溪、合阳、劳宫、承山。留针 30 分钟，做背部挑痔

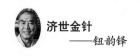

法，隔日针治 1 次。

二诊：第 3 天痔疮出血明显减轻，服尽 7 剂之后，血止、热除、口不渴，为巩固疗效，再做两次针刺及挑痔法，结束治疗。

（十三）肛裂灼痛

肛裂灼痛，多见于肛裂初期，大便数日未解且便秘质干。排粪时，肛裂裂口内神经末梢受到刺激，引起肛门火灼、刀割样的剧痛，从而使得肛门内括约肌痉挛收缩，导致持续性疼痛。然后，随着时间的推移，括约肌渐渐疲乏松弛，疼痛随之减轻，并逐渐消失。这在肛裂疼痛症状中称之为"疼痛周期"。肛裂常伴有出血，鲜血随大便点滴而下，量不多，裂口色红，肛管紧张，压痛明显。多见于青壮年女性。另外，不仅排粪可引起肛裂的剧痛，咳嗽、喷嚏及排尿等都可引起这种疼痛。

【针灸配方】

主穴：孔最、合阳、承山。

辅穴：大便秘结，加上巨虚、浮郄。肛裂灼痛，加阳溪、后溪。肛裂渗血，加劳宫。可以选用背部痔点及挑痔法。

穴解：孔最解毒清热、养阴润燥，主治肛裂（经验方）。合阳舒筋脉、消瘀滞，主治肛裂、痔。承山舒筋活络、通肠疗痔。

【方药】

凉血地黄汤（《医宗金鉴》）加减。

生地黄 20g	全当归 10g	京赤芍 25g	生地榆 15g
炒槐花 10g	桃仁泥 10g	炒枳壳 10g	川黄连 10g
炒黄芩 10g	黑升麻 6g	黑荆芥 10g	糖瓜蒌 30g
玄明粉 10g			

加减：局部红肿，加蒲公英 20g，败酱草 20g。便秘，加芦荟 0.5～1g。便时滴血，加仙鹤草 30g，白茅根 15g。

方解：生地黄、赤芍凉血，养阴，清热；黄连、黄芩清心火，清肺热；当归润肠通便；地榆、槐花清大肠热；瓜蒌、玄明粉润肠，软坚通便；枳壳理气止痛；荆芥、升麻均炒黑，入血分能止血，且有升提、祛风之功。桃仁活血祛瘀，防止产生血栓外痔。诸药共济凉血清热、润肠通便之功。

【典型病例】

杜某，女，21 岁。初诊日期：2010 年 9 月 13 日。

主诉肛门后侧灼痛 2 天。自幼喜食肉类，少吃果蔬，大便质干秘结，多为 3 ～ 4 天一解。2 天前到外地旅游乘坐火车时出现肛门疼痛，大便时有鲜血滴出，痛如刀割。舌质红，苔白，脉弦数。证属血热肠燥，强努损伤，肛管纵裂。治宜凉血清热、润肠通便。基本方加白茅根 25g，仙鹤草 30g，芦荟 1g，水煎服，7剂。针刺主穴加劳宫、后溪。留针 30 分钟，隔日针治 1 次。再配合背部挑痔法，另用祛毒汤外洗。嘱患者忌辛辣，少吃肉类，多吃蔬菜水果，保持大便畅通。

二诊：肛裂明显减轻，灼痛轻微。大便质稀畅通，日二行。拟前方去芦荟，玄明粉改 6g，水煎服 7 剂巩固治疗。其余针刺、挑治、外洗药如前。

三诊：肛裂灼痛已愈，肛门后侧裂伤也愈合。患者无任何不适，结束治疗。

附：祛毒汤（《医宗金鉴》）。青瓦松 15g，马齿苋 15g，文蛤壳 10g，川花椒 10g，茅苍术 10g，北防风 10g，炒枳壳 10g，净芒硝 30g，侧柏叶 10g。诸药共为粗末，布包水煎熏洗。每日 1次，每包药可连续使用 3 次。

（十四）肛周瘙痒

肛周瘙痒症是一种常见的局部瘙痒症。肛门部有时有轻微发痒，如瘙痒严重，经久不愈，则成为瘙痒症。一般只限于肛门周围，有时可蔓延到会阴、外阴或阴囊后方，肛周瘙痒症多见于

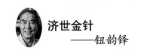

中年人。局部炎症充血使皮肤温度上升，臀间又是不易散热的部位，促使汗液排泄增多，湿润浸渍，加重瘙痒和不适感。

倘若长期搔抓、迁延不愈，皮肤粗糙增厚，甚至形成肛门皲裂，潮红肿痛，合并感染，则更加难治。

【针灸配方】

主穴：长强、承山、血海、三阴交。

辅穴：瘙痒难忍，加曲池、行间、蠡沟。渗出物多，加阴陵泉、曲泉。

穴解：长强镇痉止痛、凉血固脱，主治痔疮、肛裂、肛门肿痛。承山舒筋活络、通肠疗痔。血海清热，凉血，散风，化湿。三阴交健脾胃、助运化、通经络、调气血。

【方药】

龙胆泻肝汤（《医宗金鉴》）合二妙散（《丹溪心法》）加减。

茅苍术 15g	川黄柏 10g	北防风 10g	龙胆草 10g
川萆薢 15g	土茯苓 30g	白鲜皮 15g	地肤子 15g
蛇床子 10g	炒栀子 10g	北柴胡 10g	车前子 30g
滑石块 30g	淡猪苓 15g	建泽泻 15g	生甘草 10g

加减：瘙痒夜重，加百部 10g，紫花地丁 20g，马齿苋 30g。瘙痒难忍，加荆芥 10g，苦参 15g。渗出物多，加生薏苡仁 30g。大便秘结，加瓜蒌 30g，玄明粉 6～10g。

方解：苍术、黄柏燥湿清热；龙胆草、栀子清肝火，清三焦热；车前子、猪苓、泽泻、滑石块淡渗利湿、行水利尿；柴胡理气疏肝可为引经药；白鲜皮、地肤子、蛇床子、萆薢清热化湿止痒；妙在土茯苓清热排毒、化湿除浊；生甘草调和诸药，共奏清热燥湿、泄肝止痒之功效。

【典型病例】

路某，男，47岁。初诊日期：1998年10月28日。

主诉肛周瘙痒半年。患者体壮肥胖腹大，嗜白酒及膏粱厚味，高血压，高血糖。半年来肛门周围起湿疹，奇痒无比，夜间更甚，观其肛门，肛周红肿，有湿疹似溃烂。舌质红，苔白厚而腻，有齿痕，脉滑数。证属热毒秽浊，湿热下注，潮湿生虫。治宜清热燥湿、泄肝止痒。基本方加百部 10g，苦参 15g，生薏苡仁 30g，水煎服，7 剂，针刺主穴加曲池、蠡沟、阴陵泉。留针30 分钟，隔日针治 1 次。再以肛门瘙痒外洗药外洗。

二诊：症状减轻，肛周湿疹颜色变浅，瘙痒亦大为减轻。舌质淡红，苔白不厚，齿痕依然，脉滑不数。嘱禁饮酒、免浓茶，多食蔬菜。仍依前法继续治疗。

四诊：肛门湿疹痊愈，瘙痒已除。为防复发，除忌口之外，须每日早、晚及便后温水清洗肛门，并涂少许凡士林油，以保护肛周不被肠液浸之。

患者共服中药 21 剂，针治 10 次，外洗 21 天。两个多月后来门诊治疗高血压，得知肛周瘙痒未再复发。

附：肛门瘙痒外洗药。苦参片 20g，蛇床子 15g，地肤子 12g，北防风 15g，川花椒 18g，五倍子 15g。上药水煎至2500mL，滤渣倒入盆内，待药汁不烫手时，坐入患部，边泡边洗 20 分钟左右。一剂药煎 2 次，一日坐浴 2 次，一般用药 2～7天，可愈。

七、骨伤科病证

（一）跌打损伤（外伤后综合征）

跌打损伤多因外力作用，或在自身姿势不正确的情况下用力过猛而造成的。中医把凡因外力作用于人体而引起的筋骨伤损、瘀血肿痛、气血不和、经络不通以致脏器受损等，统称为跌打损伤。现代又称外伤后综合征，主要临床表现为活动受限，关节活

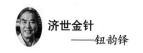
动异常，肌肉无力，萎缩，怕冷，常有麻，木感。治疗以行气活血、化瘀通络、消肿止痛为法。

【针灸配方】

主穴：①上肢损伤，极泉。②下肢损伤，环跳、秩边。③背腰损伤，相关"夹脊穴"。④胸腹胁肋部损伤，膻中、内关；筋缩、内庭；阳陵泉、丘墟透照海。

辅穴：结合损伤部位，适当选配相关穴位，灵活掌握。所选配穴，要有疏通经络、活血化瘀之作用。

【方药】

桃红四物汤加味。

桃仁泥 10g	草红花 10g	全当归 15g	生地黄 15g
酒川芎 15g	京赤芍 15g	苏木屑 15g	泽兰叶 15g
广木香 10g	台乌药 12g	川续断 15g	制乳香 10g
制没药 10g	川大黄 6g	生甘草 10g	三七面 3g（分冲）

加减：上肢损伤，加桑枝 10g，桂枝 10g，片姜黄 15g，羌活 10g。下肢损伤，加牛膝 12g，独活 10g，千年健 15g，追地风 15g。胸部损伤，加枳壳 10g，桔梗 10g，郁金 10g。胁肋部伤，加柴胡 10g，青皮 10g，龙胆草 10g，白芥子 6g。腹部伤痛，加大腹皮 10g，吴茱萸 10g，枳实 10g，槟榔 10g。小腹伤痛，加小茴香 6g，金铃子 8g，木香 10g。背部损伤，加狗脊 10g，威灵仙 10g，独活 10g，青枫藤 15g，海枫藤 15g。腰部损伤，加补骨脂 10g，小茴香 10g，巴戟天 10g，杜仲 10g。足跟损伤，加紫荆皮 10g，升麻 10g，苏木 6g，柴胡 10g。有骨折者，加接骨木 10g，骨碎补 15g，自然铜 15g，土鳖虫 6g。患处青紫作肿作痛，按之陷下复起较缓者，重用桃仁、红花，加茯苓皮 30g，防己 20g。

方解：桃红四物汤有行血不伤正气、活血能生新血之妙。续断治血理伤，为疏通气血筋骨之要药；三七、泽兰、乌药为行气止痛之良药；苏木、木香、乳香、没药、大黄化瘀通络；甘草和胃调中。诸药配合，共奏行气活血、消肿止痛之功能。妇女妊娠者禁用。

【典型病例】

张某，男，42 岁。初诊日期：2014 年 3 月 21 日。

主诉双下肢疼痛 1 年。3 年前双下肢被车撞伤，左腿胫腓骨双骨折，右踝部骨折，经专治疗痊愈。近 1 年来两腿疼痛酸楚，行走无力，行久则双下肢轻度浮肿，天冷时两小腿发凉。舌质淡红，苔白，脉弦滑。证属跌打损伤、气滞血瘀、经络闭阻。治宜行血活血、消肿止痛。基本方加牛膝 10g，独活 10g，青枫藤 15g，海枫藤 15g，千年健 15g，追地风 15g，水煎服，7 剂。针环跳、秩边、委中、阳陵泉、昆仑、涌泉、八风。留针 30 分钟，隔日针治 1 次。取火针刺小腿外侧胆经沿线，每周 1 次。配合骨科腾洗药，每晚 1 次，每周 5 次（做火针之日，不做腾洗，以防感染）。

二诊：综合治疗有效，患者要求继续治疗。

坚持治疗近 1 年，两腿行走有力，基本不痛、酸楚、浮肿，但冬天双下肢还有发凉现象。停服原中药、外洗药。只针刺、火针，内服药改为阳和汤加减，效果良好。

附：骨科腾洗药。骨碎补 10g，透骨草 10g，草红花 10g，全当归 10g，川羌活 10g，北防风 10g，香白芷 10g，川续断 10g，宣木瓜 10g，制乳香 10g，制没药 10g，川花椒 10g，大青盐 20g。

加减：病在上肢，加桂枝 10g，郁李仁 10g。病在下肢，加牛膝 10g。病在肩部，加川芎 10g，片姜黄 10g。病在胸部，加郁金 10g，茵陈 10g。左胁部痛，加栀子 10g，降香 10g。右胁部痛，加陈皮 10g，枳壳 10g。病在腰部，加牛膝 10g，杜仲 10g，桑寄生 10g。骨折损伤，加土鳖虫 10g，自然铜 10g。兼风寒者，加厚朴 10g，肉桂 6g。气滞郁阻，加葱头 3 个，天仙藤 10g。瘀

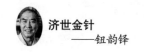
血阻滞，加汉三七 3g，木槿花 10g。舒筋通络，加芙蓉叶 10g，金果榄 10g。

用法：上药共为粗末。使用时加白酒 30g 拌匀，装入白布袋缝口备用。熏洗煎汤熏洗伤处 2 次。腾药则取两包药用蒸笼蒸热后，敷在伤处，每日腾 1 ～ 2 次，每次腾 1 小时，两包药交替使用。

（二）颈肩痛

颈肩痛多见于颈椎病，是由于颈椎及其周围的软组织，如椎间盘、后纵韧带、黄韧带、脊髓鞘膜等发生病理改变而导致颈神经根、颈脊髓、椎动脉及交感神经受到压迫或刺激所产生的各种症状。本病多发于 40 岁以上的成年人，颈椎病虽然表现不同，但主要症状为颈项痛、肩臂痛。

【针灸配方】

主穴："颈夹脊"。颈 5、颈 6、颈 7、胸 1、胸 2。

辅穴：项难四顾，加少海、肩井。后头部痛，加天柱、列缺。两肩疼重，加支正、昆仑。上肢麻木，加极泉、曲池、外关。

穴解：颈椎病疼痛的原因无非是"不通则痛"和"不荣则痛"，多因劳损后治疗不当，或感受风寒外邪，使气血壅滞、经脉受阻，或瘀血不散，气血不畅，不荣则痛。针刺颈夹脊可以起到疏经活血通络的作用，而达到治疗目的。

【方药】

粉葛根 15g	酒川芎 12g	生黄芪 15g	台党参 15g
酒白芍 10g	生地黄 15g	紫丹参 20g	桃仁泥 10g
草红花 10g	制香附 10g	炒山甲 (代) 9g	土鳖虫 10g
苏地龙 10g	威灵仙 15g		

加减：颈肩剧痛，加制乳香、制没药各 10g。手臂麻木，加桑叶 15g，桑枝 15g，片姜黄 15g，羌活 10g。胃纳不佳，加山楂 15g，神曲 15g。脉细无力，加黄精 20g。

方解：葛根、川芎二味相配，针对颈椎病颈项强直、活动受限而设；黄芪、党参补气；桃仁、红花养血活血通络；土鳖虫、穿山甲（代）、地龙破瘀攻坚通脉；香附理血中之气而止痛；加用白芍、生地黄养阴滋润筋脉；威灵仙活血通络止痛；丹参养血活血。诸药合用，共奏益气活血、祛瘀通络、舒筋止痛之功。

【典型病例】

李某，女，31 岁，打字员。初诊日期：2013 年 8 月 14 日。

主诉颈肩痛伴右上肢麻木 20 天。患者长时间伏案工作，常头晕、耳鸣，影像诊断为"颈椎病"。暑天炎热，因空调降温受凉，现颈肩痛，两肩酸楚，无活动受限，右上肢麻木、沉重，严重影响正常工作。血压不高，月经正常，夜寐多梦，饮食尚佳。舌质淡红，苔薄白，脉弦细。证属经络瘀滞、兼感风寒、筋脉痹阻。治宜益气活血、祛风通络。基本方加桑叶 15g，桑枝 15g，片姜黄 15g，羌活 10g，水煎服，7 剂。再取穴"颈夹脊"加天柱、肩井、极泉、曲池、手三里、外关、后溪。留针 30 分钟，隔日针治 1 次。嘱暂停打字工作，避开冷空调之环境。

二诊：颈肩痛明显减轻，右上肢麻木也有缓解。继续治疗同前，并配合按摩治疗。

经 5 周的综合治疗，颈肩痛基本消失，仅有轻微不适，右上肢麻木亦基本消失。停服中药，继续以针治配合按摩治疗 2 个月痊愈。

（三）肩凝证

肩凝证，又称"漏肩风""五十肩"，是由于肩部劳损、外伤或衰老、气血虚损，筋脉失养，又感风、寒、湿侵袭，引起肩关

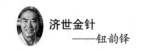

节疼痛和功能活动明显受限为主要表现的疾病。50 岁左右最为多见，女性多于男性。非体力劳动者多见。现代医学称为肩关节周围炎（简称肩周炎），也称粘连性关节囊炎。

【针灸配方】

主穴："三肩解凝法"。肩髃、肩髎、肩贞、腋缝透胛缝。

辅穴：上肢麻木，加极泉。臂腕骨痛，加阳谷。肩痛日久，加条口透承山（患侧）。肩部发凉，局部火针点刺。

穴解："三肩解凝法"功能疏通气血、活络止痛、祛风除痹、舒筋和营。

【方药】

生黄芪 20g	全当归 12g	桂枝 10g	炒白芍 15g
嫩桑枝 15g	片姜黄 15g	威灵仙 20g	川羌活 10g
北防风 10g	左秦艽 15g	酒川芎 15g	粉葛根 15g
冬桑叶 10g	炙甘草 10g		

加减：疼痛较重，加乳香 10g，没药 10g，延胡索 10g。酸胀沉重，加苍术 10g，黄柏 10g，豆黄卷 10g，生薏苡仁 30g。上臂麻木，加蜈蚣 2 条，地龙 10g，全蝎 6g，络石藤 10g。肩部发凉，加黑附片 6g，炮姜 10g。夜间凉痛，加黑附片 8g，肉桂 5g。

方解：生黄芪、当归益气养血；桂枝、白芍调和营卫；桑叶、桑枝、片姜黄、羌活走上肢，祛风寒；威灵仙、葛根通颈椎脉络；防风、秦艽散风活络，疏通筋脉；川芎活血化瘀止痛；甘草调和诸药。共济益气活血、祛寒通络之功效。

【典型病例】

牛某，男，57 岁。初诊日期：2014 年 4 月 11 日。

主诉右肩痛活动受限多年，近来加重。右肩疼痛，影响睡眠，右臂不能抬高，右手摸不到左耳，肩部外展、外旋后伸时痛甚，饮食正常，二便畅通，无他所苦。喙突压痛明显，舌质紫暗，苔白厚，脉弦滑。证属经络空虚、风寒痹阻、筋脉失养。治宜益气活血、祛风通络。基本方加乳香 10g，没药 10g，延胡索 15g，水煎服，7 剂。针刺以"三肩解凝法"加条口透承山（患侧）。留针 30 分钟，隔日针治 1 次。

二诊：患肩部有温热感，功能活动略有改善，继续治疗同前。

治疗 3 个月后，肩凝明显减轻，应患者要求暂停中药，只用针治，每周 3 次，并配合右肩的功能锻炼。治疗 5 个月时，基本痊愈。

（四）腰痛

腰痛是指腰部一侧或双侧疼痛连脊椎的一种症状，男女均有发生，女性居多。腰痛可因感受寒湿、湿热，或跌仆外伤，气滞血瘀，或肾亏体虚所致。其病理变化常表现出以肾虚为本，感受外邪、跌仆闪挫为标的特点。产生腰痛的病因主要有以下几种：①急性闪挫，气血淤滞：这类腰痛常因外力的击扑闪挫、跌打损伤引起。②外感风寒湿邪，经络痹塞：这类腰痛是因为风寒湿邪客于膀胱经及督脉后，造成气血凝滞，脉络不通所致。③久病劳损，肾虚：这类腰痛患者多年龄较大、病程较久、体质较差。也有因七情内伤、房事不节，或年老体衰、肾气亏损，筋脉失养所致。

腰痛的治法：由于外邪所致者，宜祛邪通络；由于肾精亏损者，宜补肾益精；由于瘀血所致者，则宜活血化瘀、理气止痛。但总以补肾通络为根本。

【针灸配方】

主穴："腰痛八针方"。命门、肾俞、腰阳关、大肠俞、委中。

辅穴：腰痛掣腿，加环跳。肾阳亏损，灸命门。腰痛疲乏，加气海俞。腰痛不能久立，加附阳。腰痛不可屈伸、痛如折，加束骨。

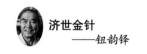
穴解："腰痛八针方"功能滋补肝肾、益火固阳、强腰壮脊、疏通经脉。适用于肾虚腰痛、风寒腰痛、腰腿疼痛。

【方药】

独活寄生汤、青娥丸、桂枝汤合方加减。

嫩桑枝 15g	桑寄生 15g	川独活 10g	桂枝 10g
炒白芍 10g	枸杞子 15g	左秦艽 15g	补骨脂 15g
川杜仲 15g	川续断 15g	金狗脊 30g	熟地黄 20g
台乌药 10g	全当归 10g	炙甘草 10g	

加减：肾阳衰微，腰脊酸软，加山茱萸 10g，菟丝子 15g。腰痛抽掣脊背腿足，加威灵仙 15g，牛膝 10g。腰痛发凉，拘急喜温，加制附片 8g。腰痛沉重，转侧不利，加苍术 15g，木瓜 15g，汉防己 15g。腰痛灼热且有肿胀，加炒知母、炒黄柏各 10g。腰痛酸软，五心烦热，加龟甲 15g，生地黄 20g，女贞子 15g。扭闪挫伤，络脉血瘀，加乳香、没药各 10g，延胡索 10g，土鳖虫 10g。

方解：独活寄生汤功能祛风湿、止痹痛、益肝肾、补气血。主治腰膝冷痛、肢节屈伸不利、麻木不仁，也用于风湿性坐骨神经痛。青娥丸功能温肾阳、止腰痛，主治肾虚腰痛如折、俯仰不利、转侧艰难。

【典型病例】

吕某，男，52 岁，木匠。初诊日期：2000 年 9 月 15 日。

主诉腰痛多年，加重近月。长期弯腰劳累致腰酸痛，阴天、下雨，气候变化则腰痛稍重，从未治疗。1 个月前腰痛加重难忍，遂到医院就诊，X 线检查腰椎骨质增生并不严重，未见其他阳性指征。血沉、血压、血脂、血糖均正常。眠好，纳好，二便调。舌质淡红，苔白，脉弦滑。证属肾虚、腰络瘀滞、痹阻不通。治宜补肾壮腰、活血通络。基本方加山茱萸 15g，菟丝子 15g，乳香、没药各 10g，水煎服，7 剂。再针"腰痛八针方"，留针 30

分钟，隔日针治 1 次。

二诊：腰痛明显减轻。嘱患者暂停干活，好好休息，继续依前法治疗。

治疗 4 周后，腰痛基本痊愈。停服中药，继续针治，再予金匮肾气丸缓补之。

（五）腰腿痛

单纯的腰痛不连及腿痛，腰痛连及腿者多为坐骨神经痛。原发性坐骨神经痛（坐骨神经炎）的发病常与受寒凉、潮湿、损伤、感染等有关，与腰椎的改变、损害没有关系。只是腿的自身问题，即属于干性疼痛。继发性坐骨神经痛，为神经通路的邻近组织病变产生的机械性压迫或粘连所引起。多数病因是腰椎间盘突出症及椎间关节、骶髂关节、腰骶软组织劳损等原因引起的腿疼，属于根性疼痛。坐骨神经痛是腰椎间盘突出症的主要症状，腰痛常局限于腰骶部附近。在腰椎 4 ～ 5、腰椎 5 ～骶椎 1，或腰椎 3 ～ 4 棘突一侧和棘突间，有局限性深压痛，并向患侧下肢放射，坐骨神经痛常为单侧。当椎间盘突出较大或位于椎管中央时可为双侧疼痛。

【针灸配方】

主穴："腰椎夹脊方"。胃脊、肾脊、大肠脊，加秩边、环跳、承扶、委中、风市、承山、昆仑。

辅穴：腰痛严重，加后溪。腿骨酸痛，加阴市。腿胻麻木，加阳陵泉、绝骨。

穴解：腰夹脊穴疏通经络、活血行瘀，主治腰脊疼痛，可缓解神经根压迫。秩边强腰脊、理下焦。环跳疏通经络、强腰益肾、驱风散寒，主治坐骨神经痛。委中强腰膝、舒筋脉，主治腰背痛、坐骨神经痛、膝关节痛。风市祛风寒、强筋骨。承山舒筋活络，主治小腿痛、足跟痛、坐骨神经痛。昆仑解肌通络、强腰

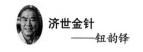

补肾，主治腰腿疼痛麻木，行走无力。

【方药】

鹿角片 20g　　金狗脊 30g　　川杜仲 15g　　苏木屑 15g

生黄芪 20g　　全当归 10g　　京赤芍 15g　　紫丹参 30g

泽兰叶 15g　　苏地龙 15g　　大蜈蚣 2 条　生甘草 10g

加减：腰部刺痛有瘀血，加桃仁 10g，红花 10g，延胡索 10g。下肢沉重且肿胀，加萆薢 15g，汉防己 20g，苍术 15g。下肢疼痛甚沉重，加乌药 10g，延胡索 10g，三七粉 3g。腿发热阴虚火旺，加黄柏 10g，知母 10g，生地黄 15g。下肢麻木且疼痛，加牛膝 15g，木瓜 15g，五加皮 10g。下肢寒凉喜温者，加细辛 3g，炮姜 10g。

方解：本方是治疗腰椎管狭窄的基本方。多种腰腿痛、腰椎间盘突出症、腰 3 横突综合征、慢性腰肌劳损都可使用。鹿角片、狗脊通督脉、活血强脊；杜仲补肝肾通络；生黄芪、当归益气养血；苏木、赤芍、丹参、泽兰活血通经；蜈蚣、地龙通经活络、行血止痛；甘草调和诸药。群药共济通督活血、疏通经络。

鹿角片另包，先煎 30 分钟，再与诸药共煎，沸后文火煎 50 分钟。

【典型病例】

吴某，女，44 岁。初诊日期：2014 年 10 月 10 日。

主诉腰腿疼痛两年余。初为腰痛，渐两下肢沉重，麻木无力，尤以弯腰为甚，影响日常生活。医院检查诊断为"进行性腰椎管狭窄症"。建议手术治疗。患者体瘦，精力旺盛，血压 140/82mmHg，血糖空腹 10.4 mmol/L，每日服降糖药控制。月经后错 10 天左右。夜寐多梦，纳少，大便日一行，夜尿频。舌质微红，苔白，脉弦滑。证属肾虚脊损、经脉瘀阻、营卫失调。治宜通督活血，疏通经络。基本方加桃仁 10g，红花 10g，延胡索 10g，三七粉 3g（分冲服）。针刺胃脊、肾脊、大肠脊、秩边、环

跳、承扶、委中、风市、承山、昆仑。留针 30 分钟，隔日针治
1 次。

二诊：疼痛减轻，继续依前法治之。

经过 4 周治疗，腰痛明显减轻，两下肢沉重感消失，下肢麻
木很少，唯弯腰擦地时有不舒服感。继续治疗到 7 周，共服中药
42 剂，针治 22 次，基本痊愈。

（六）股外侧麻木（股外侧皮神经炎）

本病主要症状为股前外侧，尤其是股外侧下方出现皮肤感觉
障碍，如麻木、蚁走感、刺痛、烧灼感及沉重感等。在体力劳动
劳累后或站立、行走过久时症状可加重，休息后症状可缓解。西
医称为股外侧皮神经炎，由于受压、外伤等某种原因影响到股外
侧皮神经所引起。

【针灸配方】

主穴：在麻木区域围刺，并在其中密刺。

辅穴：下肢发沉，加秩边。侧重前方，加髀关。侧重外方，
加环跳。

穴解：围刺、密刺均为疏通经络、调和气血、活血化瘀，改
善局部的麻木。针刺过程中会有不同的感觉，针刺到骨膜或筋膜
时为"酸"，刺激到肌肉、肌腱时为"胀"和"重"，刺激到神经
时为"麻"，刺激到血管时为"痛"。这些感觉统称为得气。

【方药】

黄芪桂枝五物汤（《金匮要略》）合桃红四物汤（《医宗金
鉴》）加减。

生黄芪 20g	桂枝 15g	炒白芍 20g	草红花 10g
桃仁泥 10g	大蜈蚣 2 条	苏地龙 15g	净全蝎 6g
鸡血藤 30g	首乌藤 30g	全当归 10g	酒川芎 10g
青枫藤 15g	海枫藤 15g	生甘草 10g	

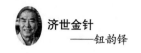
加减：局部麻重，加细辛 3g，丹参 30g。局部刺痛，加乳香、没药各 8g，延胡索 10g。局部发凉，加吴茱萸 6g，炮姜10g。

方解：黄芪、当归补气活血；桂枝、白芍调和营卫；桃仁、红花活血化瘀、疏通经脉；蜈蚣、地龙、全蝎通络息风；青枫藤、海枫藤、鸡血藤、首乌藤疏风通络；川芎活血化瘀通络；甘草调和诸药。群药配合，共济疏调气血、化瘀行滞之功效。

【典型病例】

孔某，男，38 岁。初诊日期：2014 年 10 月 17 日。

主诉左大腿前外侧麻木 1 个月。患者体壮，稍胖。左大腿前外侧不红不肿，皮色正常，无触觉，痛觉差。麻木面积为椭圆形，其上下直径约 22cm，左右直径为 17cm。西医诊断为"股外侧皮神经炎"。舌质红，苔白，脉弦滑。证属腰络郁阻、气血瘀滞。治宜疏调气血、化瘀行滞。基本方加丹参 30g，细辛 3g，水煎服，7 剂。针取病变局部围刺、密刺，共用毫针 50 余支，留针30 分钟，隔日针治 1 次。

二诊：麻木减轻，再依前法继续治疗。

治疗 6 周，共服中药 40 剂，针治 19 次，股外侧麻木完全消失，触觉、痛觉均恢复正常。

（七）膝痛

膝痛指膝部肌肉、经脉及骨节间作痛。《张氏医通·膝痛》："膝为筋之府……膝痛无有不因肝肾虚者，虚则风寒湿气袭之。"膝痛者，关节僵硬，且疼痛或轻或重，活动受限，多见于更年期过后之妇女。"伤于湿者、下先受之。"是说湿邪久居，气血痹阻而致。膝关节疼痛，缠绵不休，劳累加重，休息减轻，久站、久行及上下台阶疼痛加重，不负重则痛缓。治宜补肝益肾，化湿散寒，祛邪通络为法。

【针灸配方】

主穴："鹤膝通络法"。犊鼻、膝眼、阳陵泉、足三里。

辅穴：阴虚血亏，加血海。阳明气弱，加气海、梁丘。病程日久，加阳关透曲泉。

穴解："鹤膝通络法"功能祛寒渗湿、健步宣痹、疏通经络、和营止痛。适用于风寒湿所致膝关节肿痛。

【方药】

金狗脊 30g	川牛膝 20g	川独活 12g	威灵仙 30g
生黄芪 20g	全当归 15g	台党参 15g	熟地黄 20g
制鳖甲 15g	土鳖虫 10g	千年健 15g	追地风 15g

加减：风寒偏重，加防风 10g，细辛 3g。气血两虚，当归改为 20g，黄芪改为 30g。肝肾亏损，加淫羊藿 10g，肉苁蓉 15g。瘀血阻滞，加桃仁 10g，红花 10g。湿热偏重，加土茯苓 30g，薏苡仁 20g，蜂房 4g。疼痛较甚，加乳香 8g，没药 8g，延胡索 15g。

方解：生黄芪、当归、党参补气养血；熟地黄、鳖甲滋阴补肾；土鳖虫活血化瘀；狗脊、牛膝、独活、威灵仙、千年健、追地风散风祛寒、疏通经脉。诸药配伍，共济补气养血、化湿散寒之功效。

【典型病例】

宋某，女，52 岁。初诊日期：2012 年 9 月 14 日。

主诉双膝关节疼痛 3 年。两下肢行走无力，膝关节疼痛，劳累加重，休息则缓，气候变化时疼痛愈甚，时有头昏脑胀，周身疲乏，夜寐多梦。纳谷尚可，舌质淡红，苔白厚，有齿痕，脉细滑。大便 2 日一行，夜尿多。证属气血两虚、寒湿痹阻。治宜补气养血、化湿散寒。基本方当归改 20g，生黄芪改 30g，加乳香 8g，没药 8g，肉苁蓉 30g，水煎服，7 剂。针刺用"鹤膝通络法"加气海、血海、梁丘。留针 30 分钟，隔日针治 1 次。

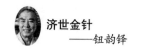

二诊：膝关节痛明显减轻。头昏脑胀情况改善，精神转佳，疲劳缓解，再拟前法调治。

连续治疗两个半月，服中药近 70 剂，针治 34 次，两膝关节痛基本痊愈，近期疗效满意。

（八）鹤膝风（创伤性滑囊炎）

鹤膝风因以膝关节肿大疼痛，而股胫的肌肉消瘦为特征，形如鹤膝，故名鹤膝风。多见于患有膝关节痛的患者远行或负重，致关节滑囊或滑膜内积水、肿胀，仍未休息者，则行走困难，疼痛加重，日久难愈。

《素问·脉要精微论》说："膝者筋之府，屈伸不能，行则偻俯，筋将惫矣。"鹤膝风大都有肝肾不足之病因。鹤膝风常由久居湿地，气血痹阻而致，或从寒化，或从热化。膝部运动、负重、暴露，外伤、劳损、邪毒犯之，每致气滞血瘀、热毒侵袭，或肝肾不足、筋骨受损，从而形成症情较为复杂的膝关节肿痛。

现代医学称之为创伤性滑囊炎。膝关节的滑膜或滑囊常常因为受撞击，或跌倒、扭伤、过度运动，或关节附近手术，或骨折，而发生关节腔内充血、大量渗液，甚则出血，致使滑膜肿大，腔内积液。

【针灸配方】

主穴："鹤膝通络法"。犊鼻、膝眼、阳陵泉、足三里。

辅穴：膝关节痛，加风府。膝胫肿痛，加巨髎、阴陵泉。鹤膝肿胀，加风市、鹤顶。膝痛而不可屈伸，加大杼。病程日久，加阳关透曲泉。

穴解：犊鼻祛寒湿、利关节，主治膝关节肿痛，屈伸不利。膝眼温经通络、祛湿消肿，主治膝肿胀。阳陵泉泄热利湿、舒筋活络。足三里疏通经络、健脾化湿、扶正培元。

【方药】

防己茯苓汤（《金匮要略》）加味。

汉防己 30g	生黄芪 20g	台党参 25g	桂枝 10g
淡干姜 10g	炒白术 15g	生薏苡仁 30g	建泽泻 15g
茯苓皮 30g	冬瓜皮 20g	制没药 10g	生甘草 10g

加减：肿胀严重，浮髌阳性，加车前子 30g，苍术 15g，黄柏 10g。皮下出血，去姜桂，加紫花地丁 15g，茜草 15g，赤芍 10g。红肿热痛，去姜、桂，加连翘 15g，金银花藤 30g。浮肿严重，局部发凉，加制附片 8g。

方解：汉防己配茯苓皮化湿消肿；生黄芪、党参、白术、薏苡仁健脾益气、化湿消肿；桂枝、干姜温通筋脉；泽泻、冬瓜皮利湿消肿；没药活血止痛、消肿化瘀；甘草调和诸药，且有和胃调中之功。群药合力，共济健脾利湿、消肿化瘀之效。

【典型病例】

侯某，女，21 岁。初诊日期：2008 年 5 月 14 日。

主诉双膝关节肿痛不能站立和走路 20 余日。远行时出现膝关节疼痛，未休息，出现肿胀，虽在当地医院治疗，但肿胀加重。查两膝关节皆肿大，局部发热，皮色不红。浮髌试验阳性。诊为创伤性滑囊炎。月经正常，眠差，烦躁，不欲饮食，大便正常。舌质淡红，苔白，脉滑。证属膝肿络阻、液聚瘀结。治宜健脾利湿、消肿化瘀。基本方加苍术 15g，黄柏 10g，车前子 30g，水煎服，7 剂。针刺"鹤膝通络法"加鹤顶、风市、阴陵泉，留针 30 分钟，隔日针治 1 次。膝关节局部以 3% 硫酸镁溶液进行 24 小时湿敷。嘱卧床休息，不可活动。

2 周后渗出液基本消失，膝关节消肿，唯关节仍痛，但已明显见轻。第 3 周，患者可以扶双拐来门诊，停服中药和湿敷，针治每周 3 次，连续治疗 8 周，可以不用拐杖自由行走，再巩固治疗 1 周，结束治疗。

第四章
瘫痿治验

　　钮韵铎治疗瘫痪和痿证有着独到的经验，特别是对外伤性截瘫的治疗，在继承王乐亭先生治瘫学术思想的基础上发展创新，取得了良好的效果。

一、外伤性截瘫

外伤痿者多见于腰部，其主要病机为督脉损伤，因督脉循行贯脊，总督一身之阳。伤之则经气不畅，带脉不引，气血阻隔，筋脉失去濡养而发瘫痿之证也。

（一）诊断

1. 病史询问要点

（1）受伤时间与损伤部位

① 受伤后的病程分四个阶段，即受伤后 10 天以内为急性期；伤后 10 天至 1 个月为早期；伤后 1 个月至 6 个月为中期；6 个月以上为恢复期。

② 脊柱骨折或椎间脱位，使椎管内的脊髓或马尾神经受到不同程度的损伤，虽然 X 线片对脊髓损伤的判断有非常重要的参考价值，但只能给出部分信息，不能完全反映脊髓损伤的严重程度。诊断时，必须参考和重视手术记录，不能轻易确定脊髓完全横断。从我们所观察的病例来看，脊髓严重损伤多属完全性截瘫，脊髓部分损伤或马尾神经损伤多属于不完全性截瘫。

（2）暴力性质与受伤体位

① 间接暴力多造成脊柱屈曲型损伤：患者自高处跌下，由于人体自卫性保护机制，多呈屈曲位臀部或两足着地；弯腰工作时，重物由高处坠下击于背部或肩部，力量传达到容易损伤的胸腰段部位；站立或行走时，突然有车辆快速撞击背部或腰部，使脊柱向前过度屈曲而发生骨折或骨折脱位。因此，间接暴力多发生压缩性骨折、粉碎性骨折，应以伸展法治疗。

② 直接暴力多造成脊柱伸展型损伤：患者自高处仰面落下，脊柱落于横梁或石块上，因物体的反作用力，直接伤及脊柱，造

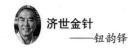
成脊柱伸展型损伤。

③枪伤、火器伤：均为贯通伤，这种复合伤给损伤部位带来相当程度烧灼，给医疗造成困难。

（3）急救搬运与手术

①急救搬运：脊柱骨折或骨折脱位患者需急救搬运，其搬运方法对预后至关重要，如果处理不当，可造成难以弥补的严重后果。对疑似脊髓损伤的患者宜用硬担架或木板运送，不宜用软担架或毯子包裹，绝对禁止人背或2～3人抬着运送，这样只会增加畸形，加重脊髓的损伤。

②手术：手术是脊柱损伤合并截瘫的重要治疗方法，其目的是解除脊髓压迫，加强脊柱的稳定性，给神经恢复创造有利条件。手术与否必须严格掌握适应证，一般通常采取的方法有椎板减压术、植骨融合术、钢丝内固定、钢板内固定。切开硬膜以观察脊髓或马尾神经的损伤情况是手术的必要步骤。此外，颈椎损伤的颅骨牵引也是常规治疗措施。

（4）二便情况与截瘫合并症

①膀胱功能改善对截瘫患者十分重要。早期患者由于膀胱肌无力，出现尿潴留，而反复多次导尿易造成泌尿系感染，因此应留置导尿管持续导尿，定时开放排尿，使膀胱有舒有缩。但也有个别患者不适应尿道异物的留置，易致刺激性感染，引起高热不退，故只能行膀胱造瘘术以避免异物感染。

②尿失禁和自律性膀胱比较难管理，患者颇感苦恼。反射性膀胱和近似随意性膀胱时排尿则既方便又可控制，但有时也有尿意急的现象。随意性膀胱是正常人的膀胱功能。

③若能出现肛门反射，即肛门有不同程度的感觉，患者就能定期排便。

④截瘫的三大合并症是高位截瘫的堆积性肺炎、泌尿系感染和褥疮，易危及生命，应当积极防治，千万不可疏忽大意。若合

并症严重，则先治疗合并症，后治截瘫。

2. 检查

（1）以感觉障碍平面判断神经损伤的位置

① 临床常用的体表节段感觉定位的标志（表1）

表1　体表节段感觉定位标志

体表部位	脊髓节段
后头部	颈髓2
颈项部	颈髓3～4
上肢外侧	颈髓5～7
上肢内侧	颈髓8～胸髓3
胸骨角平面	胸髓2
乳头平面	胸髓4
剑突平面	胸髓6
肋下平面	胸髓8
脐平面	胸髓10
腹股沟	腰髓1
下肢前面	腰髓1～5
下肢后面	骶髓1～3
会阴、肛门、生殖器	骶髓4～5

② 查痛觉：用大头针或注射针头点刺皮肤，由上到下，根据患者的感觉区域定位，确定其痛觉减退、消失或过敏区域。再由下向上反复测试，以获得正确的神经感觉障碍平面，分别描画记录。

③ 查触觉：用棉花轻触患者的皮肤，询问其有无感觉。

（2）以肌力判断运动功能

①肌力分级：0级：肌肉无任何收缩现象。1级：肌肉有轻

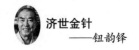
微的收缩，但无肢体运动。2级：略见肢体运动，但不能对抗地心引力，只能在光滑平面上作水平移动。3级：能对抗地心引力，做自主运动，但不能抵抗外加阻力而运动。4级：能对抗外加阻力而自主运动。5级：肌力正常。根据肌力可以判定疗效，判断预后情况。

②常检查的肌肉和动作（表2）

表2　肌肉与相应动作

部位	肌肉	动作
上肢	三角肌	上臂外展
	肱二头肌	前臂屈曲
	肱三头肌	前臂伸直
	腕伸肌	腕背伸
	腕屈肌	腕掌屈
躯干	腰方肌	提骨盆
	腹直肌	仰卧起坐
下肢	髂腰肌	屈髋
	内收肌	大腿内收
	臀中、小肌	大腿外展
	臀大肌	大腿后伸
	股四头肌	伸膝
	腘绳肌	屈膝
	胫前肌	踝背伸
	腓肠肌	足跖屈

3. 截瘫分型　脊髓损伤后的急性期和早期往往处于脊髓休克状态，损伤平面以下感觉消失、肌肉松弛瘫痪，出现尿潴留及肢

体营养性紊乱。进入中期后,脊髓状态逐渐恢复(个别患者延缓恢复);恢复期则根据损伤部位与性质分为痉挛型和弛缓型两种类型(表3)。

表3 证型与临床表现的关系

项目	痉挛型瘫痪	弛缓型瘫痪
瘫痪肌群	无明显萎缩	明显萎缩
肌张力	增强	减低或消失
腱反射	亢进	减弱或消失
病理反射	有	无
神经损伤类型	中枢性	周围性

(1)痉挛型瘫痪(硬瘫)

①四肢痉挛型瘫痪:属上颈段损伤(颈髓1～4),为颈椎1～4骨折,或骨折脱位,或挥鞭式损伤,临床称高位截瘫。损伤平面以下感觉全部丧失,有严重的呼吸困难、中枢性排尿障碍等症,若发生膈肌麻痹或刺激症状的呃逆或呛逆时,则病势严重。

②上肢弛缓、下肢痉挛型瘫痪:属颈膨大损伤(颈髓5～胸髓2),为颈椎5～胸1骨折,或骨折脱位,或挥鞭式损伤,临床亦称高位截瘫。横贯性损伤预后较差,若属不全损伤则疗效较好。

③下肢痉挛型瘫痪:属胸髓横贯性损伤(胸髓3～12),为胸椎2～10骨折或骨折脱位。上肢不受影响,损伤平面以下感觉障碍,膀胱控制能力差。一般预后多不理想。

(2)弛缓型瘫痪(软瘫)

①下肢弛缓型瘫痪:属腰膨大和圆锥部损伤(腰髓1～骶髓

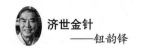

5），为胸椎 11 ～腰椎 2 骨折或骨折脱位，损伤平面以下感觉消失，肌肉萎缩，直肠括约肌松弛，膀胱功能较差，性功能障碍，有轻度肢体疼痛（高位腰髓损伤也可出现痉挛，称为混合型）。此类病例临床多见，占我们所观察资料总数的 67%。

②下肢弛缓型瘫痪尚有马尾神经横贯性损伤，呈不对称性瘫痪，有明显的肢体疼痛，多为腰椎 3 ～ 5 骨折或骨折脱位，一般预后较好。

（二）针灸治疗组方

1. 瘫痪针治方案的创立背景　王乐亭教授自 1956 年即开始探讨瘫痪之疑难症的针灸治疗方法及疗效，但当时以内伤及六淫或婴儿瘫致病者为多，亦有一些因外伤或药物、砸坠、煤气中毒后遗症而致瘫的患者。后来外伤患者求治者渐增，因果不同，治法亦随之改进。先遵《内经》"治痿者独取阳明"及《医宗金鉴》"五痿皆因肺热生，阳明无病不能成"之论，但所论都是内外因所生之病，未论及外伤，所以仅用阳明经及膀胱经两经腧穴进行治疗。临床中发现，单用二经之穴力量不够，疗效亦不显著，遂采取多种经脉腧穴合用的方法，在治疗中逐渐摸索总结，对外伤性截瘫的发病规律有了新的认识，在此基础上创立了瘫痪针治方案。

2. "治瘫十一法"的形成与演变　1965 年以来，针灸科门诊病种相对集中，王乐亭教授接诊的患者中，有许多下肢截瘫的患者。当时针刺的穴位基本上只有前、后两组配方，交替应用，隔日治疗 1 次，留针 30 分钟，有一定的治疗效果。

在诊疗中发现，下肢截瘫患者有二便功能不能控制、腰胯无力、下肢肌肉萎缩、肌张力过高、脾胃消化差、体质虚弱等一系列证候，只靠两组治疗方案是远远不够的。所以王乐亭教授提出新的"治瘫六法"，即在两组配方的基础上加入督脉穴、华佗夹脊、膀胱经背俞穴、任脉和胃经的腹部腧穴。采取这一新的治疗方案，临床疗效有了较大提高，也增强了截瘫患者的治疗信心。

1969 年初，全国各地来京治疗的截瘫患者明显增多，北京中医医院为此专门成立了"截瘫病医疗组"。在治疗外伤性截瘫过程中，发现弛缓型瘫痪比痉挛型瘫痪疗效相对好一些。痉挛型的病例肌张力过高，严重影响下肢运动，给功能锻炼带来相当的困难，所以当务之急是如何解决截瘫患者的痉挛现象。经过反复研究，王乐亭教授又提出选用胆经的腧穴，主要目的是疏导少阳，调和气血，通利关节。王乐亭教授认为，胆经与肝经相表里，肝主筋，而胆主节，筋脉关节滑利强健则行动灵活；足少阳胆经又与带脉交会，带脉系于命门，横贯腹中，神阙如束腰带，诸经皆联属于带脉而受其约束，且能络于督脉而助其贯通上下，所以将"足少阳胆经"亦选入治疗方案，组成"治瘫七法"。

"治瘫七法"是治疗瘫证的主要配穴，无论内因或外伤引起的瘫痪，均可用此法治疗。它是整体调治的基本方案，既是循经取穴的大配方，又是阴阳表里相配的组合。七组之中，共取九条经脉，除第五套配方外（任脉），皆是以阳经穴位为主，阴经穴位为辅。

早期患者以七法依次循环针刺，隔日 1 次，每周 3 次。每次一法，留针 30 分钟，5 个月为一疗程。进入第三疗程后，则按病情选用其中对症的配穴，不必七法皆用。后以督脉、膀胱经、胃经多用，痉挛性瘫痪多用胆经穴，弛缓性瘫多用阳明胃经穴，饮食不佳者配老十针（即上脘、中脘、下脘及气海、天枢、内关、足三里），身体虚弱者配五脏俞加膈俞、夹脊穴与督脉穴交换使用。

一般而言，不论损伤位置高低、疗程长短，第一法督脉十三针是基础的配方。胸、腰椎损伤引起下肢截瘫的恢复期治疗用第二法夹脊术、第四法足太阳膀胱经和第六法足阳明胃经效果较

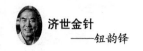

佳；凡气血损伤、体质虚弱者，第三法五脏俞加膈俞，第五法的任脉、足阳明胃经是不可少的；总之要观其病情，灵活运用，随证配穴。

因外伤患者中绝大部分为胸腰段损伤引起的下肢瘫痪，应用此七套方案治疗，效果较好。但对颈椎高位截瘫者，效果不够理想。分析其原因，一是治疗高位截瘫没有上肢配穴，缺乏针治方案；二是下肢肌张力过高的痉挛仍然解决得不好。在王乐亭教授的带领下，"截瘫病医疗组"群策群力，出主意、想办法，终于在1975年的实践中找出了新途径。将"治瘫七法"再增补"足三阴经"以滋补肝肾、缓痉息风；"手三阳经"以疏通经络、强健肘臂；"手三阴经"以调气活血、柔筋缓痉；"手足十二针"以调和营卫、益气养血，疏导全身经络，从而形成比较完善、整体、有效的治疗脑和脊髓病变所引起的病理性、外伤性各种瘫痪病证的基本针治方案，称为"瘫痪针治十一法"，简称"治瘫十一法"。

3. "治瘫十一法"的穴位、功效及方解

第一法：取督脉

穴位：百会、风府、大椎、陶道、身柱、神道、至阳、筋缩、脊中、悬枢、命门、腰阳关、腰俞、长强。

功效：疏导督脉，通调诸阳，补脑益髓，兴阳壮骨，阳气通畅，则能营养四末。

方解：督脉为手足三阳之会，总督诸阳，为阳脉之海。督脉由尾骶上行脊里入络脑，主全身运动功能，是内因瘫痪及外伤性截瘫的主要根源，外则统摄诸阳，内则沟通脏腑精气，取之令阴平阳秘，气血调畅，经气贯通，振奋运动功能，一切脑脊疾患皆宜。

百会为头气之街、诸阳之会；风府为脑海；大椎、陶道可宣通诸阳，且通利胸椎；身柱为气俞，能疏通督脉之气血；神道为脏俞，能通调五脏之气，补充髓海的经气以解除瘫痹；至阳为肺海，能补益肺气、调理中州；筋缩、脊中能舒解筋急，善治脊强不得俯仰，并增强运动能力；悬枢主腰脊强直，坐卧屈伸不利，且能调理三焦，兼治水谷不化；命门可补相火以壮阳，善治肾虚、腰痛、小便频及遗尿；腰阳关能补肾健腰、通络和营；腰俞能治腰软无力；长强，一名营俞，为督脉络穴，别走任脉，为足少阴、少阳之会，《黄帝内经》说："营在骶也，补脊髓之虚损，壮督脉之经络，以利二便。"

加减：颈椎疾患，取哑门疏调经气；下肢强直挛缩，选涌泉滋肾水而荣筋。

第二法：取华佗夹脊

穴位：从第 2 胸椎下缘两侧旁开 3 分，隔一椎对刺，一直针至 16 椎（即第 4 腰椎），一侧 8 针，共 16 针。

功效：补益督脉之根蒂，通调脏腑之气血，逐瘀化滞，以利下行。

方解：本方从华佗夹脊术简化、改良而来，华佗夹脊术之原是自胸椎 1 至腰椎 5（即大杼旁开 3 分至 17 椎下旁开 5 分）每椎下旁开各一针，两侧共 34 针，临床操作较为复杂，故精简其半而效不减。夹脊穴能资助督脉之力。凡一切脏腑虚损、髓海空虚、气血不足之证，有增益之功能，且能调和阴阳、疏通经脉，是脑脊疾患必取之法。

第三法：取足太阳膀胱经背俞穴

穴位：肺俞、心俞、膈俞、肝俞、脾俞、肾俞、大肠俞。

功效：调节外在的脏腑经络精气输转于内，促进脏腑应有的功能输转于外，充盈气血，强健五脏，贯通濡养下肢，兼理二便。

方解：手足三阳经皆与督脉相会合，尤其是足太阳膀胱经背部诸穴都在督脉两侧，其脏腑的经脉与督脉相互沟通，可以疏通

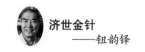
气血，营养筋骨肌肉，通调二便。肺俞，补肺气下降以济肾，润养宗筋；心俞，为太阳之会，心主血而藏神，有养血安神之功；膈俞，为血会，统治血病，补血虚、泻血热，有活血化瘀之功；肝藏血而荣筋，大筋软短、小筋弛长是其专治；脾统血主肌肉，用脾俞来统血，充养肌肉；肾藏精主骨，肾俞可补肾益精强骨，肾主二阴、司开合，且能通调二便；大肠俞主津液，是大便秘结或失禁之枢纽，主脊强不得俯仰，为腰骶之关键。

第四法：取足太阳膀胱经腰椎以下腧穴

穴位：上髎、次髎、中髎、下髎、环跳、承扶、殷门、委中、承山、昆仑、涌泉（肾）。

功效：疏调膀胱经气，促使气血通畅，补肾阴，理二便，强筋壮骨。

方解：八髎，主治大小便不利或失禁，以及坐卧腰骶无力之疾；环跳为足少阳胆经穴，位居髀枢，为下肢运动枢纽，亦为治瘫痿之要穴；承扶，一名肉郄，又称阴关和殷门，以起尻臀肌肉无力之助，兼强腰脊、善调二便；委中、承山以疗肉痿筋急；昆仑主腰尻，以增强步履之功；涌泉，一名地冲，肾经井穴，肾主二便开合，滋肾填精，对三阴所患之病皆宜。故诸穴为起瘫疗痿、调理二便必用之穴。

第五法：取任脉和足阳明胃经

穴位：巨阙、中脘、下脘、气海、关元、中极（一名玉泉）、梁门、天枢、水道、章门（肝）。

功效：补先天之真元，调后天生化之本，以补中益气，固肾培源，和胃疏肝，启痿调营。

方解：任脉为手足三阴之会，统摄一身之阴，为诸阴经脉之海，心募、胃募、脾募、小肠募、膀胱募均属任脉范畴，故取任脉诸募，配以胃经诸穴，能助脾胃化生气血。此脉由玉泉上行腹里，贯脐至胸中而散，主生化之本，是气血之源，能增强脏腑，润养宗筋，束骨而利机关。巨阙为心之募，能下调心火以通肾，使水火既济，又因火生土而健脾胃；中脘正在胃中，为六腑之会，功可消纳水谷，运化精微，下润宗筋；下脘补助脾胃，充盈四肢；气海为生气之海，能补真元不足，疗脏气虚惫，凡属气病皆宜；关元为小肠募，正在胞中，又为血海，《素问·气穴论》说："下纪者，关元也。"为足三阴、任脉之会，是补阴血、养筋骨之要穴，有调二便之功能，约束水道而利机关；中极，又名玉泉，为膀胱募，主气化而利小便；天枢为大肠募，是足少阴、冲脉之会，主肠胃运化，调节大肠功能；梁门为胃经穴，能助水谷消化，增进饮食；水道能通调下焦，助气化而利水府；章门为脾募，五脏之会，起于带脉，能消化水谷，运化精微，补五脏之衰弱，增带脉之功能，收引气血下行，强健下肢，有启瘫痿之力。

第六法：取足阳明胃经

穴位：气街、髀关、伏兔、犊鼻、足三里、上巨虚、下巨虚、解溪、陷谷、内庭、三阴交。

功效：健脾和胃，运化精微，调补气血，荣养宗筋，疏导阳明，壮骨健步。

方解：足阳明胃为五脏六腑之海，又为水谷之海，运化精微，润养宗筋，宗筋主束骨而利机关。人之动作依靠筋骨劲强，关节灵利，其关键皆在宗筋，阳明实则宗筋润，虚则宗筋纵，纵则不能延引带脉而成痿躄，故当以阳明治之，此在临床实为重要，故前贤有"治痿独取阳明"之说。

气街，一名气冲，是阳明之正脉，冲脉所起，为宗筋之会，可补养宗筋，强健筋骨关节；髀关主胯髀关节痿软，不能抬举屈伸；伏兔为肾气之街，大脉络之会，补肾精而益脊髓，强筋壮骨；犊鼻在膝髌下、胻骨上，可通利关节，增强膝力；足三里是足阳明之枢纽，能调运气血，养脉肉，濡筋骨；上巨虚为手阳明之下合穴，能调大肠之津液，以助下肢运动功能；下巨虚为手太

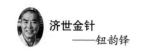

阳之下合穴，能充实腿足痿软之力；解溪，为足阳明之经穴，属火，能补胃虚，主足脉无力，不能屈伸；陷谷为足阳明输穴，内庭为足阳明荥穴，补其荥、调其输有特殊疗效，配脾经之三阴交，用阴阳表里相助，有气血双补之功。

第七法：取足少阳胆经

穴位：带脉、居髎、风市、阳陵泉、阳交、光明、悬钟、丘墟、足临泣、侠溪、太冲（肝）。

功效：疏导少阳，调和气血，通利关节。

方解：足少阳胆经与足厥阴肝经相表里，肝主筋，胆主节，筋节强健，动作灵活；且足少阳胆经与带脉相交会，带脉系于命门，横贯腹中神阙，如束腰带，诸经皆联属于带脉而受其约束，络于督脉，使之贯通上下而起痿废。

带脉束诸经支别之脉，使之收引气血下行；居髎为足少阳、阳跷之会，主胯腰无力，不能坐起转侧；风市有祛风湿而强壮下肢之功；阳陵泉为筋之会，筋是人的动作关键，筋病则不能行，补助筋节劲强，有强健步履的功效；阳交又名别阳，阳维之郄，能维护阳气下行，以缓腿足无力；光明为胆经络穴，别走肝经，有强筋壮节之功；悬钟，又名绝骨，为髓之会，乃为足三阳之大络，补益精髓，有兴阳健步之功；丘墟主痿厥、坐不能起；足临泣为胆之输穴，调引气血下行，凡虚损劳伤、行动无力、手足麻痹、震颤拘挛等症皆有特效；侠溪为胆经荥穴，可治瘫消肿壮趾力；太冲为肝经原穴，补能养肝阴、生肝血，泻能降肝阳、平肝气，肝胆相表里，互助协调，为治下肢之关键。

第八法：取足三阴经

穴位：气冲（胃）、阴廉、箕门、阴陵泉、三阴交、照海、太冲。

功效：滋阴养血，荣筋壮骨，补肾柔肝，健脾通络，调理二便。

方解：气冲为足阳明胃经穴（上已解）；阴廉为肝经穴，肝主筋、络阴器，治小便不利，可益肝阴以柔筋活络；太冲，可滋阴以平肝潜阳；箕门为脾之穴，主小便不通；阴陵泉为脾之合穴，导利水道，以通调二便；三阴交为足太阴、少阴、厥阴之会，有益脾养肝补肾之功；照海为肾经穴，补肾而壮水以生血。故此配方可调理肝、脾、肾三经，具有强肌、荣筋、壮骨、调理二便之功能。

第九法：取手三阳经

穴位：肩髃、肩贞、曲池、三阳络、合谷、阳池、中渚、郄门（心包）。

功效：疏通经络，调和荣卫，活血化瘀，强健肘臂。

方解：阳明为多气多血之经，配三焦经穴调气，以引血流行，配以心包经郄门以调和血脉，对上肢活动不利者宜之。肩髃属大肠经穴，能通经活络、调和气血、通利关节；肩贞有疏风、活血、散结之作用。曲池、合谷以宣气行血，气血和调则肢体健；三阳络、阳池、中渚为手少阳三焦经穴，取利气活血、祛瘀通络之作用；郄门，为心包经穴，以调和血脉。用此配方可活血理气，通达经脉，气血充盈则筋肉丰满，动作力强。

第十法：取手三阴经

取穴：腋缝、侠白、尺泽、间使、通里、神门、大陵、支沟（三焦）。

功效：调气活血，养血安神，育阴缓痉。

方解：肺主气，心主血脉，肺气充足，血脉和调，疾病自愈。上肢挛急可取尺泽、侠白，二穴为肺经之穴，可理肺气，气畅则血行；间使为心包络穴，有定志、利膈、舒气之功；通里为心经之络穴，通手太阳经，主治四肢沉重不举；神门为心经之输穴、原穴，大陵为心包经之输穴、原穴，二穴皆治体重节痛，能清神志，安心神；支沟，可疏通三焦气机，助三焦气化，利三焦

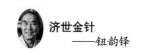

之水道。故此配方具有益气养血、育阴缓痉、强健运动功能之作用。

第十一法：取手足十二针

穴位：曲池、内关、合谷、阳陵泉、足三里、三阴交。

功效：通经活络，调和营卫，益气养血，为整体调治的法则。

方解：采用手不过肘、足不过膝的五输穴，是从整体调节，促进全身及脏腑的阴阳平衡，使气血通畅而达到治愈疾病的目的。曲池为大肠经合穴，走而不守，能宣气行血，凡气血阻滞之病皆可舒畅而调和之；合谷为大肠经原穴，能开关通窍、疏通经气；内关为心包络穴，别走少阳，八脉交会穴之一，通于阴维脉，主气道壅塞、血滞不行；阳陵泉为胆之合穴，筋之会，有舒筋利节之效；足三里为胃经合穴，胃之枢纽，胃为后天之本，五脏六腑之海，壮一身之元阳，能补脏腑之虚损、调运气血、通达经脉、调和肠胃以润宗筋，充肌肉、濡筋骨；三阴交为肝、脾、肾三脏之交会穴，其在补脾之中兼补肝阴、肾阳，独有气血双补之功。

4. 分型选法

（1）四肢痉挛型：一法、二法、五法、十法、十一法。

（2）上肢弛缓、下肢痉挛型：完全瘫：一法、二法、五法、九法、十一法。不全瘫：一法、二法、四法、六法、九法。

（3）下肢痉挛型：一～八法。

（4）下肢弛缓型：一～七法。

按以上方法治疗 1 ～ 2 个疗程，再根据具体情况选择配方。

（三）治疗手法

1. 针具选择与消毒

（1）为了达到强刺激的感应，选用直径 0.30 ～ 0.35mm 的不锈钢毫针最为适宜。针的长短，最短者 1 寸，最长者 4 寸，其中以 1 寸半和 2 寸为主。

（2）使用时应检查针体有无生锈、弯曲，针尖是否锐利、针柄是否松动等情况，若有损坏，应弃之不用。

（3）消毒针具可用高压消毒或用 75% 乙醇浸泡消毒。有条件的可使用一次性针具。针前穴位用 75% 乙醇消毒。

2. 针刺深度 针刺深度根据人体的胖瘦和选穴部位而定，原则上能深则深、能透则透，但胸背部一定不能过深，以免造成气胸。

3. 手法

（1）手法的强弱

① 对于外伤性截瘫的患者，一般以强刺为主，因为手法轻、刺激量小则达不到应有的传导感应。

② 凡体质较瘦弱而且感应较好的患者，应采取轻手法浅刺。

③ 一般截瘫患者，在感觉障碍平面以上的穴位应取中等刺激，在感觉障碍平面附近的穴位应强刺激，在无感觉的区域应深刺。

（2）捻转补泻：根据各条经脉的循行进行捻转补泻。

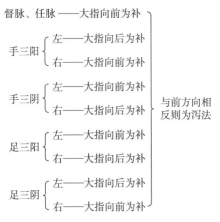

督脉、任脉——大指向前为补

手三阳 { 左——大指向后为补 / 右——大指向前为补 }

手三阴 { 左——大指向前为补 / 右——大指向后为补 }

足三阳 { 左——大指向前为补 / 右——大指向后为补 }

足三阴 { 左——大指向后为补 / 右——大指向前为补 }

与前方向相反则为泻法

（3）留针时间：针刺后，留针时间一般在 30 分钟为宜，有

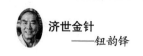

时也要强刺不留针。例如：腰背部与腹部结合配穴时，腹部穴位先强刺，得气后出针，再刺腰背部留针。

（四）中药治疗

1.急性期、早期的治疗

主症：脊柱损伤后，肌肉开始萎缩，二便功能障碍，损伤部位明显压痛，不能转侧，动则加重。舌紫而晦暗，苔薄白。脉沉弦或沉涩。

治法：活血化瘀。

方药：活血止痛散加味。鹿角片、金狗脊、自然铜、土鳖虫、净桃仁、全当归、紫丹参、骨碎补、制乳香、制没药、草红花、苏地龙、三七粉。

加减：气阴不足，加人参、麦冬、五味子；颈椎损伤，加葛根；疼痛剧烈，加延胡索；食欲不振，加砂仁；大便秘结，加郁李仁、火麻仁。

方解：本方是治疗跌打损伤的常用方。用善走督脉的鹿角片行血化瘀为主，佐以桃仁、红花、当归、丹参、地龙、乳香、没药、三七粉等，加强活血化瘀、通络消肿作用。土鳖虫、自然铜、骨碎补能续筋接骨，专治跌打损伤。狗脊为利督脉、强腰膝之品，配以鹿角片同入脊柱而行督脉，二者一行一补，相辅相成，为本方之主药。

2.中期、恢复期的治疗
外伤性截瘫患者经过脊髓休克期之后，局部瘀血、水肿基本消失，在病情恢复阶段多表现为迟缓型瘫痪和痉挛型瘫痪两大类。

（1）弛缓型瘫痪

①脾肾阳虚型

主证：瘫痪日久，腰膝发凉，皮肤粗糙，无汗，严重肌肉萎缩且浮肿，食欲不振，二便失禁，夜间尿多，面色㿠白，舌淡，苔薄白，脉沉细无力。

治法：温肾健脾。

方药：通脉四逆汤加味。黑附片、淡干姜、炙甘草、台党参、生黄芪、炒白术、穿山甲（代）、仙茅、淫羊藿（仙灵脾）、肉桂面。

方解：本方是治阳虚阴盛，络脉阻滞之证。方用附片、肉桂温补肾阳；干姜温助脾阳；二仙补肾；参、芪、术、草健脾益气；穿山甲（代）通经活络，以助温通。

②阳虚寒凝型

主症：瘫痿日久，阳气大伤，寒邪客于经络，以致皮肤发黑，甚则触之脱屑、肌肉萎缩，两腿发冷无汗、二便失禁，面色青白，舌淡，苔白厚。脉沉细或沉紧。

治法：助阳通络。

方药：阳和汤加减。鹿角胶、生麻黄、白芥子、上官桂、炮姜、补骨脂、菟丝子、穿山甲（代）、大熟地、怀牛膝。

方解：本方熟地黄、补骨脂、菟丝子、牛膝益肝肾而强腰脊；鹿角胶入督脉，补阳益精；生麻黄、白芥子辛阳发散，温通经络；炮姜、肉桂温补脾阳。穿山甲（代）通行经络以达病所，畅通气血。

③营卫失调型

主症：外伤经络，气血不调，腰酸膝软，肌肉萎缩，肢体一侧发凉、局部无汗，两腿有麻胀热痛感。尿意频急，便秘。面色黄润。舌淡红，苔白或薄黄。脉沉缓。

治法：调和营卫。

方药：桂枝汤合青娥丸加减。嫩桂枝、炒白芍、炒杜仲、净地龙、补骨脂、台乌药、全当归、穿山甲（代）、胡桃肉、九

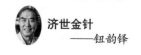

分散。

方解：本方取调和营卫的桂枝汤配合补肾强督的青娥丸加减。补骨脂、杜仲、核桃肉补肾强督；地龙、穿山甲（代）通畅经络；桂枝、白芍调和气血；乌药顺气行血，当归活血养血；九分散强腰膝、壮筋骨、活血通络。

（2）痉挛型瘫痪

① 筋脉失养型

主症：外伤后阴分损耗，两腿伸直型痉挛，每逢急怒后痉挛加重，舌红，苔白或黄。脉弦细。

治法：育阴柔肝。

方药：芍药甘草汤加味。伸筋草、醋柴胡、赤白芍、炒山楂、全当归、代赭石、黑玄参、乌梅、净地龙、生甘草。

方解：本方是"酸甘化阴"法，取赤芍、乌梅、炒山楂之酸合甘草之甘，配合玄参滋养阴液的方法来柔缓筋脉之急。用代赭石镇逆平肝；佐以地龙通经活络，柴胡疏肝，伸筋草缓筋，当归养血柔肝，以达育阴液、缓筋急、通经络之功用。

② 血虚风动型

主症：外伤后血分亏损，两腿屈曲型痉挛，气短，动则汗出，面色㿠白，脉沉细无力，舌淡、苔薄白。

治法：养血息风。

方药：四物汤加味。鹿角片、全当归、大熟地、酒川芎、台党参、净地龙、大蜈蚣、盐全蝎、伸筋草、穿山甲（代）、赤芍、白芍。

方解：本方以四物汤配合息风药以"养血息风"。方中以当归、赤芍、白芍、熟地黄、川芎、鹿角片养血活血；党参补气健脾；伸筋草缓筋活络；穿山甲（代）、地龙通经活络；全蝎、蜈蚣息风解痉。群药配合，以作养血益督、通络息风之用。

③阳虚寒闭型

主症：外伤日久，肾阳衰微，寒邪客于经络，两腿屈曲内收，肌肉挛缩僵硬，身体怕冷，下肢发凉，皮色无泽，每逢寒冷则痉挛加重，二便功能失禁，舌淡红，苔白，脉紧。

治法：温补肾阳。

方药：参附汤加味。台党参、黑附片、上官桂、补骨脂、淡吴萸、金狗脊、鹿角片、全当归、穿山甲（代）、净地龙、王不留行。

方解：本方以桂、附、吴萸、补骨脂温阳补肾、散寒通络；鹿角片、狗脊疏通督脉；当归养血；党参补气；穿山甲（代）、王不留行、地龙行血脉、通经络，以达病所。

（五）合并症治疗

1. 尿潴留　脊髓损伤后，小便功能受到严重影响，开始多出现尿潴留。由于尿潴留后多次重复导尿，容易感染，及留置导尿管持续放尿和膀胱造瘘，皆使膀胱长期处于缩小的状态，不利于膀胱功能的恢复。

主症：尿液不能流出，必须依靠导尿者。

辨证：肾阳虚，膀胱气化失调。

治法：温肾助阳，益气利水。

方药：石韦散加减。石韦、建泽泻、党参、冬葵子、车前子、生黄芪、大熟地、萹蓄草、菟丝子、肉桂面。

加减：肺气虚者，加冬虫夏草；老年肾衰，加附片。

方解：本方是温通益气利水法，以《证治准绳》治癃闭淋漓的石韦散加减。用石韦、冬葵子、车前子通利膀胱；肉桂、萹蓄一温一通，温化通利。党参、生黄芪益气健脾。肉桂、车前子一升一降，气化得行，小便自通；熟地黄、菟丝子补肾以利膀胱。

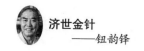
2. 尿浊 外伤性截瘫患者，由于膀胱功能差，长时间留有残余尿，以致尿混浊，经化验除外尿路感染。

主症：随尿排出多量的白浊物，甚则黏稠秽浊，排出少时即沉淀，腥臭难闻，尿频数。

辨证：肾虚，膀胱湿热。

治法：清热利湿化浊。

方药：萆薢分清饮加味。川萆薢、九节菖蒲、台乌药、益智仁、冬葵子、石韦、滑石块、川通草、分心木、车前子、甘草梢。

方解：本方以萆薢泄湿清热，驱浊分清；乌药调气，逐寒温肾；益智仁固肾气，九节菖蒲通心窍；甘草梢入茎中。驱除淋浊败精；冬葵子、石韦、滑石、通草、分心木、车前子等一派清热利湿通淋之剂，以助主方化浊之功。

3. 便秘 截瘫患者经数日或十几日不解大便而引起大便秘结。

主症：大便不解，腹部按之有粪块，纳少呕逆，脘腹胀满，苔黄厚，脉沉滑。

辨证：阴虚气亏，肠胃积滞。

治法：滋阴润肠，益气通滞。

方药：苁蓉润肠丸加减。淡苁蓉、火麻仁、台乌药、糖瓜蒌、台党参、焦四仙、全当归、玄明粉。

方解：本方用《医学入门》之苁蓉润肠丸加减。以肉苁蓉益精补阳，党参补中益气；焦四仙通腑气，助消化；乌药顺气行滞；玄明粉润燥软坚；当归、麻仁、瓜蒌增液润肠通便。

成药：①麻仁滋脾丸：每服 1～2 丸，日 2 次。②蜂蜜：晨起以冷开水冲服 300mL。③清肺抑火化痰丸：每服 10g，若 6 小时不排便，可再服 10g。

4. 泌尿系感染 截瘫患者由于排尿障碍或持续导尿，最易引起尿路逆行感染。如果反复发作，甚而可导致肾实质损害，造成严重后果。此多属中医"淋病"范畴，治疗原则是急则治标，缓则治本。急性期以控制症状、去除病邪、消除感染为主。慢性期以加强机体防御恢复能力、避免感染诱因为主。在治疗中，既要消灭侵入尿路之细菌，又要调动患者内在的抵抗力，避免复发。

（1）症型一

主症：头痛头晕、恶寒发热或不发热，全身关节疼痛，口干不渴，呕逆，不欲饮食，尿频，尿急，尿道痛，小腹胀痛，舌红，舌苔薄白，脉弦大数或浮数（尿检有白细胞、红细胞、脓细胞或少量蛋白）。

辨证：热毒内蕴，湿热下注。

治法：清热，利湿，解毒。

方药：当归连翘赤小豆汤加味。全当归、青连翘、赤小豆、金银花、川萆薢、台乌药、萹蓄草、益智仁、车前子。

加减：血尿多者，加白茅根、贯众炭、小蓟炭；慢性炎症，加熟地黄、炒知母、炒黄柏、肉桂面；急性发作高热者，加荆芥穗、薄荷、防风、柴胡。

方解：本方用金银花、连翘清热解毒；赤小豆、萆薢、车前子、萹蓄利水化湿清热；当归辛润和荣，益智仁固肾气，乌药顺气善调小便频数。

（2）症型二

主症：发热恶寒，头痛，身痛，呕吐不止，不能饮食，脉滑，苔白厚（尿检有白细胞、多量脓细胞及少量蛋白）。

辨证：痰饮内阻，胃失和降。

治法：温化痰饮，和中降逆。

方药：小半夏加茯苓汤加味。云茯苓、法半夏、鲜生姜、陈

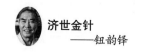

皮丝、伏龙肝（煮水煎药）。

方解：本方用小半夏加茯苓汤，加陈皮取二陈汤之意。方用姜、夏、陈皮化湿祛痰；茯苓调胃、和中、渗湿。伏龙肝温中降逆。此为温化痰饮、和中降逆之剂，使脾得运湿，胃得顺降，故能达到止呕的目的。方药平稳而有效。此方的服法是少量多次频服。

5. 肢体疼痛　腰椎损伤截瘫，兼见肢体疼痛者较多。有的系因损伤部位有骨片压迫神经根引起，宜手术探查、取出为宜。有的在损伤平面以下发生一种弥漫性针刺烧灼样疼痛，甚为严重，常使患者坐卧不安，多发生于马尾神经损伤的患者。中医认为"不通则痛"，由于瘀血闭阻经络而致使肢体疼痛。

主症：下肢疼痛难忍，静则痛甚，活动后稍缓解，严重者夜间疼痛不能入睡。

辨证：瘀血阻滞，经络不通。

治法：活血化瘀，通络定痛。

方药：没药乳香散（《御药院方》）如减。制乳香、没药、全当归、桂枝、香白芷、穿山甲（代）、威灵仙、净地龙、怀牛膝、川续断、泽兰叶、五灵脂、酒延胡索。

方解：乳香、没药、延胡索、五灵脂、泽兰、当归活血止痛；穿山甲（代）、地龙、威灵仙、桂枝通经活络；牛膝、川续断补肝肾、强腰膝；白芷散风通络。群药协力，活血化瘀、通经活络，以达到治疗疼痛的目的。

6. 锻炼所致的下肢浮肿　截瘫患者由于长期卧床而使下肢血液循环较差，故下地锻炼后，下肢易浮肿。轻者，当抬高患肢、减少运动量时，或休息后，即可好转；重者，长期不消。中医认为多因久卧气虚，脾失健运，湿邪下注而致下肢浮肿。

主症：锻炼后下肢浮肿，按之有凹陷，尿少，甚则皮下出

320

血，苔白或厚腻，脉缓。

辨证：脾虚气弱，湿邪下注。

治法：健脾益气，利湿消肿。

方药：防己茯苓汤（《金匮要略》）加味。汉防己、茯苓皮、生黄芪、桂枝、苍术、白术、生薏苡仁、冬瓜皮、干姜块、台党参、建泽泻、炙甘草。

加减：皮下出血，加紫花地丁、茜草，减干姜块、桂枝；肿重且凉，加黑附片。

方解：本方以张仲景之防己茯苓汤加味。方用党参、黄芪、苍术、白术、薏苡仁、甘草健脾补气；茯苓皮、冬瓜皮、泽泻利水消肿；防己利水，专消下肢浮肿；姜、桂温通化气，以助健脾消肿。

（六）典型病例

例1：程某，男，20岁，建筑公司工人。初诊日期：1972年11月4日。

主诉：四肢瘫痿1年。

现病史：1971年12月，高空作业不慎摔下，昏迷约半小时，醒后送某医院急救，X线平片示颈6压缩性骨折、无明显脱位。颈部痛，不能活动，四肢不能活动。该院检查：胸5平面以下感觉消失，腹壁、提睾、肛门、膝及跟腱反射消失。经治1年转来我院。

现症：卧床尚能翻身靠坐，双上肢活动差，不能高举，手指拘急，肌肉萎缩，下肢肌紧张，膝及跟腱反射亢进，扶双拐能站，但发颤，二便失禁。面色㿠白，呼吸均匀，语言正常，苔薄白、舌淡，脉沉细，血压120/80mmHg。

治疗过程：

第一疗程：选用胆经穴，加肩髃、曲池、内关、合谷。治疗

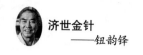
后，运动功能有改善，下肢痉挛无改变，小便有时能控制。

第二疗程：选1、4、6、7方案，加中脘、气海、关元、肾俞依次针之。治疗后双上肢可以举动，夹拐可走数步，但需护理员保护，痛觉平面有所下移。

第三疗程：选4、6、7方案，加肩髃、曲池、内关、合谷、中脘、关元。治疗后能扶拐自行，可持勺进食，能定时排便，下肢痉挛减轻。

第四疗程：选1、4、6方案，加腋缝、尺泽、内关、合谷透劳宫、带脉。针后能持拐走，痉挛缓解，二便自理。

第五疗程：选4、6、7方案，加曲池、内关、合谷、中脘、气海、关元、肾俞。针后能扶单拐自走，上肢可高举，痉挛缓解，大便可控，症情逐渐好转。

例2：葛某，男，31岁。初诊日期：1968年11月6日。

主诉：双下肢截瘫6个月。

现病史：被汽车压伤腰部，当时昏迷，急送医院抢救，X线平片所见右肩胛骨粉碎性骨折、右肋骨骨折、腰椎压缩性骨折。醒后双下肢功能丧失，二便失常，有尿潴留，未曾手术，卧硬铺及中西药治疗，骨折愈合。

现症：神志清，卧床能翻身靠坐，双下肢全瘫，肌肉萎缩无力，腹壁、肛门反射消失，腰肌疼痛，胸椎12以下触觉消失，尿潴留，大便不能自解，需灌肠，三日一行。饮食差，眠欠安，面色黄，苔薄白、舌淡红，脉沉细，血压120/80mmHg。尾骶部褥疮3cm×20cm。

治疗过程：第一疗程：前7个方案依次选用，一疗程后能扶双拐能靠墙站立（需护理员推膝），自己可坐。

第二疗程：1、2、4、6方案，加肾俞、大肠俞、中脘、气海、关元。针后患者能在护理员保护下扶双拐行走数步，反射性膀胱，定时排便，褥疮面愈合。

第三疗程：选4、6、7方案，加关元、中极、肾俞。针后能扶单拐自走，反射性膀胱，大便自解，腰以上恢复触觉，肌肉仍萎缩。

第四疗程：选穴同上。针后活动较灵活，能扶单拐独自行走，小便能控制但急迫，大便自解，稀时出现失禁。

第五疗程：选1、4、6方案，加气海、关元、命门、肾俞。针后扶单拐自由行走，二便基本自理，腰以下触觉渐恢复。

第六疗程：选4、6方案，加中脘、气海。针后可以自由行走，二便自理。为了巩固疗效，继针2个月，临床获愈，恢复工作。

例3：董某，男，39岁，干部。初诊日期：1969年6月23日。

主诉：双下肢截瘫近2个月。

现病史：1969年4月29日在矿井下施工时突遇塌方，砸伤腰部，当时昏迷，双下肢失用，急诊入院。X线检查第4腰椎压缩性骨折，第2、3腰椎横突骨折，第12肋骨折；神经科检查为马尾神经大部分损伤；查两下肢神经反射和肌张力消失，大便失禁，尿潴留。

现症：双下肢全瘫，不能起坐翻身，肌肉萎缩，左下肢比右下肢差2cm，大便失禁，小便潴留需导尿。面色黄，体稍胖，精神不振，息粗，语低沉，苔白，脉细弦。体温37.6℃，血压136/80mmHg，血红蛋白10.6g/L，白细胞6.4×10^9/L。

治疗过程：第一疗程：前7个方案依次选用。针后可以扶双拐行走数步，大便自解，已拔除导尿管。

第二疗程：选1、2、4、5、6方案，依次针之。针后能扶单拐能走数步，大便自理，小便急迫。

第三疗程：第4方案，加肾俞、大肠俞、气海、关元、曲骨。针后二便功能恢复，自己能走五里路，生活基本自理，临床

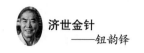
获愈，返回工作单位参加生产。1971年春季来院复查，恢复良好。

例4： 王某，女，31岁，煤矿工人。初诊日期：1970年10月20日。

主诉：胸部外伤，瘫痪近1年。

现病史：患者于1969年11月24日被运煤大卡车撞伤上背部后，胸以下失去知觉，呈瘫痪状况，立即用担架送矿区医院急诊。拍片后，经骨科、神经科会诊，不考虑进行手术治疗，决定进一步住院观察，采取保守治疗。

现症：两下肢瘫痪，可以翻身、坐起、扶站，但不能行走。小便尿潴留，大便不能控制，泌尿系有慢性炎症。无褥疮，两下肢呈伸直型中度痉挛。血压正常。

既往史：平素身体健康，月经正常。

舌象：舌红，舌苔白厚。

脉象：弦滑。

检查：感觉障碍平面的痛觉位于胸髓4，触觉位于骶髓5。腰方肌3级，腹直肌、髂腰肌各2级，内收肌、臀中肌各1级，其余下肢肌力皆为0级。

诊断：① 脊髓胸4、5挥鞭式损伤；② 脊髓胸4髓内出血；③ 外伤性截瘫（痉挛型）。

辨证：督伤络阻，瘀血内停。

立法：疏通督脉，化瘀行气。

取穴：① 督脉十三针；② 华佗夹脊穴；③ 足太阳膀胱经配肾经；④ 足阳明胃经配脾经，加中脘、气海、关元。

方药：① 活血止痛散加味（第一阶段内服药）；② 芍药甘草汤加味（第二阶段内服药）。

每周针治3次，每次取穴一组，四组穴位轮流交替使用，均取补法，留针30分钟。每周服中药5剂，每剂药煎2次，分2

次服用。上述针治与内药相结合，再进行适当的功能锻炼（包括床上运动、站立与行走的功能训练），坚持综合治疗，每半年为一个疗程，实际治疗5个月，停诊1个月休息，在此期间为患者详细复查，进行对照，并制定下一疗程的新治疗方案。

连续治疗6个疗程，经过3年半的综合治疗之后，患者可以自行站立（不借用辅助工具），自由行走200米。膀胱功能恢复正常，可以随意排尿，大便基本自理。患者精神状态显著改善。

1973年8月20日复查记录：感觉障碍平面的痛觉位于胸髓4，触觉位于骶髓5；腰方肌、腹直肌、髂腰肌皆为5级，内收肌左4级、右3级，臀中肌左5级、右3级。臀大肌左、右各2级，股四头肌左、右5级，腘绳肌左、右各4级，腓肠肌、胫前肌左3级、右2级。

在整个治疗过程中，一直没有出现合并症。疗效判定为临床基本痊愈。

远期随访：1976年唐山大地震之后，患者来信说一切都好，已办理病退，在家中以养鸡为生。

例5：王某，男，23岁，工人。初诊日期：1971年2月20日。

主诉：下肢瘫痪2个月。

现病史：患者于1970年12月21日挖防空洞时被土方砸伤，当即两下肢失去知觉，且不能活动，拍片后急诊行减压手术。术中见第1腰椎压缩性骨折，行椎板减压，详查脊髓，见脊髓圆锥部不完全性损伤。伤后2个月来门诊治疗。

现症：两下肢呈弛缓型瘫痪，不能翻身、站立、行走；小便失禁，大便失控，泌尿系有轻度感染，有褥疮，面积为1cm×1.5cm；血压正常。

既往史：平素身体健康。

舌象：舌淡红，舌苔白滑。

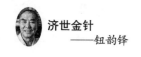

脉象：沉弦。

检查：感觉障碍平面的痛觉位于腰髓 1；触觉位于腰髓 4；腰方肌、腹直肌各 3 级，髂腰肌 2 级，内收肌左 2 级，右 3 级，其余下肢肌力皆 0 级。

诊断：① 脊柱：第 1 腰椎压缩性骨折；② 脊髓圆锥部不完全损伤，③ 外伤性截瘫（弛缓型）。

辨证：督伤损伤，经气阻滞。

立法：疏通督脉，化瘀行气。

取穴：① 督脉十三针；② 足太阳膀胱经配肾经；③ 足阳明胃经配脾经。

方药：① 活血止痛散加味（第一阶段内服药）。② 阳和汤加减（第二阶段内服药）。

每周治疗 3 次，每次取穴一组，三组穴位轮流交替任用，均取补法，留针 30 分钟。每周服中药 5 剂，每剂药煎 2 次，混匀后分 2 次服用。上述针治与内服药相配合，再进行适当的功能锻炼（包括床上运动、站立与行走的功能训练），坚持治疗，每半年为一个疗程，实际治疗 5 个月，停诊 1 个月。在此期间为患者详细复查，进行对照，并制定下一疗程患者新的治疗方案。

该患者连续治疗 7 个疗程，经过 3 年半的综合治疗后，患者已能自己行走（不使用拐杖）2000 米以上，建立了随意性膀胱，大便可以自理，每日自排 1～2 次。感觉障碍平面明显下降，下肢肌力大部分恢复正常，患者精神状态良好，最可喜的是性功能得到恢复。并在伤后 2 年半时得一女婴。

1974 年 9 月 27 日复查记录：感觉障碍平面的痛觉位于左腰髓 4、右骶髓 5，触觉左、右皆为骶髓 5。腰方肌、腹直肌、髂腰肌、内收肌、臀中肌、臀大肌、股四头肌皆为 5 级，腘绳肌左、右各 4 级，腓肠肌及胫前肌左 4 级、右 0 级；褥疮痊愈，泌尿系无感染，血压正常。可以独立行走，不需他人护理，唯右足下垂明显。疗效判定为临床基本痊愈。

（七）讨论与体会

1. 抓住致瘫关键，治瘫首取督脉　十多年来，先师王乐亭教授治疗了各种瘫痿疾病，特别是系统观察治疗脊髓损伤的外伤性截瘫患者，其最突出的成就是：通过对脊髓的生理、病理的学习，以及对截瘫患者的临床表现和证候群的分析，认识到截瘫病是由于"督脉的损伤"所致，从而创立了"治瘫首取督脉"的治疗原则与方法，丰富了传统的"治痿独取阳明"的理论。强调治疗截瘫要抓住调治督脉这个关键所在，突出重点才能取得良效。

2. 坚持整体观念，开阔治疗思路　截瘫的病情重、病程长，恢复比较困难。有的病例因脊髓或马尾神经损伤严重，甚至有横断者，确实很难恢复。所以，针灸治疗并非"一针一法"所能胜任，而是要以治督为中心，并针对全身的十二条经络、奇经八脉，以及其所连属的脏腑等，也就是调动全身的抗病因素，再配合患者适当而刻苦的功能锻炼，才有可能治好损伤，恢复和改善机体的功能状态，使生活自理。所以，治疗截瘫应着眼于整体，开阔思路，围绕督脉采取"全方位"战术，进行全面治疗。应当说"治瘫十一法"是经过临床验证的、行之有效的治疗方案。

3. 重视病损特异，不忘辨证施治　督脉损伤的部位有高低之别，损伤的程度有轻重之分，其临床表现与一般瘫痿有所差异。在治疗方案的选择与安排方面，王乐亭教授始终坚持因人而异，根据具体病例的临床特点，既着眼于整体，又重视局部，局部与整体相结合，采取分阶段而治的针刺方案，充分体现了中医辨证施治的诊疗特点。

4. 提倡综合治疗　在治疗的全过程中，始终坚持针灸治疗为

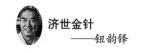
主，同时配合中药、按摩、功能锻炼的综合方法，一切从康复需要出发，取得了可喜的成绩。使一些截瘫患者生活可以自理，甚至重返工作岗位。

千万不能忽略综合治疗中的内服中药，特别是第一阶段内服中药，一般都采取大剂量的活血化瘀的"活血止痛散加味"，其主要作用是清除脊柱手术后及修复过程中产生的局部瘀血与水肿，防止出现新的对脊髓通路的挤压。这种方法被称为"椎管内药物减压法"，对外伤引起的脊髓损伤具有积极的治疗意义。

在综合治疗中，功能锻炼也是很重要的一项措施，应调动患者的主观能动性。医生要有因人制宜的科学方法，辅导每个截瘫患者进行床上体操，练习不同方法的站立，借助不同的辅助工具或运动器材进行安全、有效的行走训练，并有护理员的密切配合，使医、护、患三者形成一种共同"战截瘫"的巨大力量。

目前针灸治疗外伤性截瘫的资料多数是综合治疗的病例积累，缺乏严格的对照观察。多数资料一致表明，在一定条件下，针灸等穴位刺激对脊髓损伤有促进恢复和再生的作用，其临床应用价值是肯定的，中西医结合治疗是进一步提高疗效的有效途径。

附：综合疗法治疗 500 例疗效统计及 2 例截瘫患者的远期疗效观察

笔者从 1969 年起，在 10 年的时间内，全力投入外伤性截瘫的治疗与研究，系统观察外伤性截瘫 500 例，取得一定疗效。经过 2～10 个疗程（1～5 年）的综合治疗后，基本痊愈76 例，显著进步 152 例，有效 189 例，无效 83 例。总的有效率为 83.4%。但经认真分析不难看出，对于不完全损伤的病例其疗效略显乐观，而对于脊髓严重损伤的病例，疗效很难令人满意。（表4）

表4 500例外伤性截瘫的疗效统计

损伤部位 级别 疗效	颈1~4 一	二	三	四	颈5~胸1 一	二	三	四	胸2~9 一	二	三	四	胸10~腰2 一	二	三	四	腰3~5 一	二	三	四	疗效 合计	百分比
基本痊愈			1	2			1	9				5			3	31			1	23	76	15.2%
显著进步			2				3	2	1		1	1	72	5	19	26	1		4	15	152	30.4%
有效	1				11				29				138	3	3		2		1	1	189	37.8%
无效	9				25				11				37				1				83	16.6%
合计	10		3	2	36		4	11	41		1	6	247	8	25	57	4		6	39	500	100%

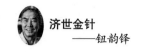

　　由于工业和交通的高度发展，外伤事故发生率不断增长，脊髓损伤的病例也不断增多。多年来医学界一直认为人的脊髓损伤后不能再生的，特别是脊髓严重损伤的患者，很少能有恢复功能的希望，虽然由于医疗、护理技术的不断提高及康复的功能锻炼，但仍然不能从根本上解决问题。

　　笔者在 500 例资料中选择两例脊髓圆锥部横断性损伤的典型病例，经过相当时间的以针刺为主的综合性治疗，其截瘫情况有明显改变。让我们以"透过现象看实质"的观察方法来分析，判断针刺对脊髓的再生有无促进作用。

　　以下介绍两例外伤性截瘫患者的治疗全过程，包括诊断依据、手术记录、X 线照片、针刺治疗方案、讨论与体会、远期疗效观察和随访情况。

　　例 1：张某，女，18 岁，中学生。初诊日期：1975 年 11 月 8 日。

　　主诉：双下肢瘫痪 2 个月。

　　受伤史：1975 年 9 月 7 日上午 9 时左右，在田间劳动时被自动步枪击中右侧肋下，当即不能站立，双下肢失去知觉，不能活动，以致两下肢截瘫。X 线检查：第 1 腰椎椎管内子弹头嵌入。第 1、2 腰椎棘突和椎弓粉碎骨折。伤后 3 小时在大港油田医院手术减压取弹头。术中所见：脊髓横断有约 1cm 之缺损，硬膜亦有缺损，无法缝合。术后对症西药、抗感染治疗，卧硬板床，治疗 2 个月未见明显恢复。现症：面色青黄，营养状况差；患肢皮肤色泽粗暗、下肢浮肿、两足发凉、两下肢无汗。大便不能控制，小便尿潴留，留置导尿管排尿，不能站立，不能行走。

　　查体：血压 134/82mmHg；心（－）、肺（－）、肝（－）、脾（－），有尿路感染，颅神经未发现异常。双下肢肌肉萎缩，呈迟缓型瘫痪。感觉障碍平面：痛觉 T_{11}；触觉左 T_{12}、右 L_1；腹直肌、腰方肌各 2 级；髂腰肌、股四头肌等下肢肌力皆为 0 级。

舌淡红，苔白，脉沉细。

　　诊断：①脊柱损伤：第1腰椎火器伤、外伤性截瘫。②脊髓损伤：脊髓火器贯通伤，脊髓圆锥部完全横断。③外伤性截瘫四等一级。截瘫指数为6。

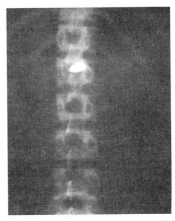

手术前X线片（正位），弹头嵌入腰1椎管内

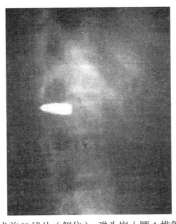

手术前X线片（侧位），弹头嵌入腰1椎管内

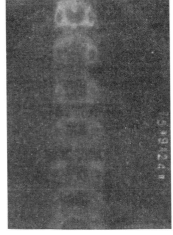

手术后X线照片，腰1（正位）

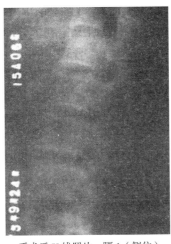

手术后X线照片，腰1（侧位）

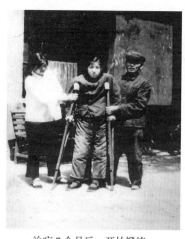 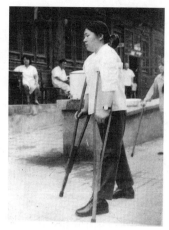

治疗 7 个月后，开始锻炼 　　　　治疗 2 年半时，练习行走，
　　　　　　　　　　　　　　　　65 分钟可以走 500 米以上。

　　经过 2 年半的综合治疗，患者已能扶双拐悬空站立，使用双拐 65 分钟可以行走 500 米以上，反射性膀胱建立，大便每日自排一次，感觉障碍平面明显下降。痛觉左 L_1、右 L_3；触觉左 L_2、右 L_4；腹直肌、腰方肌皆 5 级；髂腰肌左 3、右 4 级；内收肌左 2、右 3 级；臀中小肌左 2、右 3 级；股四头肌左 2、右 4 级；腘绳肌左 1、右 3 级。在整个治疗过程中一直没出现合并症。

　　1978 年 12 月因左膝关节外伤性滑膜炎而中断治疗，5 个月之后又继续治疗至 1984 年 12 月，先后共治疗 8 年半。

　　1986 年 2 月结婚，1987 年 1 月顺产一女。

　　1988 年 12 月 20 日在北京神经外科研究所 MR 检查报告：T_{12}、L_1 平面见脊髓中断，上下失却连续性，代之以比脊髓信号低的异常信号。邻近蛛网膜下腔信号亦不均匀，其上脊髓变细，余未见异常改变。印象：T_{12}-L_1 段（椎体计数）脊髓截断、软化并有蛛网膜下腔粘连，系外伤后改变。

　　1990 年 3 月 25 日随访：患者 33 岁，受伤年限 14 年 6 个月。

神经系统检查：腹壁反射：腹横肌、腹斜肌、腹直肌反射皆（++）；浅反射：痛觉左 L_2、右 L_4；触觉左 L_2、右 L_4；膝腱反射、跟腱反射、肛门反射皆消失。病理反射皆未引出。

运动系统检查：腹直肌、腰方肌、髂腰肌各 5 级。内收肌左 4、右 5 级；臀中小肌左 3、右 5 级；股四头肌左 3、右 5 级；腘绳肌左 2、右 3 级。臀大肌、胫前肌、腓肠肌皆为 0 级。

随意性膀胱，肛门无感觉，有便意，定时排便或随意排便，月经正常，无褥疮，无泌尿系感染。能翻身，能自坐，能做完整的床上运动，能扶双拐站立，使用双拐可以练习行走 1000 米。

2005 年 6 月 25 日随访：患者 48 岁，受伤年限 29 年 9 个月。经过 8 年半的以针刺为主的综合治疗，下肢的感觉与运动功能得到了明显的恢复。双下肢活动尚好，扶双拐可以练习行走 1000 米。

神经系统、运动系统检查，皆与 1990 年情况大致持平，无明显改变。

膀胱功能，可以随意排尿，尿意急；排便能随意控制，肛门仍无感觉。月经提前、量少，性生活平淡，无褥疮，近几年有泌尿系感染，经常发作。

2004 年 4 月双肩发生肩周炎，左侧重，右侧轻，由于肩痛，所以影响扶拐行走练习。

2004 年 6 月，左小腿腓骨骨折，一年来无法进行功能锻炼。

2005 年 6 月 21 日在天津市大港油田职工总医院 MR 检查报告：腰椎生理曲度消失，T_{12}– L_3 椎间盘 T2WI 上信号减低，L_{1-2} 椎间盘后凸，压迫蛛网膜下腔前缘，右侧椎间孔区受压变窄，横轴位显示 L_{1-2} 椎间盘偏右后凸出，右侧神经根受压变窄，L_1 椎体水平可见脊髓圆锥不连续，蛛网膜下腔连续通畅。印象：① 腰$_1$ 椎体水平脊髓圆锥不完全横断。② 腰$_{1-2}$ 椎间盘后突出。

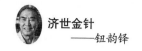

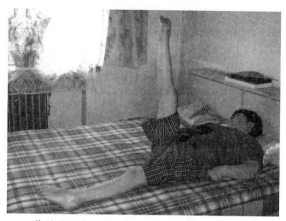

伤后近 30 年，两下肢活动情况尚好，扶双拐可以练习
行走 1000 米，右腿直立照片。左腿因伤暂无法拍照。

讨论：

（1）手术所见弹头嵌入第 1 腰椎管内，脊髓已横断有约 1cm
之缺损。弹头射入人体时可产生 300℃高温，使弹道和局部造成
重度灼伤，从而增加了局部创伤的严重程度。

（2）1988 年 MR 检查报告示：T_{12}、L_1 平面见脊髓中断，上
下失去连续性，代之以比脊髓信号低的异常信号，这种低的异常
信号是什么？

（3）2005 年 MR 检查报告示：腰 1 椎体水平脊髓圆锥不完全
横断。伤后 30 年，脊髓由"中断，上下失去连续性"变为"不完
全性横断"，是否可以理解为脊髓已经得到部分修复即脊髓再生。

例 2：齐某，男，32 岁，机关干部。初诊日期：1975 年 6 月
29 日。

主诉：双下肢瘫痪 3 年 10 个月。

现病史：1971 年 8 月 8 日上午 10 点多，因驾车高速行驶时
轮胎爆裂，汽车失去平衡，翻了两个跟头，加力档顶到左侧腰部
而致两下肢瘫痪。急送当地医院救治，搬运动作不合理。

X 线检查：腰 1、2 椎完全侧方脱位，腰 2 左侧错位，腰 2 棘突骨折。

诊断：①脊柱损伤：腰 1、2 骨折脱位合并完全截瘫。②脊髓损伤：脊髓圆锥部完全断裂，脊管内无脊髓连续性。③外伤性截瘫四等一级。截瘫指数为 6。

于 1971 年 8 月 10 日伤后 46 小时手术。在北京军区总院行切开复位、椎板减压、钢板内固定手术。术中所见：脊髓圆锥部完全断裂；马尾神经如"拔毛"样撕脱；脊椎管内空虚；脊髓断裂上端之硬膜未见；脊髓神经无法吻合修复。

术后 3 个月，感觉障碍平面稍有改变，为两下肢弛缓型瘫痪。神经系统检查：感觉障碍平面：痛觉左 T_{11}、右 T_{12}；触觉左 T_{12}、右 L_1；腹壁反射上、中皆（++），下（－）；膝腱、跟腱、肛门、提睾反射皆消失；病理反射皆未引出。运动系统检查：腹直肌肌力 2 级，腰方肌肌力 1 级，其余下肢肌力皆 0 级。膀胱功能：尿潴留，插导尿管定时排尿，肛门无感觉，不能自行排便，需要灌油或用手掏便；泌尿系经常感染，无褥疮。

术后 10 个月开始床上活动右下肢，并进行针灸治疗、穴位注射。医生要求患者严格卧床，所以不能翻身不能坐，没有进行任何功能训练。

手术后 5 个月开始床上活动，10 个月右腿能活动，1 年后下地锻炼。1974 年因左肾结石巨大而进行左肾摘除手术，故针灸治疗不规范。虽然已经练习扶站，但使用双拐仅可以行走 20 米，为了能系统治疗，故转截瘫组接受综合治疗。

现症：面色黄，营养状况良好；患肢皮肤色泽粗糙，下肢发凉且无汗。

查：血压 118/74mmHg。心（－）、肺（－）、肝（－）、脾（－），左肾因结石巨大而行切除术。颅神经未发现异常。舌脉：舌淡红、舌苔薄白；脉弦滑。

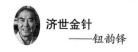
X 线片：有复位椎板减压内固定钢板。

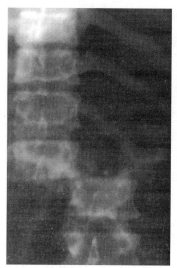

术前 X 线片正位

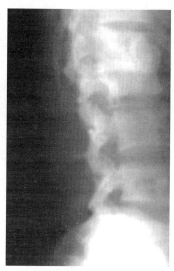

术前 X 线片侧位

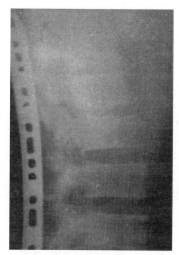

术后 X 线片正位

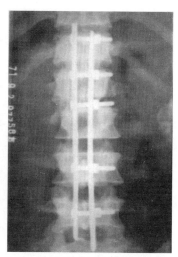

术后 X 线片侧位

1978年5月10日阶段总结：经过3年以针刺为主，配合活血化瘀通络的中药及刻苦的功能锻炼的综合治疗，大部分肌力都有明显恢复。

（1）神经系统检查：感觉障碍平面的痛觉左 L_2、右 L_3；触觉左 L_4、右 L_5；腹壁反射，上、中、下皆（＋＋）；膝腱、跟腱反射皆消失；提睾反射、肛门反射皆（＋）；病理反射皆未引出；位置觉（＋）。

（2）运动系统检查：下肢肌肉萎缩（＋）；腹直肌、腰方肌、髂腰肌、内收肌、臀中小肌、股四头肌皆5级；臀大肌左3、右4级；腘绳肌左1、右2级；胫前肌、腓肠肌皆0级。

（3）随意性膀胱，肛门有感觉，随意排便，性功能恢复可以自主勃起，并能排精；没有泌尿系感染，无褥疮合并症。

（4）能翻身、能自坐、能扶单棍站立，可以做床上运动，可以使用双拐50分钟行走800米。

1990年6月14日随访：患者实际年龄48岁，受伤年限18年10个月。

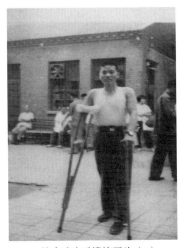
综合治疗后锻炼照片（1）

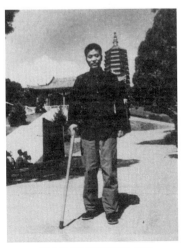
综合治疗后锻炼照片（2）

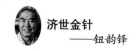

（1）经截瘫组系统进行综合治疗（1975 年 6 月—1979 年 11 月）共计 4 年半。神经系统、运动系统检查均与 1979 年 5 月 10 日治疗小结记录相同。

（2）患者以功能锻炼为主，可以使用双拐连续行走 2km。

（3）肌肉萎缩（+），未发生褥疮，但有泌尿系感染发生。性功能尚好，随意性膀胱，肛门有知觉，可以随意排便。

2005 年 6 月 23 日随访：患者实际年龄 63 岁，受伤年限 33 年 10 个月。

（1）复查神经系统、运动系统，基本维持 1990 年 6 月 14 日状况，无明显改变。膀胱随意，排便自理、无褥疮，有泌尿系感染，一般情况良好。

（2）2001 年 5 月 31 日 X 线照片复查，骨科情况良好，唯钢板略有倾斜。

（3）2003 年 5 月 5 日（"非典"期间）右腓骨两处骨折，严重影响功能锻炼，现在骨折愈合，只在室内双拐练习行走，进行功能锻炼。

（4）随访时，双下肢能抬高近 90°。

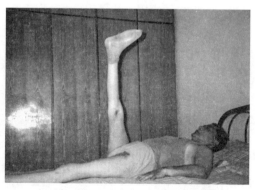

2005 年 6 月 23 日随访，右腿能直腿抬高

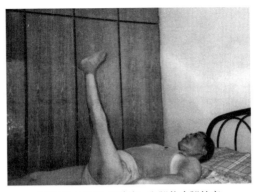

2005 年 6 月 23 日随访，左腿能直腿抬高

讨论与体会

1. 关于脊髓能否再生的文献综述

（1）关于人的脊髓再生问题的研究，最早的文献见于 1890 年的文献（刘润田，《脊柱损伤》，人民卫生出版社，1960 年出版），认为脊髓轴索从不同的脊髓部位都可以有神经纤维的生长，但由于脊髓损伤后所产生的神经胶质形成了瘢痕组织，从而阻断了脊髓断裂后近端与远端的相互沟通，使再生的神经纤维消失在致密的神经胶质瘢痕之中，也就是损伤部位以上的脊髓下行纤维和损伤部位以下的脊髓上行纤维均被神经胶质膜所阻断。由于脊髓严重损伤后临床疗效差，无功能恢复，所以否定了脊髓再生的可能性，使多数学者都接受了脊髓不能再生的见解，因而几十年来放弃了对这个问题的研究。

（2）100 多年来，各国学者作过大量的动物实验，实验对象包括幼鼠、成年猫、兔、狗、小牛等，大部分实验结果表明，哺乳类动物的脊髓在损伤后可以有再生能力。笔者在 20 世纪 70 年代曾经对 6 条狗进行脊柱损伤试验，也观察到脊髓可以再生的现象。

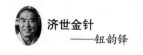
（3）近几十年来，治疗脊髓损伤的指导思想是以不能再生为出发点。因此，只是采取消极的态度，即使有一些人主张损伤后早期做手术，但由于未能充分创造脊髓再生的条件，故效果不佳。

2. 创造"脊髓再生"的必要条件

（1）脊髓损伤后，若有手术指征者应尽早手术，彻底解除椎管内的游离骨片和损伤的软组织对脊髓的压迫，清除神经通路的障碍。

（2）对不稳定的椎体进行内固定，为脊髓的日后恢复创造良好的环境。

（3）清除和防止脊髓损伤后及修复过程中的局部瘀血与水肿。

（4）采取积极有效的治疗措施，防止神经胶质膜的形成，促进脊髓的修复与畅通。

3. 典型病例取得疗效的重要因素

（1）两例患者在受伤后，分别在 3 小时和 46 小时内进行脊髓探查减压和减压内固定手术，其手术措施合理、方法得当，并赢得了最佳手术时间，为脊髓的修复和畅通创造了良好的条件，为日后的综合治疗奠定了有利的基础。

（2）术后两例患者都曾在不同的阶段、在较长的时间内服用大剂量的活血化瘀药（鹿角片、自然铜、土鳖虫、红花、骨碎补、三七等），从而促进了脊髓损伤处瘀血和水肿的充分内消和吸收，达到了椎管内再次减压的目的。及时应用活血化瘀药物，可以抑制神经胶质膜所形成的、阻断脊髓沟通的瘢痕组织生长，这种方法叫做"药物对椎管内减压"。

（3）通过 2～3 年的针刺治疗，重点取补脑通髓的督脉十三针。督脉者循行贯脊，统率全身阳气，手足三阳经与之交会。脊髓损伤后，其气血、经气运行不畅，甚至阻滞不通，疏通督脉可以畅通气血、调理经络，使阳气上行、下达，沟通"阳脉之海"，荣养四肢百脉。针刺取穴除以督脉为重点，还配合足太阳膀胱经和足阳明胃经，是治疗胸腰段损伤的基本法则。《黄帝内经》有"治痿独取阳明"的说法，因为阳明者，五脏六腑之海，主润宗筋，胃受纳水谷，为气血之源，胃气充则气血足，周身肌肉、筋骨均能得到滋养。以上三条经脉乃为一主二辅，共同达到疏通督脉、调理膀胱、补肾和胃健脾、养血荣筋的作用，从而使脊髓圆椎部横断性损伤的截瘫患者，经过长时间的治疗取得可喜的疗效。

4. 通过病例的疗效，看脊髓是否有再生的实质

（1）感觉障碍平面的下降：感觉的检查对于脊髓损伤的定位关系甚为密切，因为每一个脊髓的节段和它发出的脊神经都分别支配着机体一定区域的肌肉运动和皮肤感觉，当节段性损伤时，其功能障碍可见于受损节段范围内，因而根据患者感觉障碍的区域，同样可以推测出脊髓损伤的部位。感觉障碍平面的下降，是脊髓损伤后逐渐得到修复和畅通的过程与标志。

（2）肌力的恢复与产生随意的自主运动：随意运动是大脑皮质运动的冲动传导到肌肉引起骨骼肌收缩的结果。随意运动的神经通路由两个神经元构成，中枢神经元从中央前回皮层细胞发出的纤维，终止于脊髓前角细胞；周围神经元即脊髓前角细胞，它们发出的纤维，经周围神经而到达肌肉。如果皮质到肌肉去的通路任一部分被中断，则随意运动的冲动不可能传导到肌肉，相应的肌肉就出现瘫痪。换句话说：瘫痪的肌肉恢复了肌力、产生了运动，也说明曾一度中断了的脊髓通路重新产生了上下沟通的功能。

（3）感觉和运动是验证脊髓修复的重要依据：以上两例脊髓圆锥部横断的患者，在感觉和运动方面都取得了可喜的变化，能否说明见到了脊髓有所修复、有所再生的现象？

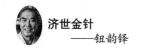

5. 对外伤性截瘫治疗方案的新启发

（1）早期的合理手术为脊髓再生与修复创造出必要的通路。

（2）术后及时使用"药物对椎管内减压"的方法是防止产生神经胶质对脊髓再生的阻断和避免椎管内粘连，以及控制瘢痕组织的形成所采取的积极措施。

（3）以针刺为主的综合治疗对脊髓损伤之截瘫患者的康复有积极的促进作用。

二、小儿脑瘫

脑瘫即小儿脑性瘫痪，是一种因非进行性的脑损伤而引起的运动发育落后和运动姿态异常的综合征，属于脑损伤的后遗症，是儿童致残的主要疾病之一。

脑瘫的主要临床表现有：患儿智力低下，语言不能，中枢性运动功能障碍，肢体瘫痪或动作畸形，不同程度的影响听力、视力、咀嚼，部分患儿常并发癫痫。多数脑瘫患儿长大之后，轻者表现为扭转性痉挛，重者生活不能自理而成为终身残疾。

（一）病因病机

脑性瘫痪是西医病名，属于中医学"五迟、五软"的范畴，虽然它们的名称和提法不同，但都是小儿生长发育障碍引起的脑功能损害。其发病原因与胎秉不足及生后失养有关。临床上五迟以发育迟缓为特征，五软以痿软无力为主症。两者虽然均为生长发育障碍所致的疾患，但又互为并见。其病理尚有肝肾不足及脾肾气虚之分，因而辨证亦不尽相同。中医学许多文献中记载有肾、脑与小儿生长发育的关系，并对五迟、五软做过明确的阐述。早在《诸病源候论》中便有"小儿生，骨是髓之所养，若秉生血气不足者，即髓不充强，故其骨不即成，而数岁不能行也"

的论述。

1. 五软的病因病机　五软证是指头项、口、手、足、肌肉痿软无力而言。本证在宋代之前多与五迟并论，如谓"长大不行，行则脚软"，即有迟缓及痿软之意。明代《婴童百问》中最早提出"五软"之称，并且指出临床以肌软无力为特征。《古今医统》说："五软证名曰胎怯，良由父精不足、母血气衰而得，有因母血气弱而孕者，有受胎而母多疾者。或其父母贪色，体气虚弱，或年纪已迈，而复见子，有日月不足而生者，或服堕胎之剂不去而竟成胎者。"耗伤真气及其降生之后，精气不充，筋骨痿弱，肌肉虚瘦，神色昏愦，致使头、项、手、足、身体软弱，名为"五软"，而后天哺育失宜，气血虚弱，更促使本证的发生和发展。

肾藏精，主骨生髓，为先天之本。肾亏则精乏、骨弱、髓不充，发育迟缓。脾为后天之本，生化之源，主肌肉、四肢、口唇。脾亏失养，气虚血少，阳气不足，故四肢痿软无力，肌肉松弛，致使临证出现头软不举，口软不食，手软不握，足软不立，肌软无力，甚则血不养神，引起神情呆滞、反应迟钝等软弱症状。

2. 五迟的病因病机　五迟之因，乃先天胎秉不足，肝肾亏损，后天失养，气血虚弱所致。《医宗金鉴》指出："小儿五迟之证，多因父母气血虚弱，先天有亏，致儿生下筋骨软弱，行步艰难，齿不速长，坐不能稳。此皆肾气不足之故。"肾者主骨，为生长之本，齿为骨之余，髓之所养，肝主筋，筋束骨，而运动枢利。若肝肾之气亏，则骨弱筋痿，故见立迟、行迟、齿迟之症。语言为智慧的一种表现，为心所主，心气不足，则智力不发达，而语言迟缓。发为血之余、肾之苗，肾气不充，血虚失养，故见发迟。血气不充，则髓不满骨，故软弱不能行。

3. 现代医学病因

（1）先天秉赋不足：①父母体质虚弱，或有传染性疾病、病

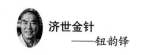

毒性疾病，当母体受孕之际，病毒之邪同时侵害胚胎。②妊娠期间，胎儿在宫体内受到疾病和药物的干扰，例如母体患较严重的病毒性感冒、慢性病长时期服用药物、妊娠中毒症等；未及分娩时即过早应用宫缩药，以及流产者的保胎药等，均能伤及胎儿。③由于跌打损伤等外伤影响胎儿正常发育。④早产的婴儿体质虚弱，易并发肺炎、硬皮病、高热等症。

（2）分娩时的产伤。①臀位难产或产程过长造成婴儿窒息性缺氧。缺氧时间越长，脑细胞损伤越严重。②婴儿羊水、宫体内胎粪吸入呼吸道，或脐带绕颈影响呼吸，均能造成严重缺氧。③剖宫产或解决难产的器械（产钳、吸引器）造成颅脑损伤、颅内出血等发生。

（3）出生后患病：①婴儿核黄疸综合征是造成脑瘫的主要病因之一。②病毒性疾病，如感冒、肺炎、脑炎、高热等。③感染性疾病，如脐带感染、皮肤皲裂、口腔溃疡，以及惊吓、血锌量低、原因不明的脑萎缩等。④中毒性脑病。

（二）辨证分型及论治

1. 脾肾两亏型

主症：头项软弱倾斜不能抬举。口软唇薄，咀嚼无力，常有流涎。手软下垂，不能推举。足软迟缓，不能站立。肌肉松弛，活动无力。唇淡苔少，脉沉无力，指纹淡青。

治法：补肾健脾。

取穴：通督健脑法加刺胃经、膀胱经穴。

2. 气血虚弱型

主症：肢体软弱，四肢关节柔软，神情呆滞，智力迟钝，面色苍白，四末不温。口开不合，舌伸口外，食少不化。唇口无苔，脉沉无力，指纹紫红。

治法：益气养血。

取穴：通督健脑法加刺胃经、大肠经穴。

3. 肝肾不足型

主症：筋脉挛急，发育迟缓。坐起、站立、行走、生齿、语言均明显迟于正常同龄儿童，甚至四五岁者尚不能行走。亦有十岁者行而不稳，平素活动甚少，故喜多卧，夜寐不安宁，面色无华，神倦无力，食少，便秘。舌苔薄白，脉沉细，指纹淡紫。

治法：培补肝肾。

取穴：通督健脑法加刺膀胱经、胆经穴。

4. 心血不足型

主症：智力不全，神情呆滞，不哭不闹，数岁不语，言语不清，肌肤苍白，发稀萎黄，食少，便秘。无苔，脉迟无力，指纹淡红。

治法：补心养血。

取穴：通督健脑法加刺胃经、小肠经穴。

（三）针药配合治疗脑瘫

1. 针刺治疗

（1）通督健脑法配方

通督健脑法：腰俞、阳关、命门、悬枢、脊中、中枢、筋缩、至阳、灵台、神道、身柱、陶道、大椎、百会。

穴解：疏通督脉、调和阴阳、补脑益髓、镇惊安神。

刺法：①由下向上顺序刺之。②4岁以下患儿点刺不留针。③4岁以上患儿留针30分钟。

（2）加刺规律

胃经加刺：髀关、梁丘、足三里、解溪、三阴交。

膀胱经加刺：肾俞、承扶、委中、昆仑、涌泉（肾）。

胆经加刺：环跳、风市、阳陵泉、悬钟、太冲（肝）。

大肠经加刺：肩髃、臂臑、曲池、外关（三焦）、鱼际（肺）。

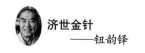

小肠经加刺：肩贞、小海、支正、后溪、神门（心）。

（3）随证加刺穴

舌缓不能言：哑门（督）。

盗汗不止：阴郄（心）。

舌纵涎下：阴谷（肾）。

癫痫发作：间使（心包）、后溪（小肠）。

斜视不分内外：臑臑（大肠）。

2. 中药治疗

（1）基本方：通督健脑方。

鹿角片 10g　　　败龟甲 06g　　　益智仁 12g　　　枸杞子 10g

焦远志 10g　　　九节菖蒲 10g　　　茯神木 15g　　　草红花 5g

大蜈蚣 0.5 条

（2）加减

气血虚弱神情呆滞：加生黄芪 6g，当归 6g，太子参 10g。

心气不足症见五迟：加党参、白术、茯苓、甘草各 6g，山茱萸 10g，五味子 6g。

脾肾两亏症见五软：加补骨脂 6g，杜仲 6g，核桃 2 个，黄豆 40 粒。

肢体痉挛症见五硬：加熟地黄、当归、川芎、芍药各 6g（重用白芍），僵蚕 10g，钩藤 10g，冰糖 2 小块。

夜寐不宁惊恐哭闹：加紫石英 10g，全蝎 3g，抱龙丸 2 丸，羚羊角粉 0.6g[代，分冲]。

纳少腹胀满便秘结：加砂仁、蔻仁各 3g，焦三仙 15g，瓜蒌 10g，玄明粉 3g。

患儿舌纵流涎日久：可加用煮食猪尾巴 2 条，此属民间疗法。

方解：通督健脑方的核心是唐·孙思邈《备急千金要方》中的定志丸，原名定志小丸，由远志、菖蒲、茯苓、人参 4 味药组成，功能交通心肾、定惊宁志。主治心神不安、惊悸健忘、情志抑郁。本方取善走督脉的鹿角片补阳益精、行血化瘀，配以龟甲滋阴潜阳、益气资智，两者一阴一阳为主药；佐以益智仁、枸杞子益智强精；远志、菖蒲、茯神交通心肾、健脑通神；加红花、蜈蚣行血通络。共奏疏通督脉、强健脑髓之功效。方中药量为6岁以上患儿剂量，对6岁以下者酌减。

（四）典型病例

例1：孙某，男，2岁半，现住西藏。初诊日期：1992年1月5日。

主诉：2岁半坐不稳，不会站，不能行走。

患儿头胎、足月、顺产，出生第6天患核黄疸综合征，住院治疗黄疸消退。2个月时患病毒性肺炎窒息缺氧，病情危重，导致脑瘫。

现症：智力低下，颈软，头项不能挺直。腰脊无力，不能独立坐稳，可挥动上肢，双手握力弱。两下肢呈僵直状态，不能站立，但能活动。简单语言，流涎，夜寐不安，纳少；便秘结，2～3日一解。舌淡红，苔薄白。脉沉细。

查：神志清，意识差，查体不配合，眼球无目的地活动，对光线有反应。听力、视力皆正常。头向左前方倾斜，脊柱未见畸形。双上肢有主动活动，双下肢肌力约2级，但肌张力较高，呈痉挛状。MRI：脑萎缩。

诊断：脑瘫（硬瘫）。证属肝肾不足、髓海空虚。

治宜通督健脑、培补肝肾。予通督健脑法加刺膀胱经、胆经穴。重手法点刺。

针治5次，双腿肌张力明显降低，下肢痉挛好转。针治10次，寐安，纳增，便调。针治20次，可坐稳且能自己扶站。针治30次，可爬行。针治40次，基本能独立行走。针治80次，可任意独立行走。每周治疗3次，共诊治7个月后，智力明显提

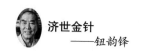

高，语言较前好转后结束治疗，全家满意而归。

例2：冯某，女，5岁，现住四川。初诊日期：1990年6月10日。

主诉：1岁时两腿不会站，现5岁仍然不会走路，不会说话。

患儿头胎、足月、难产，因产程过长，脐带绕颈，婴儿窒息，严重缺氧，经抢救脱险。1岁时仍然不会爬，不会坐，不会站。现已5岁，依然不会走路，不会说话。

现症：智力低下，上肢活动尚可，下肢软弱无力，不会说话，两眼内斜视。夜寐安稳，纳可，大便每日一解。舌淡红，苔薄白。脉沉而无力。

查：神志清，听力、视力皆好，两眼内斜视，肢体肌肉萎缩，四肢有自主运动，但肌力较差，肌张力不高，手足发凉，两足下垂。CT：大脑发育不全。

诊断：脑瘫（软瘫），证属脾肾两亏、髓海不足。

治宜通督健脑、补肾健脾。予通督健脑法加刺胃经、膀胱经穴，补法，留针30分钟。

针治3次后精神显著好转。针治15次，在家人的搀扶下开始练习行走。针治50次，智力明显提高，并能行走10多米。针治70次，可独立行走30米，但须有家人照顾。治疗85次，可以在室内、外独立行走200米以上，智力明显提高，并能说简单的语言。每周治疗3次，共诊治8个月后结束治疗，返回四川。后患儿上小学，运动无问题，但学习成绩稍差，说话仍不流利。

例3：王某，男，2岁半，湖南人。初诊日期：1992年8月28日。

主诉：2岁半不会站，不会走。

患儿足月生产，因产伤窒息缺氧致脑瘫。现已2岁半，智力差，视力尚好，可以辨别白天、黑夜，认识家人，语言不清，但尚能表达需求。颈软，手无力，会坐，不会站，不会走，可以翻身。饮食尚可，夜寐不稳，大便排泄球状便，每日 1 次，费劲。舌微红，苔白，脉细。证属脑络损伤、督脉瘀阻。治宜疏通督脉、强健脑髓之法。基本方加补骨脂 6g，杜仲 6g，核桃 2 个，黄豆 40 粒，水煎服，7 剂。

针刺以督脉点刺为主，取两上肢大肠经主要穴位；膀胱经从肾俞、大肠俞到脚的部位（其中加胆经环跳、风市、阳陵泉）；肾经涌泉必取；最后点刺任脉的中脘、气海、关元、中极。隔日治疗 1 次。并配合做按摩治疗，训练爬行。（凡是经训练后，可以在床上自己能爬行的患者，将来都能站起来行走。爬行是很重要的锻炼方法和过程）

中药、针灸、按摩、训练，综合治疗两个多月，患儿可以手脚并用，在床上爬行。继则开始训练扶站，拉着手学迈步。治疗半年后，患儿在家长保护下独立迈开第一步。综合治疗 8 个月后，患儿可独立行走，结束治疗。家人高兴携子返湘。一年后来复查，基本情况良好。

（五）讨论与体会

钮韵铎教授从事治瘫工作数十载，经过对小儿脑瘫多年的深入研究和临床实践，创立了"通督健脑法"治疗体系，即通过针刺督脉来疏通髓海，重建神明。对于恢复肢体运动功能，缩小与同龄健康儿童的差距，有较好效果。

1. 在统计病因时发现，分娩时窒息缺氧占发病率的第一位，其次是婴儿核黄疸综合征、早产、难产、产伤颅内出血等，占总数的 80% 以上。更值得注意的是，婴儿核黄疸综合征所致脑瘫的病例，我们没有一例患儿是使用中药退黄的。

2. 脑瘫患儿之表现是比较复杂的，其病证的根源皆在于脑。

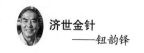

辨认、审视每个症状，切不可简单地从局部考虑，应当从整体论治方能准确，否则徒劳，贻误病情。例如两腿挛缩不是筋短、膝后翻不是下肢无力、大便秘结不单纯是实热，诸如此类，医家不可不识。

3. 早发现、早治疗对本病的预后十分重要，这直接关系到患儿的成长、病情的转化，以及残疾的轻重。实践证明，脑瘫患儿的治疗关键是"脑"，脑髓若能康复，则瘫痪的肢体有可能恢复，功能重建。正如前贤所讲："脑伤则体残，脑康则体安。"

4. 瘫痪的治疗，应重点取阳经穴刺之。本法主取督脉，再分别选配属阳经的胃、大肠、膀胱、小肠、胆经等，但在配穴中又有涌泉、太冲、三阴交、鱼际、神门等少量阴经穴。体现其治疗大法是"以阳为主，以阴为辅"，同时也反映出"阳主动"理论对脑瘫临床治疗的指导。

5. 关于疗程与疗效，10年的时间，共治疗810例脑瘫患儿，均为治满一个疗程以上者。一般3个月为一个疗程，针治次数不少于35次。若能坚持治疗2～3个疗程者，其疗效相对满意。脑瘫的疗效标准很难确定，目前尚未见到理想的疗效判定方法。多年的临床体会，认为2～6岁的患儿为最佳治疗时间，年龄越大，疗效也相对越差。

6. 必须综合治疗。患儿家长很少能安心依靠单一的针刺疗法，往往寻求多种方法治疗，如中药、按摩、穴位注射、药物外敷、西药、气功、点穴、理疗、康复训练等。各种疗法都有自己的特色和效应，若能将各种方法结合起来，取长补短，相辅相成，则临床疗效必然会再提高，否则各种疗法在事实上都被病家选择为短暂的阶段性治疗，既不利于系统的病例观察，同时患儿的最佳治疗年龄也容易被贻误，往往趋向不良的转归，使原本可治之症，成为终身痼疾。

三、中风偏瘫

（一）针灸治疗中风偏瘫

凡起病急骤，以突然昏仆、不省人事或口眼㖞斜、言语不利、半身不遂为主要临床表现的即称"中风"病。现代医学统称为"脑血管病"，包括脑溢血、蛛网膜下腔出血、脑血栓形成、脑栓塞等。所谓中风偏瘫，是指脑血管病后遗症而言，其常见的症状是半身不遂、言语不利、口眼㖞斜、口流涎、吞咽困难或发呛、二便失禁等。此后遗症是针灸门诊的主要病种之一，临床证实中风偏瘫以针灸为主的治疗是比较理想的方法。

1. 针灸治疗分五组

（1）第一组：手足十二针

本方是根据手足部五输穴精选而成，为治疗半身不遂的首选方。

处方：曲池、内关、合谷、阳陵泉、足三里、三阴交。

功用：通经活络、调和气血。

主治：中风偏瘫早期。

加减：①头晕目眩，加百会、风府。②语言不利，加廉泉、金津、玉液。③口角流涎，加承浆、通里。④吞咽发呛，加风池、翳风。⑤神疲嗜睡，加人中、隐白。⑥阴虚肝旺，加太冲。⑦中气不足，加中脘、气海。

刺法：左右皆刺，先刺健侧，后刺患侧，留针30分钟。

（2）第二组：偏瘫感应刺法

本组是寻求针刺感传的一种刺法，即所谓"气至病所"以加强针感，促进瘫痪的肢体改善，是使用率较多的一组配方。

处方：风池、极泉、尺泽、合谷、环跳、阳陵泉、委中、

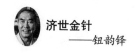
太溪。

功用：通经活络、舒筋理气。

主治：中风偏瘫恢复期，病情稳定者。

加减：①阴虚阳亢，加曲池、太冲。②口眼㖞斜，加地仓、四渎。③睡眠不实，加神门、三阴交。④大便秘结，加支沟、足三里。⑤足尖下垂，加抬足穴。

刺法：刺患侧，每次针刺时，上下肢必须各有两穴出现强烈感传。留针30分钟。

（3）第三组：十二透刺法

本组为透刺针法。中风偏瘫日久，痰瘀互结，血脉闭阻，营卫气血运行偏颇，肢体对针感反应较迟钝，只有长针透穴深刺才有较好的效能。诚如《灵枢·终始》所言："久病者，邪气入深，刺此病者，深内而久留之。"

处方：肩髃透臂臑，腋缝透胛缝；曲池透少海，外关透内关；阳池透大陵，合谷透劳宫；环跳透风市，阳关透曲泉；阳陵泉透阴陵泉，悬钟透三阴交；昆仑透太溪，太冲透涌泉。

功用：疏通经脉、活血祛瘀。

主治：中风偏瘫，日久恢复较慢者。

加减：①肢体酸痛，加火罐。②肢体发凉，加火针。③手足麻木，加放血。

刺法：刺患侧，针具选针尖稍钝者，进针稍慢些，以防刺伤血管，造成内出血，留针30分钟。

（4）第四组：督脉十三针

督脉者，总督一身之阳。针刺督脉以振奋诸阳，调整全身功能，促进脑与脊髓的改善，故有"治瘫首选督脉"之说。

处方：百会、风府、大椎、陶道、身柱、神道、至阳、筋缩、脊中、悬枢、命门、腰阳关、长强。

功用：疏通督脉、补脑健髓。

主治：治疗一切瘫痪病证。

加减：①心气不足，加神门。②肝气郁结，加内关。③肾气不足，加太溪、涌泉。④膀胱气弱，加八髎。

刺法：留针 30 分钟。

（5）第五组：调理脾胃老十针

本组配方主要是调理脾胃。脾胃为后天之本，胃为水谷之海、生化之源，胃气充足则气血旺盛，促进瘫痪肢体的康复。

处方：上脘、中脘、下脘、气海、天枢、内关、足三里。

功用：调中理脾、行气活血。

主治：中风偏瘫、脾胃不和、消化力差、逆气不降。

加减：①肝郁气滞，加行间。呕逆而吐，加中缝。

刺法：留针 30 分钟。

以上五组配方，需根据病情、病程来选择应用。一般隔日治疗 1 次，每周 3 次，连续治疗 3 个月为一个疗程，然后视病情变化再研究治疗方案。

2. 疗效评定标准

（1）痊愈：思维正常，言语清楚，口眼㖞斜、流涎消失，肢体功能恢复正常，肌力达 5 级。除生活自理外，能操持家务或参加轻工作。

（2）显效：思维正常，瘫痪的肢体、口眼㖞斜、流涎、语言謇涩等症状明显改善，肌力达 4 级，日常生活基本自理。

（3）好转：偏瘫的上下肢有一项恢复不完全，另一项肌力达 3 级，患肢能活动，卧床能坐起，失语、流涎、面瘫有好转。

（4）无效：治疗前后无明显变化。

3. 典型病例

例 1：中风前驱症，危象

李某，男，70 岁。主诉：头晕目眩半天。

素有高血压病史（血压经常在 200/120mmHg 以上），夜间突

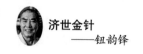

然头晕、目眩尤甚，脸麻，手足发凉，心慌意乱，胸闷气短，伏枕不能动。患者体胖，肩宽项短，左关脉弦实，尺沉伏，右关脉弱而无根。血压220/130mmHg。

辨证：肾阴亏损，肝阳上亢，欲发卒中。

治法：平肝降逆、宁心安神、引血下行。

处方：先用三棱针刺百会、四神聪出血，再刺手十二井出血；继刺手足十二针。

手法：泻法。

针后病情稳定，卒中未发。

例2：短暂性脑缺血发作

郑某，男，65岁。主诉：半身活动不利5天。

5天前早晨起床时发现左半身活动失灵，左面部及上肢麻木，下肢软弱，不能行走；视物模糊，口流涎水，语言不清；头痛如割，夜间为重，食欲尚可；大便干燥，三四日未解；夜尿频数。舌红，苔微黄，脉弦细数。曾服中药，疗效不显。

辨证：阴虚肝旺，肝风内动。

治法：养阴平肝、镇肝息风。

处方：手足十二针。曲池、合谷、内关、阳陵泉、足三里、三阴交，加风府、百会。

手法：先补后泻。补其健侧，泻其患侧。每周针治3次。

经针治3次后，头痛减轻，大便通畅，已能搀扶行走。手足浮肿，舌正常，脉弦滑。血压（140～170）/（80～100）mmHg。按原方隔日1次，再针7次，左侧上下肢活动已恢复，步履有力，浮肿消失。以后经随访，不但生活自理，而且能承担一般家务劳动。

例3：脑血栓形成

张某，男，51岁。主诉：半身不遂4个月余。

素有高血压史。4个月前因外感引起头晕、头痛，继而左侧

肢体活动不灵活；次日起床时，左侧半身瘫痪，医院检查诊为
"脑血栓形成"，血压 190/110mmHg。服西药后，病情逐渐好转。
来诊时，左鼻唇沟变浅，舌体向左㖞斜，左上肢可抬至胸前，手
指不能自如屈伸。左下肢强直，能扶拐行走数米，每逢天气变化
时，患侧关节疼痛，胃纳正常，睡眠好，二便自调。舌苔白，脉
弦滑。血压 140/100mmHg。

辨证：肾阴虚亏，气血失调，经络阻滞，筋脉失养。

治法：滋阴养血、疏风活血、通经活络、疏利关节。

处方：纠偏方。肩髃、曲池、外关、中渚、合谷、环跳、阳
陵泉、足三里、绝骨、太冲，加下关、口禾髎、迎香、廉泉。

手法：补法，留针 30 分钟。隔日针刺 1 次。

经过 3 次治疗，鼻唇沟已复正，舌体已不㖞斜，下肢自感轻
松，上肢功能活动较前好转。按上方隔日连续针刺 15 次，上肢
已能抬至平肩。除示指外，手指均能屈伸；下肢步履自如，偶尔
有抽筋。苔薄白，脉弦滑。再按原方加承山，针刺 8 次后痊愈。

例 4：脑血栓形成

刘某，女，49 岁。主诉：右侧半身不遂两天。

因母亲去世，精神创伤，疲劳过度，两天前突然发生右侧
半身不遂，语言不利，但神志尚清醒。曾服中药、西药疗效不明
显。现症见步履困难，需人搀扶，右下肢松软无力，不能抬举，
上肢松弛，运动功能丧失，性情急躁，爱哭，不思饮食，腹胀胸
闷，气短，心悸，失眠，健忘，面色萎黄，大便数日未行，小便
尚调。舌淡、苔薄白，脉细弦微数。

辨证：气血不足，肝郁化火，脉络阻滞，筋脉失养。

治法：补益气血、解郁清热、舒筋活血。

处方：手足十二针加中脘、天枢。

手法：补阴经穴，泻阳经穴。留针 30 分钟，每周针治 3 次。

治疗 3 次后，患侧上下肢感觉有力，大便正常，余症无明显

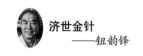
改变。仍按前法，改用五脏俞加膈俞方，与手足十二针方交替使用，又针刺治疗 10 次。由人搀扶，右下肢已能抬步，但仍觉无力，上肢已能高举平脐，手指勉强能屈伸。精神情绪较好，已思饮食，胸闷腹胀减轻。少寐多梦，二便自调，舌淡，脉细弦，血压 140/80mmHg。按上法又连续针刺 10 次，患侧下肢已能随意活动，可倚杖步行，上肢活动正常，自觉周身有力。舌苔薄白，脉弦滑。再用手足十二针方加中脘针刺治疗 10 次，患者可自行来医院门诊，已能料理一般家务。

例 5：脑血栓形成，第二次发病

赵某，女，65 岁。主诉：突然昏迷半天。

高血压病史多年，平素性情急躁，两年前曾发脑血栓而致左侧半身不遂，经治疗，肢体活动恢复明显。今天下午突然神志昏迷，不能言语，右侧肢体麻木不仁，活动不能，纳食尚可，夜寐能安，大便秘结，小便正常。舌象无法察看，脉象弦滑。

辨证：血亏肝热，虚风内动，发为中风。

治法：平肝息风、补益气血、通经活络。

处方：先刺手十二井出血，再针百会、人中、手足十二针。

手法：泻法，留针 30 分钟，每日针治 1 次。

经针刺治疗 4 次，神志清醒，语言逐渐恢复，搀扶能行动，大便已解。继针百会、人中、手足十二针 4 次，肢体活动恢复正常。

例 6：高血压，脑血栓形成

窦某，男，59 岁，干部。主诉：左侧偏瘫天。

高血压病史 25 年，平日嗜烟，饮烈性酒，7 天前眩晕加重，夜间 3 点恶心欲吐，汗出，烦躁，观察室抢救，输液治疗。患者神志清楚，言语不利，头痛头晕，左侧半身不遂，上下肢抬举困难，并有麻木感，嗜睡急躁，卧床不能自坐，痰多口渴，大便秘结，四日未解，尿黄少。舌红绛，苔黄厚腻。脉弦滑数。

查：体胖，血压182/100mmHg，鼻唇沟偏左变浅，口眼㖞斜，伸舌偏向患侧，左上、下肢不遂，肌力2级，腹胀按之硬。

辨证：阴虚阳亢，痰热生风，阻塞脑窍发为风痱。

立法：平安息风、活血通络。

取穴：百会、风府、廉泉、太冲、手足十二针。偏瘫感应刺法。

手法：平补平泻法，留针30分钟。

针治第一疗程，重点刺手足十二针，血压基本正常，面瘫消失，在他人搀扶下可以行走，饮食、二便正常。第二疗程重点用偏瘫感应刺法，可以自己行走，上肢肌力4级，下肢肌力5级。再巩固治疗一个疗程后瘫痪肢体基本恢复正常。先后共治疗3个疗程，针治105次，除血压仍不稳定外，生活可以自理，结束治疗。

例7：蛛网膜下腔出血

白某，女，46岁。

患者素有头晕、头痛病史，四天前因生气突然昏倒，即送医院急诊。次日苏醒，呈嗜睡状，唤之能睁眼，口角向右侧㖞斜、流涎，右腮部瘫软，不能言语，右侧半身不遂，手不能握物。大便四日未解，小便失禁，由家属抬来就诊。患者面色黄，喉中有痰声，舌绛，苔黄腻，脉弦滑。血压110/98mmHg。

辨证：肝阳亢盛、痰火交结、发为中风。

治法：开窍醒神、平肝降逆、化痰息风。

处方：金津、玉液放血；针百会、人中及手足十二针：曲池、合谷、内关、阳陵泉、足三里、三阴交，加通里。

手法：泻法。留针30分钟，隔日1次。

针刺治疗6次，神志逐渐清醒，已能进食，右臂略微可动，右腿能抬高少许，舌苔渐退，脉见柔和之象。继以通经活络、濡养筋脉为法，方用手足十二针，加右侧地仓、廉泉，再针治9

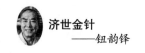
次，口已复正，能简单叙述病情，右上肢可以前后摆动，二便自调，语言低微气弱，肢体仍感沉重，右下肢发僵如故，舌苔薄白，脉细弦。证属邪气渐去而正气已衰，治宜调和脏腑、大补真元，加用五脏俞加膈俞方。继针刺8次，语言清楚，肢体活动自如。患者病程已2个月，体力较差，仍感疲乏，治以调补中州、增强化源，改用老十针方，经治5次，基本痊愈。停诊观察，1个月后追访，情况良好。

例8：重度脑出血，昏迷危症

张某，男，65岁。

家属代述：患者于15天前午饭后外出，突然昏倒，不省人事，当即送往医院。次日出现呃逆、二便失禁等症。经本市数家医院会诊并针灸数次无效。患者呈嗜睡状态，唤之眼睑勉强微动，不能睁眼，呼吸气粗，喉中痰鸣，呃逆不止，右侧上下肢废用，鼻饲饮食。患者面色黄，舌红，苔黄腻，脉弦滑。血压160/90mmHg。

辨证：肝风内动、胃气上逆。

治法：镇肝息风、降逆和胃。

处方：①百会、神庭、人中、天突、膻中、巨阙、气海。②手足十二针方。曲池、合谷、内关、阳陵泉、足三里、三阴交。

手法：泻法，留针30分钟。

第1次针刺过程中，呃逆已见减少，起针时呃逆即止。次日二诊时家属代述：昨日患者逐渐清醒，已能睁眼，呃逆偶尔发作，继用上方针治。三日后，家属告知，呃逆已止，神志已清醒。

例9：脑出血后遗症

侯某，男，60岁。

主诉左侧半身不遂7个月余。患者脑出血，现患侧臂痛挛急，仅能抬至胸部，手指不能屈伸，下肢走路困难，需要别人搀

358

扶。食纳正常，便自调。血压 160/90mmHg。舌淡，苔白润，脉沉细。

辨证：气血两虚、筋脉失养。

治法：补益气血、舒筋活络。

处方：十二透穴方。

手法：先补后泻。留针 30 分钟，每周 3 次。

针刺治疗 5 次，上肢疼痛未作，挛急缓解，下肢力量增加，抬腿较前有进步。舌苔薄白，脉弦细。血压 150/90mmHg。继用前方针治 10 次，能够扶拐杖在室内行走，手指屈伸也有所恢复，能够用力持物。又继续针治 10 次，不用扶拐能行数十米，上肢能抬至平肩，手能持物料理一般生活。

例 10：脑血管病（出血性）后遗症

高某，女，50 岁，会计。

主诉右侧偏瘫 9 个月。患者于 9 个月前晚饭后突然头部剧痛、恶心呕吐，1 小时后昏迷，右侧偏瘫，即刻到某医院抢救，经住院治疗 4 个月出院，在家休养，今转针灸科治疗。

现症：神志清楚，语言謇涩，口流涎，吞咽困难，饮食皆呛，右半身不遂，右上肢麻木，痛觉消失，手不能持物，右下肢仍不能行走，足下垂严重，纳少，大便不畅，尿少，遇冷则右半身拘挛，一切都由他人照管护理。舌红，苔白厚。脉沉弦细。

查：体胖，痛苦面容，血压 140/88mmHg，情绪容易激动，伸舌偏向患侧，右侧上、下肢不遂，肌力低于 2 级，手足发凉。

辨证：气血两亏、肝风内动、病久气虚、络脉瘀滞。

立法：益气养血、化瘀通络。

取穴：百会、风府、承浆、廉泉、中脘、气海，手足十二针，十二透刺法。

手法：均用补法，留针 30 分钟。

第一疗程重点刺手足十二针加穴，病情有所好转。第二疗

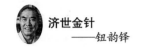

程仍按前方，诸症明显好转，语言见好，流涎消失，吞咽基本不呛，偏瘫肢体稍恢复，血压平稳，饮食、睡眠、二便皆正常。第三疗程以十二透刺法为主，督脉十三针为辅，偏瘫大有改善。第四疗程又适当加刺调理脾胃老十针，患者精神状况大见起色，可以自己扶拐行走。

4. 针灸治疗病例讨论 中风，相当于西医的脑血管意外。临床一般可分为中脏腑、中经络与中风后遗症三种证类，本文所选典型病例，即分属上述三种证类。

例1证属肾阴亏损，肝阳上亢，欲发卒中之势，故急刺百会、四神聪出血，再刺手十二井出血，醒神开窍，以缓解血气并上之势。由于处治及时，故未发生卒中，继用手足十二针方，通经活络、调气活血而收功。

例2证属阴虚肝旺、肝风内动；治以养阴平肝、镇肝息风，使用手足十二针方，以滋阴潜阳、疏通经络，加风府、百会祛风通经、醒脑明神。经针刺治疗3次后，症状减轻。按原方又针治7次，诸症消失。

例3证属肾气虚亏、气血失调、经络阻滞、筋脉失养，治以滋阴养血、疏风活血、通经活络、荣养筋脉。用纠偏方（经验方）加减，以调和阴阳气血、疏风通经、舒筋利节；加下关、口禾髎、迎香、廉泉以牵正利舌。经针刺治疗3次后，鼻唇沟复正，舌体已不㖞斜，关节疼痛消失，上下肢活动较前好转。再针刺治疗15次后，其步履自如，因偶尔有抽筋现象，故加承山以舒筋缓急。随访，已告痊愈。

例4证属气血不足、肝郁化火、脉络阻滞、筋脉失养，治以补益气血、解郁清热、舒筋活血。方用手足十二针加中脘、天枢以通经活络、益气和血、调和胃肠。针刺治疗3次后，患侧上下肢感觉有力，仍以手足十二针方与五脏俞加膈俞交替施用，以调补五脏，益气和血。再针刺治疗10次后，搀扶已能行走，余症均减。按上方又针治 20 次，患者能料理家务，并能自行来诊。

例 5 证属血亏肝热、虚风内动，再次发生中风；治以平肝息风、补益气血、通经活络。由于病情较急，突然神昏，急以平肝息风、醒神开窍，故先刺十二井放血，再针百会、人中醒脑明神，用手足十二针方以通经活络、调气和血。经针刺治疗 4 次后，神志已清，诸症好转；继针刺百会、人中，同时采用手足十二针方。又针治 4 次后，右侧肢体活动恢复正常，诸症消失。

例 6 证属阴虚阳亢、痰热生风，阻塞脑窍而致血栓形成。肢体偏瘫。治以平肝息风、活血通络。先以手足十二针通经活络、调和气血。一个疗程后继以偏瘫感应刺法通经活络、舒筋理气。3 个疗程结束后，偏瘫肢体基本恢复，可自行料理日常生活。

例 7 证属肝阳亢盛、痰火交结，发为中风。施以金津、玉液放血，以利舌本；加针百会、人中以醒脑明神；手足十二针方以通经活络、调气和血；再加通里，为手少阴心经穴，功能开窍醒神。经针刺 6 次后，神志逐渐清醒，已能进食。继用手足十二针加地仓，以通经活络、祛风牵正；加廉泉以利舌本。针刺治疗 9 次后，口喝已纠正，能简单叙述病情，诸症有所减轻，本虚之象已显。治宜调和脏腑、大补真元，故用五脏俞加膈俞方，以调补五脏、益气和血。针刺 8 次后，语言清楚，肢体活动自如。最后用老十针调中健脾、理气和血以善其后，再经针刺治疗 5 次后，基本痊愈。

例 8 证属肝火内动，且为初患中风之实证。由于肝阳亢盛，木邪乘土，脾胃气机失和。历时三周，不能进食，脾胃虚弱，清气不升，浊气不降，以致呃逆频发不止。患者由于呃逆频作，遂针刺而不止。所以，在会诊时，根据"急则治其标，缓则治其本"的原则，先用百会、神庭、人中、天突、膻中、巨阙、气海以醒脑明神、舒气降逆。起针后呃逆即止，神志逐渐清醒。继用上方再针刺治疗 1 次，呃逆未作，神志清醒，而后再用手足十二

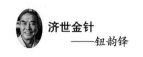

济世金针
——钮韵铎

针方通经活络、调气和血以缓治其本，效果比较理想。

例9证属气血两虚、筋脉失荣，治以补养气血、舒筋活络。方用十二透穴，施以先补后泻手法，取其通经活络、舒筋利节之功。针刺5次后，上肢疼痛未作，挛急缓解，下肢较以前有力。继前方又针刺10次后，能扶拐行走，手指功能有所恢复；再针治10次后，上下肢功能活动基本恢复。

例10证属气血两亏、肝风内动，导致瘀血阻滞发为中风。先以手足十二针通经活络、调和气血。两个疗程后，改用十二透刺法疏通经络、活血祛瘀，配以督脉十三针疏通督脉、补脑健髓。第四疗程又加刺脾胃老十针调中理脾、行气活血。上述四组针法灵活配伍应用，患者状况改善明显，可自行扶拐行走。

（二）针药结合治疗中风

1. 高血压、中风先兆（肝阳偏亢）

【针灸配方】

主穴："手足十二针"。曲池、内关、合谷、阳陵泉、足三里、三阴交。

辅穴：低压偏高，加太溪、涌泉。头目眩晕，加百会、风府、风池。血压过高，加降压沟、太冲。中风先兆，加四神聪、十宣、金津、玉液皆可放血。

穴解：曲池疏经络、调气血。内关安中降逆、清心。合谷疏风醒神、通络。阳陵泉舒筋活络、清热。足三里调气血、通经络。三阴交健脾胃、通经络。

方药：羚角潜阳汤。

生石决明 45g	珍珠母 45g	生龙骨 30g	生牡蛎 30g
苏木屑 15g	生地榆 30g	川黄连 10g	生杜仲 10g
怀牛膝 10g	生地黄 20g	熟地黄 20g	生白芍 20g

牡丹皮 10g　　双钩藤 30g　　建泽泻 15g

羚羊角粉 1.2g^(代，冲服)

加减：头痛且胀，加蔓荆子 10g，菊花 10g，白薇 10g，白蒺藜 30g。耳鸣重听，加蝉蜕 10g，龙胆草 10g。舌暗瘀血，加丹参 30g，鸡血藤 20g。颈项强痛，加葛根 10g。失眠较重，加北秫米 30g，半夏曲 15g，或炒酸枣仁 30g，茯神 30g。盗汗严重，加苎麻根 15g，桑叶 30g。高血脂者，加生山楂 30g，草决明 30g。大便不爽，加瓜蒌 30g，玄明粉 8g 或芦荟 1～2g，大黄 1～3g。

方解：羚角潜阳汤以犀角地黄汤（犀角易为羚羊角，代）为基础。方中取羚羊角（代）咸寒清凉，除心、肝二经伏火；配生地黄滋阴；牡丹皮、白芍凉血；熟地黄滋水涵木，黄连祛心火除烦热；选"四锁"石决明、珍珠母、生龙骨、牡蛎镇肝潜阳，安神定惊；怀牛膝引浮越之火下行；钩藤息风通络，泽泻利尿除湿更助降压；生杜仲增补肾阴，降压之力；苏木配生地榆行血祛瘀，散风通络。综合诸药，共奏镇肝潜阳、凉血息风之功，以达到降低血压之效。

脑中风的预兆应高度警惕：①突然单眼或双眼短暂发黑或视物模糊。②突然看东西复视或伴眩晕。③突然一侧手、脚或面部有麻木或伴有肢体无力。④突然眩晕或伴有恶心呕吐，甚至伴有心慌、汗出等。⑤突然说话舌头发笨，说话不清楚。⑥没有任何预感突然跌倒或伴有短时神志不清。有上述症状发生时立即到医院检查，争取早期治疗，效果较好。

近年来随着饮食结构和生活方式的改变，高血压病的发病率呈逐年上升趋势，已成为我国中老年人的常见病和多发病。

医生应提醒患者：①少吸烟，不喝酒，饮食低盐、低脂、禁辛辣。②调节情志，避免紧张、焦虑、烦恼情绪，保持镇静，平和心态。③保持大便通畅，每日排便 1～2 次最宜。

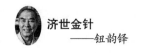
济世金针
　　——钮韵铎

【典型病例】

例1：贺某，男，48岁。初诊日期：1994年8月22日。

主诉头晕，夜寐多梦，颈项拘紧5年。患者体形壮实，高大，稍胖，面色红润，神志清，耳鸣，纳食尚可，喜饮水，大便干燥2日一行。曾嗜烟酒，高血压病史5年，血压最高可达180/110mmHg，服络活喜控制，病情稳定。舌紫暗，苔白厚，脉弦滑。证属阴虚阳亢，肝风内动，为原发性高血压。治宜镇肝潜阳、凉血息风，拟基本方加葛根、蝉蜕、龙胆草、瓜蒌、玄明粉，水煎服，7剂。忌辛辣上火之食品。

配合针治：百会、风府、风池、手足十二针、降压沟。（隔日针一次，行针30分钟）

二诊：头晕、耳鸣、颈强均已明显好转，大便日排通畅。若晨不服降压药，中午血压为154/88mmHg。舌象微红，苔薄白，脉弦。再拟基本方加白薇、白蒺藜，水煎服，14剂，继续针治。

三诊：服两周药，头晕好，余无他苦。舌脉同前，再拟前方水煎服，14剂，继续针治。

四诊：病情稳定，不服降压药，中午血压为135/88mmHg，再拟基本方14剂，巩固治疗。之后仍晨服降压药，配合知柏地黄丸，每日早、晚各1次。

例2：孔某，男，61岁。初诊日期：2012年3月26日。

主诉右面麻木，右手发麻近2周。肢体麻木、无力，说话欠清。大便两天一行，质稍干。有高血压病史，现测血压206/102mmHg。舌紫暗，苔黄白相兼，脉洪数。证属阴虚阳亢，肝风内动，为中风前驱症。治宜潜阳息风，祛瘀通络。因病情较重，建议其到附近医院急诊，以免耽误病情。然患者执意请治，故予针药配合治之。

针刺：①百会、四神聪放血，右手十宣放血。舌下金津、玉液放血。②针刺手足十二针（曲池、内关、合谷、阳陵泉、足三

364

里、三阴交）加太冲、降压沟。③用细小针在患者右脸上麻木区毫针横刺密刺，行针 30 分钟。针刺与放血治疗后，血压降到 178/95mmHg，状态改善。

基本方加瓜蒌、玄明粉，羚羊角粉（代）改为 1.5g，分冲。水煎服，4 剂，嘱 4 天后再复诊。

二诊：患者情况尚好，右脸与右手麻木已除，说话利落。大便畅通，日二行。继服降压药，血压 164/85mmHg，头晕轻微，体力好转。舌红，苔薄白，脉弦滑。再拟前方调量治之，开药 7 剂。继续针刺百会、风池、手足十二针加太冲。每周 3 次，每次留针 30 分钟。

三诊：血压维持在（150～160）/（70～80）mmHg，诸症平稳，余无他苦。

2. 中风偏瘫（气虚血瘀）

【针灸配方】

主穴："手足十二针"，加随机配穴。

【方药】

补阳还五汤（《医林改错》）加减。

生黄芪 60g	当归身 12g	赤芍药 12g	酒川芎 10g
桃仁泥 10g	草红花 10g	紫丹参 30g	鸡血藤 30g
大蜈蚣 1 条	净地龙 15g	台党参 20g	云茯苓 25g
焦白术 15g	炙甘草 10g		

加减：尿频遗尿，加益智仁 30g，车前子 30g。痰多涎盛，加法半夏 12g，天竺黄 10g。语言不利，加远志 10g，菖蒲 10g。偏瘫日久，加水蛭 3g，虻虫 3g。下肢瘫重，加杜仲 15g，怀牛膝 15g。

方解：本病气虚为本，血瘀为标，故重用黄芪大补元气；当归、赤芍、桃仁、红花、川芎和营活血化瘀；地龙善于通行经络。再加丹参、鸡血藤、蜈蚣活血通络；四君之参、术、苓、草补中益气，健脾之力，增其疗效。

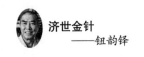

黄芪大补元气，故重用，此为君药；当归、赤芍和营、活血化瘀，瘀血去则元气无阻，遍行周身矣；川芎通行经络，配伍蜈蚣善走周身，循行经络血脉，助诸药推动之力为功。再配合方外加味，共奏补气活血、消瘀通滞之效，使元气畅旺、瘀消络通，诸症可愈。

【典型病例】

刘某，男，52 岁。初诊日期：2014 年 6 月 20 日。

主诉脸麻，右侧半身麻木、无力半个月。经三级医院诊断为脑梗死。经治疗后改变不大。查血压 102/60mmHg（低血压多年），右上肢抬举无力，活动欠利，握力差，右下肢肌力为Ⅳ－级。左上下肢正常，神疲、声怯，气短，纳可，眠好，大便正常，唯夜尿频，2 ～ 3 次。舌淡红，苔薄白，脉沉细。证属气虚血瘀、络脉阻滞。治宜补气活血、化瘀通络。基本方加益智仁 30g，车前子 30g，煎服 7 剂。针"手足十二针"，加中脘、气海、百会。留针 30 分钟，隔日治疗 1 次。

二诊：精神转佳，面麻减轻，右肢灵活，夜尿减少为 1 次。遵前法继续常规治疗。

经过 6 周的治疗，黄芪加到 80g，共服 42 剂，针刺 19 次。脑梗偏瘫基本治愈。

3. 中风偏瘫（喑痱）

【针灸配方】

主穴："偏瘫感应刺法"。风池、极泉、尺泽、合谷、环跳、阳陵泉、委中、太溪。

【方药】

地黄饮子（《宣明论方》）加减。

熟地黄 20g	生地黄 20g	山茱萸 15g	川石斛 15g
寸麦冬 15g	五味子 10g	石菖蒲 10g	焦远志 10g
云茯苓 20g	肉苁蓉 15g	巴戟天 15g	上肉桂 4g

薄荷叶 10g　　大蜈蚣 2 条　　净地龙 15g　　大红枣 10g
生姜片 3 片

加减：气虚而无力懒动者，加生黄芪 20g，当归 10g，党参
15g。阴虚骨节烦热整胀，加桑枝 15g，地骨皮 15g，鳖甲 10g。
腰膝酸软、畏寒肢冷，加仙茅 9g，淫羊藿 15g。苔黄积热、大便
秘结，加酒大黄 10g，麻仁 15g，郁李仁 10g，玄明粉 6g。若只
见足废不用者，可去薄荷、菖蒲、远志等开窍之品。若痰火内盛
者，可去桂、附，加贝母、竹茹、胆南星、天竺黄之类，以清热
化痰。

方解：地黄饮子为金代刘完素治"语声不出、足废不用、中
风偏瘫"之方，此证"非为肝木之风实，也非外中于风，良由将
息失宜，心火暴甚，肾水虚衰不能制之，则阴虚阳实所致"，纯
属虚极之症。本方是一首温滋肝肾、清补心肺的方剂。据《汤头
歌诀新义》介绍，此方不局限于中风一症，可作为补肾的常用方
剂，对于晚期高血压、脑动脉硬化、脊髓空洞症，均可随症加减
运用。

方中地黄、山茱萸、麦冬、石斛、五味子滋阴壮水以补肾；
其中山茱萸、五味子可固肾收脱，使肾气摄纳有权；肉苁蓉、附
子、肉桂、巴戟天助阳益水，以补肾；其中肉桂引火归原，使浮
阳返归肾中。二者合用，取地黄、茱萸、桂、附等阴阳平补。虚
火上炎，火动痰生，堵塞清窍，故用菖蒲、远志、茯苓涤痰开
窍、宣通心气以交通心肾；薄荷辛凉升散，善利咽喉，引诸药上
行以通窍；生姜、大枣健胃和中，加强运化，有利于诸药之输
布。综观全方，既治下，又治上，而以治下为主；既固脱，又开
窍，而以固脱为主。二者相须而不相悖，故"痿痹"之证可除。

本方是地黄饮子加蜈蚣、地龙所组成。原方有制附片 5g，血
压过高者慎用。加用瓜蒌时注意与制附片的"反制"作用。

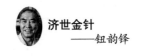

【典型病例】

王某，男，68岁，住内蒙古。初诊日期：2004年5月26日。

主诉左侧偏瘫8个月。脑血管病，血压：168/90mmHg，眩晕，饮水呛，语言不利，左侧上肢难以抬举，手肿，五指张不开，手指伸不直。行走费力，需倚拐缓行，足下垂，纳谷正常，大便干，2～3日一解。夜尿2次，睡眠可。夜间手足发凉。舌淡红，苔白厚，脉弦滑有力。证属阴虚阳亢，肝风内动，血脉失畅，经络痹阻。治宜滋阴潜阳、疏通经脉、祛痰化瘀。基本方加瓜蒌30g，玄明粉10g，赤芍25g，羚羊角粉1.2g^{（代，分冲）}，水煎服，7剂。偏瘫感应刺法，加秩边、八风。留针30分钟，隔日治疗1次。

二诊：周身觉舒，大便畅通，每日解。继续常规治疗。

经过1年的治疗，左侧偏瘫明显好转，上肢可以握拳，高抬，下肢有力，可以不用腋拐，能独立行走，语言较清楚，可以讲话，但有时还是听不清楚。吞咽不呛。血压平稳，保持在（130～140）/（75～85）mmHg。回内蒙古继续治疗。

4. 中风偏瘫（臂膊不遂）

【针灸配方】

参考针灸治疗偏瘫。

【方药】

臂膊不遂方（萧龙友遗方）。

酒当归 30g	赤芍药 15g	嫩桑枝 10g	酒川芎 6g
宣木瓜 15g	怀牛膝 12g	生薏苡仁 30g	建泽泻 10g
金银花藤 20g	川续断 10g	茯苓皮 12g	生地黄 12g
桑寄生 15g	伸筋草 10g	生甘草 6g	

方解：该方是1962年1月14日先师王乐亭老师抄录萧龙友先生的，是直接得到，还是间接收藏，已无法考证。

考该方用"臂膊不遂"名之，乃专为上肢瘫痪活动不利而设。以当归、川芎活血养血，赤芍、生地黄补阴活血，即四物汤补血调血，主治血虚血滞之证。再取通经活络的桑枝、桑寄生、金银花藤、伸筋草；化湿舒筋的木瓜、泽泻、茯苓皮；补肾益肝的川续断、牛膝；健脾化湿的生薏苡仁；再用甘草调和诸药，共济活血通脉、疏经化瘀之功，主治臂膊不遂。

【典型病例】

邵某，女，51 岁。初诊日期：2013 年 3 月 25 日。

主诉右上肢无力，不能抬举半年。脑梗死所致。高血压多年，查血压 158/85mmHg，右手没有握力。右下肢很好，语言吞咽正常。纳好，大便每日排 1 次。情绪低落，易急躁，夜寐不实。舌淡红，苔白，脉弦。证属血脉瘀滞、经络失畅。治宜活血疏经、化瘀通脉。基本方加平肝舒络丸 2 丸（同煎），水煎服，7 剂。针刺极泉、肩髎、肩髃、肩贞、臂臑、手五里、曲池、手三里、外关、阳池、八风。留针 30 分钟，隔日治疗 1 次。

二诊：右上肢症状改善，治疗有信心，情绪平稳，依前法继续治疗。

针药配合治疗 7 个月，右上肢肌力明显恢复，手的功能活动大有改善，可以操持家务和简单书写。因需回家中照看孙辈，故暂结束治疗。

（三）中风病情转危的症状

1. 脉象　脉以弦劲滑数应指者为常见脉，如脉由盛转弱而出现沉细欲绝者，为阴阳欲脱之象，预后不良。

2. 舌象　舌暗红色如猪肝且无苔，或苔黄厚而干者，属阳盛。舌红绛，中间有黑燥苔，并伴有唇舌干裂，甚至起皮者，属于阴虚阳盛。舌紫暗，苔白厚腻者为湿盛。舌紫暗或淡暗，或舌红无苔者，为气阴欲脱。

3. 体温　脱证为元阳衰微，阳气将脱，体温均在正常以下，

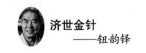

多低于36℃。阳闭为痰火、肝阳、瘀热、腑实内闭，以五实（脉盛、皮热、腹胀、前后不通、闷瞀）及喘促、面赤为特点，体温升高明显，均在37.5℃以上，甚至高热不退。阴闭为痰浊、瘀血阻闭于内，痰热内生，以面色灰暗、痰涎臭秽、自口鼻中不断涌出、唇舌紫暗为特点，体温多在38℃以下。

4. 血压　发病时血压高于发病前。阳闭证常见血压持续增高，服降压药无效，随病机顺转，血压多缓降。血压骤降者为闭证转脱证，或合并心脉痹阻。脱证者血压均低于正常。

5. 眼征　眼球出现斜视、凝视、瞳孔两侧不等，或两侧均缩小者，属于肝气欲绝之象。

6. 耳聋与目瞀　肝开窍于目，肾开窍于耳。若耳聋与目瞀暴发，提示脏气绝闭，肝肾精竭。

7. 汗出　汗为心液，心气绝则汗外泄。若患者已昏迷时，出现以下情况：①全身汗出不止，量多似水者，为阳虚暴脱。②皮肤湿冷，如油而黏者，为阳脱阴竭。

8. 头痛　头痛是脑血管病昏迷前常见的症状。头痛多为胀痛，两侧或一侧痛属于肝阳上越。头痛如锥刺，痛处固定不移者，为瘀血所致。

9. 语謇与失语　病时语言尚流利，突然謇涩，或有謇涩进而突然失语者，为心脉瘀阻、舌窍不利，是心气欲绝的先兆。

10. 吞咽困难、发呛　提示有假性球麻痹。发病时喝水呛咳，仍可进食半流质饮食。随着病情发展，吞咽困难加重而不能进食，为脾胃气欲绝。

11. 呃逆或呕吐　凡病情危重，不论中经、中腑、中脏均可见顽固性呃逆，随昏迷程度加深而停止。中经呕吐多为宿食、痰涎。中腑呕吐多为痰涎、瘀血。中脏呕吐多为剧烈，为大量黑色胃内容物，痰涎不断涌出，为脏气衰绝的表现。

12. 喘急与呼吸　呼吸深大、急促且规律，不时有痰涎吐出，并不受体位影响，为急性中风特征。开始面色潮红，而后唇紫、面青，气息微弱，甚则时停，为肺气闭绝。

13. 二便的控制　患者自知二便排出，但不能控制为失禁，属肾气欲绝。不知二便，或闭或泄而无感觉，属于肾气绝闭。便不知或失禁，转而可以自控者，提示病情好转。小便从自控或失禁，进而不知，提示病情加重。

14. 昏睡、昏蒙、昏迷、昏愦　复发中风昏迷，可见到从开始昏睡逐渐加重到昏愦的 4 个阶段。急性中风突然昏愦者亦有逐渐好转的情况，一般在 2 天内仍昏迷或昏愦不醒者预后不良。

15. 躁动与抽搐　患者危重时单一肢体重复做一个动作，躁扰不安，持续弄舌，无意识的全身抽搐，均属肝风内动，痰火扰心，切忌使用大量镇静剂，以免痰火内闭、经脉气绝。

16. 死亡先兆　急性中风或复发性中风的急性期，患者出现以下症状者常为死亡先兆，应引起足够注意：①昏迷，喘促，高热，项强，二便不知，脉弦硬疾数，血压持续增高，腹胀如鼓，口唇和面色青紫者；②突然大汗淋漓，或皮肤湿冷，汗出如油，或突然呕吐大量黑色液体及痰涎者；③两侧瞳孔不等大，或凝视一侧，脉象突然沉弱无力，血压下降，呼吸不调，④突然喘促，汗出，呕吐黑色液体者。

复发中风长期卧床，突然出现下列症状者，也为死亡前先兆：昏迷，二便不知，呼吸浅表、急促，或时停止，血压突然下降，脉微欲绝，以及突然喘促、汗出，呕吐黑色液体者。总之，对中风这一危重证候，应早期发现，正确抢救治疗，是减少其死亡率的重要措施。

（四）讨论和体会

1.“治风先治（经）气，气行风自息”　中风偏瘫无论是外因引发，还是单纯内风所致，均是因风邪与痰、热、湿、瘀相搏

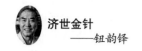

结，阻于经络，经络不通，肌肉筋脉失养而致。所以治疗首先要重视经气的畅通，应以调理经气为主，通过调气来理血，疏通经络。经气不通又可分为虚实两类，实者宜通，虚者宜充。中风初期实证居多，后期则虚证多见。"气为血之帅，气行则血行"，针刺的主要作用是治气通经，经气疏畅则血脉得通，血脉通则筋肉得养，关节滑利。此说似与"治风先治血，血行风自灭"的理论有些矛盾。但从针刺这一方法的特殊性来看则并不矛盾。针刺要求得气，得气的目的即在于调气治气，通过补泻手法引动经气畅行，以气帅血，气行血活则风自息灭。所以，"治风先治气，气行风自息"是从针灸这一特殊治疗手段的角度对"治风先治血，血行风自灭"理论的发挥和补充。

2. 气血脏腑调，牵正与纠偏 从针刺治疗中风的全部方案来看，比较重视气血、脏腑功能的调整。例如手足十二针法、督脉十三针法、治背俞法、老十针法、治任脉法、治六腑俞法、刺募法等，而且各有侧重。在治疗时又以手足十二针为首选方，该法适用于各种类型的患者，并要求健侧患侧同治，特别是对局部病损要给予足够的重视。例如牵正法、纠偏法就在于通达面部和患肢经络的气血，使肌肉筋脉得以濡养而恢复其功能。

3. 重视整体功能，固护肾元阴阳 由于中风的发病年龄多为40 岁以上，故肾气已衰、阴虚阳亢为其发病的主要病机。在调理整体功能的前提下，应当突出对于肾元的固护。医生应要求患者注意摄生、忌房事等，同时在施术时也极其注意整体阴阳的平调，也就是对于肾阴、肾阳的固护，这是要点之一。

4. 中风偏瘫应预防为主 中风偏瘫属难治之病，早期预防十分重要。多年来通过实践认识到中风先兆的证候群，也叫中风前驱症。包括主症，有明显的反复发作伴半身麻木，无力，手足（指趾）麻木、抽动，头胀脑鸣，耳鸣，舌暗或暗红或暗淡或青紫，舌下脉络瘀滞。兼症，头昏时胀，倦怠嗜卧，急躁易怒，心烦不安，胸闷气短，痰多。

若 40 岁以上中年人出现 2 个以上主症、2 个兼症者，应引起患者及家属的注意。特别是平日体征属于阴盛阳虚者，更应特别注意。此时应积极治疗，更应重视活血药的应用。

5. 高血压是脑血管病的主要病因　多年来，人们一直认为高血压和糖尿病是脑动脉硬化的促发因素，是导致脑血管病的重要病因。近年来，多数学者认为短暂性脑缺血发作也是发生脑血栓的重要原因，所以控制高血压、防治动脉硬化和重视短暂性脑缺血的发作是预防脑血栓的重要环节。另外，长期高血压，尤其是发生血压波动的阶段，当血压骤然上升至病变动脉管壁不能耐受的程度时，动脉壁破裂，血液进入脑实质内形成脑实质内的出血灶。所以积极治疗高血压病是减少脑血管病发生的重要措施。

6. 脑血管病后遗症的治疗时机　大量临床资料表明，脑血栓患者早期在中、西药物治疗的同时配合针灸治疗为佳。脑出血患者一般也在病情稍稳定后即可针灸治疗。在治疗过程中，督促患者早期加强主动或被动的功能锻炼和语言练习，乃是提高疗效的关键。

7. 详细观察病情变化，防止中风复发　脑血管病特别是缺血性脑血管病后遗症的复发常见，每逢"立冬"开始，脑血管病进入多发季节，尤其是元旦和春节期间更是复发高峰。笔者认为，便秘、舌深暗、苔厚腻、血压波动上升是危险信号，这几个症状一旦出现，应立即采取治疗措施。若治疗得当，则复发机会减少，对预后很有意义。

四、痿证

痿证是指肢体筋脉迟缓，软弱无力，手不能握，足不能行，病肢肌肉逐渐枯痿的一种病症，多见于下肢发病，故又称

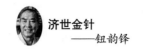

"痿躄"。

痿证的特点，类似现代医学中小儿麻痹后遗症、外伤或病理性截瘫、急性脊髓炎、癔症性瘫痪、脊柱结核后遗症、进行性肌萎缩、多发性神经炎、周围型麻痹、重症肌无力、肌营养不良症等，在临证治疗时，针灸是行之有效的治疗方法。

（一）痿证与阳明的关系

《素问·痿论》说："治痿者独取阳明，何也？岐伯曰：阳明者，五脏六腑之海，主润宗筋，宗筋主束骨而利机关也。"经文重点提示治疗痿证应当取治阳明的意义。认为痿证的病因是五脏气热，病属虚，与湿热浸润阳明的"湿热不攘，大筋软短，小筋弛长"而致痿的实证有所不同。

阳明属胃，胃是五脏六腑之海，受纳水谷，变生气血。在正常情况下，气血充沛能润泽调养宗筋，因为宗筋的作用是约束骨骼，有利于关节运动，使筋骨强劲有力。当阳明胃发生病变时，宗筋失去正常的滋养，故不能约束骨骼，使关节运动软弱无力，发生障碍，而致"痿躄"。

"治痿独取阳明"原指的是针灸的治疗方法。在临证运用时，古人多取足阳明胃经的穴位进行调治，例如解溪、冲阳等穴都是经常被选用的。但这一原则也被逐步应用到药物治疗上，因为手足气血充沛才能强劲筋骨，四肢运用自如，而气血的来源又依靠水谷的补充，所以胃的功能强壮，其气血必然旺盛，筋骨运动得力，正如古人所说："胃为水谷之海，气血之源。"痿病的患者，只要胃气尚旺，相对来讲治疗就比较容易，这是历代医家在实践中共同体会出的宝贵经验。由此也反映出足阳明胃在全身功能中的重要性，不论治疗任何疾病都应该照顾到患者的胃气，所以古人说"胃为后天之本""得谷者昌，失谷者亡"。在临证治疗上确有实践意义。

（二）痿证分析

1. 痿和痹的鉴别 痿证与痹证在证候上有些相类似，但两者是有区别的。痹证周身肢体疼痛，而痿证手足痿软，并不疼痛，因而治法各异，这是不能混淆的。

2. 痿证分虚实 痿证因于阴虚热伤津液者病属虚，治宜滋阴益肾补津法。痿证因于湿热浸淫阳明者病属实，治宜化湿清热法。

3. 痿和肺的关系密切 《素问·病能》中介绍了"五痿"的发病机制，虽各有其因，但总的病理和肺脏的关系最为密切。《景岳全书·痿证》说："肺者，脏之长也……肺热叶焦，发为痿躄，此之谓也。"又如《素问·至真要大论》说："诸痿喘呕，皆属于上。"因此说，痿之形成和肺脏的关系最为密切。

4. "五痿"的成因和证候

（1）脉痿（心痿）：由于心气热，迫使血液上涌，血液奔集于上，而下部经脉中血液减少；或因失血过多，血脉空虚，使肌肉麻痹，致下肢弛缓无力，进而发生脉痿。症见下肢肌肉萎缩无力，胫部软弱，不能站立，膝、踝关节不能提屈，小便黄赤。

（2）筋痿（肝痿）：由于肝气热，肝阴亏损或房劳太过，耗伤肾阴，母病及子，使筋和筋膜失去滋养，而致筋痿。症见面色青黄少泽，四末爪枯，口苦，筋急而痉挛，阴茎弛缓不收，滑精，女子白淫等。

（3）肉痿（脾痿）：由于脾气内热，胃阴不足，致使肌肉得不到水谷精微的荣养；或因久居湿地，或嗜饮水浆，肌肉为湿邪所伤。症见面色黄，口渴，肌肉麻木不仁，两下肢痿软无力。

（4）皮痿（肺痿）：由于肺有热，则肺叶受到熏灼，不能把精气布输到皮毛之间，于是在表的皮毛虚弱干枯，久之会发生皮毛痿的见症，此为皮痿。症见皮毛枯槁，失去润泽，手不能握，

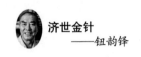
足不能行，足膝软弱，不能任地。

（5）骨痿（肾痿）：由于肾气有热，熏蒸骨髓，火热灼伤阴液，或远行劳倦，肾精亏损，肾火亢盛，使骨枯髓减而致骨痿。症见面色黧黑少泽，齿摇且枯，腰脊不能伸举，足不能任地。

（三）痿证的治疗

痿证的发病原因虽多，但无论哪种原因都影响到督脉、带脉。《素问·痿论》说："阳明总宗筋之会，会于气街，而阳明为之长，皆属于带脉而络于督脉，故阳明虚则宗筋纵，带脉不引，故足痿不用也。"督脉循行贯脊，统率全身阳气，手足三阳与之交会。若督脉损伤，气血、经气运行不畅，阻滞不通，不能营养筋、骨、肌肉而致"痿证"。

1. 治疗原则

第一，遵照《素问·痿论》"治痿者，独取阳明"的经旨，选用手足阳明经的腧穴为主。

第二，督脉为阳脉之海，阳主动，取督脉穴用以疏导周身的阳气，畅通气血，运行经气，是治痿的主要措施。

第三，根据整体情况取穴调治。

2. 基本取穴

（1）督脉穴：根据病变和损伤情况选择适当的督脉穴。例如最常用的风府、大椎、身柱、脊中、命门等。

（2）手阳明经穴：肩髃、曲池、手三里、外关、合谷。

（3）足阳明经穴：气冲、髀关、伏兔、犊鼻、足三里、解溪、内庭。

3. 加减配穴

（1）华佗夹脊穴：增强督脉的通督兴阳作用。

（2）膀胱经的背俞穴、八髎穴、昆仑，胆经的环跳、阳陵泉、悬钟，脾经的血海、三阴交，肾经的涌泉，肝经的太冲，都是整体治疗的有效穴位。

（3）任脉的上脘、中脘、下脘促进脾胃运化功能；气海、关元、中极调理膀胱功能，疗效较好。

总之，治疗"痿躄"的取穴应以阳经穴为主体，适量配合阴经穴。每次取穴不宜过多、过少。根据病情，以留针 30 分钟为佳，手法轻重以进针穴位的感觉情况而灵活运用。

（四）典型病例

例 1：孔某，男，4 岁。初诊日期：1976 年 10 月 25 日。

主诉：全身瘫痪 45 天。

现病史：因上呼吸道感染，咳嗽、胸憋，呼吸困难，行气管切开术，持续高热，10 天后突然四肢瘫痪，曾使用多种抗生素、维生素对症治疗不效，身体状况显著变差。

现症：两下肢瘫软无力，不能站立及行走，两上肢不能抬举及持握，颈软，呈低头状，坐不能挺胸，全身乏力，精神甚差，语音低沉微弱，自汗出，纳少不思食，喜卧嗜睡，气短心悸，畏寒肢凉，小便黄少，大便不畅。舌苔薄白，质淡红，脉象细数无力。

检查：四肢运动功能障碍，呈不完全性瘫痪，颈软，头不能挺起，腱反射消失，巴宾斯基征（-）。

西医诊断：吉兰-巴雷综合征。

辨证：外感风热之邪，热邪袭肺，耗伤阴液，而致筋脉失养，气血阻滞发为痿躄。

治法：疏通经络、调督益中。

取穴：1 组：大椎、身柱、命门、肩髃、曲池、阳陵泉、三阴交。2 组：中脘、关元、髀关、伏兔、足三里、解溪、内庭。

刺法：两组穴交替使用，每周针 3 次，留针 30 分钟。

连续治疗 3 个月，针刺 30 次，四肢软瘫完全恢复，可以行走 300 米以上，结束治疗后已返原籍。

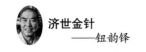
例 2：孟某，女，14 岁。初诊日期：1976 年 8 月 30 日。

主诉：左上肢麻痹已 34 天。

现病史：1976 年 7 月 28 日临晨，因唐山大地震楼房倒塌，左上肢挤在房顶的预制板夹缝之中 10 小时，后被抓住腋窝部位猛力拽出，当即发现左手和前臂均不能活动。虽经治疗但疗效不好。

现症：左前臂和手皆麻木不仁，掐之无任何感觉，肌肉明显萎缩，局部发凉，手指可微动，不能取物，纳可，二便调，月经正常。舌淡红，苔白，脉象左细弱，右弦滑。

检查：左上肢无骨性损伤，不红、不肿，只是上臂下二分之一知觉差，前臂和手无痛觉，触觉很差，患肢发凉，手指的肌力在 2–3 级。

西医诊断：左侧臂丛神经损伤。

辨证：外伤经脉、血瘀络阻。

治法：疏通经络、行气化瘀。

取穴：以极泉为主，曲池、手三里、外关、后溪、中渚、合谷。针患侧，留针 30 分钟，每周针治 3 次。

处方：

粉葛根 15g	生黄芪 20g	全当归 12g	台党参 15g
桂枝 12g	炒白芍 15g	冬桑叶 15g	嫩桑枝 15g
片姜黄 20g	川羌活 10g	草红花 10g	鸡血藤 30g
首乌藤 30g	青枫藤 20g	海枫藤 20g	千年健 10g

水煎服，每周服 5 剂。

经 10 次治疗，左上肢麻木已明显恢复，腕、肘关节均能活动，手指仍无力，活动微弱，寸口脉稍有力。针治 30 次，服药 35 剂，左上肢痛觉、触觉恢复接近正常，停服中药。针治 60 次后，左上肢的皮肤颜色已接近正常，左手可以拿物，拧毛巾，做些简单事情，寸口脉与右侧基本相同，萎缩的肌肉明显恢复，再继续结合治疗 6 个多月，因需要返回唐山继续上学，所以结束治疗。

方解：该方为使用多年的经验方。取葛根疏通颈、肩、臂之经脉；生黄芪、当归补血活血益气；桂枝、白芍调和营卫；桑叶、桑枝、姜黄、羌活是一组主治上肢麻木、疼痛的疏通药；千年健专治外伤损伤；鸡血藤、首乌藤、青枫藤、海枫藤有祛风寒湿、活血通络、理气舒筋之功；贵在党参补气健脾、协调气血。诸药共同组成补气养血、疏通经脉、化瘀散寒之剂。

患者离京后，经常来信联系。5年后随父亲出差，到医院专程看望医生，详细观察其左上肢基本正常，只是左手比右手稍小，手掌比右侧稍薄，痛、触觉正常，手握力基本一样。患者及家人对治疗结果甚为满意。

例3：王某，男，21岁。初诊日期：2003年10月15日。

主诉：两腿无力，行走困难半年。

现病史：近半年来出现腿软，不能远行，经常跌倒。继则发展至需扶着他人行走，并出现小腿萎缩，多家医院就诊均无有效治疗方法，建议中药针灸治疗。

现症：行走困难，饮食无味，大便两天一解，血压125/80mmHg，情绪低落。舌较红，苔白厚，脉弦滑。

检查：两上肢完好，只是两下肢肌张力减弱，小腿肚肌肉挛缩在小腿的上1/3，腱反射减弱，感觉减退，两腿无力行走，生活不能自理。

西医诊断：进行性肌萎缩。

辨证：肺热叶焦、湿热浸淫、筋脉失荣、下肢痿躄。

治法：燥湿清热、调理脾胃。

取穴：①百会、风府、大椎、陶道、身柱、神道、至阳、筋缩、脊中、悬枢、命门、腰阳关、长强。②气冲、髀关、伏兔、犊鼻、足三里、上巨虚、下巨虚、解溪、陷谷、内庭、三阴交。③八髎、环跳、承扶、殷门、委中、昆仑、涌泉。以上三组配

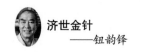
穴，轮流交替刺之，留针30分钟，隔日针治1次。

方药：

茅苍术 30g	川黄柏 20g	川牛膝 10g	绿茵陈 30g
川萆薢 15g	汉防己 20g	生薏苡仁 30g	建泽泻 15g
宣木瓜 20g	嫩桑枝 15g	桑寄生 15g	苏地龙 15g
络石藤 10g	台党参 15g	焦三仙 30g	大蜈蚣 2 条

7剂，水煎服。

经治1年后，"进行肌萎缩"全面好转，已放下手中双拐，改为手杖一支，起保护性作用；可以往返医院继续治疗。患者对疗效满意。

方解：该方以《医学正传》主治湿热下注、下肢麻木的三妙丸为基础加味而成，取苍术、黄柏、牛膝燥湿清热；茵陈、草薢、防己、薏苡仁、泽泻渗湿分利；桑枝、桑寄生、地龙、蜈蚣、络石藤通经活络；妙在木瓜酸涩而温，能理脾胃而化湿、疏肝舒筋而活络，故主治筋挛足痿、腰膝酸重、关节不利，不论证属湿热或寒湿皆可配合应用。诸药相配，共取清热利湿、通经活络之效。

先师王乐亭多次教育弟子，瘫病虽是难治之症，但不是不治之症，只要认真想办法，耐心治疗，日久必取疗效。并提出治疗"瘫痪"之疾当"首取督脉"，并配合"治痿独取阳明"的原则，既要针刺足阳明胃经的配穴，更要调理胃肠，使消化道畅通，保证后天之本的需要与支持。

（五）讨论与体会

1. "痿证"虽有五痿之分，但临证中有时很难严格区分，往往五种痿证部分相兼。同时"痿证"又包括了现代医学的很多疾病，多数都属神经科疾病，应用针灸治疗效果很好。

2. "治痿独取阳明"虽是两千多年前的经验总结，但至今仍有实践价值，普遍受到医学界的重视。查阅20世纪70年代公开发表的论文和内部资料及临床报道，针灸治疗小儿麻痹后遗症和外伤性截瘫有如下特点：①针灸是综合治疗中的主要组成部分；②选用阳经穴的比例占80%以上；③阳经穴中，手足阳明经穴占半数以上；④留针的疗效好。以上说明阳明经在治疗痿痪之中占有重要地位。

3. "痿证"的治疗以针灸为主，但配合内服药和功能锻炼亦很重要。综合治疗是最佳选择，应当不断充实其内容，逐渐完善。

第五章
薪火传承

　　钮韵铎先生为将金针疗法传承下去，开门收徒，凡是愿意从其学习金针疗法者择其人而传之，现有弟子14人。下面是其弟子的学习心得。

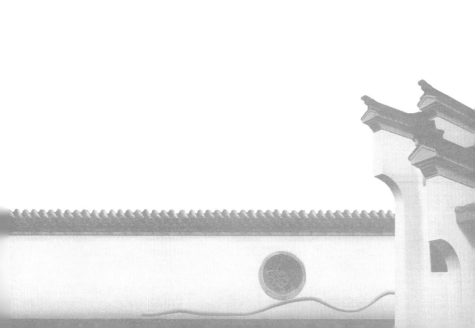

一、针药结合治疗顽固性呃逆（膈肌痉挛）

赵建宏

[**作者简介**] 赵建宏，男，生于 1955 年，主任医师、高级讲师。1983 年毕业于北京中医学院分院，追随钮韵铎教授学习金针流派医术，刻苦临床，颇有建树，是金针大师王乐亭教授再传弟子。之后，调入北京市中医管理局，任医政处处长。曾发表多篇论文，参与协助整理编写《金针再传》《金针大师王乐亭》等书籍，是钮韵铎教授大弟子。

田某，男，68，退休。初诊日期：2013 年 11 月 27 日。

主诉：呃逆逐渐加重 4 天。

现病史：2013 年 11 月 13 日因糖尿病及慢性肾病住院 10 天，出院后于 11 月 24 日因饮凉汽水后出现呃逆并逐渐加重，呃逆不断，致夜寐不能。患者 17 年前曾因受寒引起呃逆不断，四处就诊，口服西药、中药及针灸皆不效，最后注射西药吗啡而止。

刻下症：呃逆连声，夜寐不能，纳不香，喜凉食，自觉上身热、下肢凉，平素易急躁，手、脚、面浮肿，小便夜频，大便不畅。舌微红，苔白厚腻，脉弦。

西医诊断：膈肌痉挛。

中医诊断：呃逆。

中医辨证：寒凝气滞、痰湿内阻、胃失和降。

中医治法：健脾理气、利湿化痰、温中降逆。

方药：旋覆代赭石汤、二陈汤加减。

| 旋覆花 10g | 生赭石 10g | 淡竹茹 10g | 广陈皮 10g |
| 草青皮 10g | 生枳壳 10g | 白茯苓 20g | 法半夏 15g |

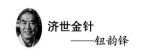

吴茱萸 4g	川黄连 8g	生瓦楞 30g	刀豆子 30g
公丁香 6g	柿蒂 12g	炙甘草 10g	猪苓片 15g
建泽泻 15g	炒白术 15g	嫩桂枝 10g	生黄芪 30g
汉防己 30g	车前子 30g	益智仁 30g	全瓜蒌 30g

水煎服，7 剂。

取穴：颈夹脊、攒竹。留针 30 分钟，每日 1 次。

二诊（2013 年 12 月 4 日）：呃逆减轻，已有休止，且夜寐能安，腿肿已消，小便 1～2 次 / 夜，饮食已正常，仍急躁，大便已畅快。舌淡红，苔白厚腻，脉沉滑。原法去黄芪、防己，加升降散（僵蚕、蝉蜕、片姜黄、大黄）以升清降浊、畅通气机。

12 月 6 日呃逆已止，停针灸。12 月 12 日追访，呃逆已愈，诸症安。

按语：本案呃逆，观其脉证，属于寒热虚实夹杂，寒凝气滞、痰湿内阻的同时，兼有脾虚、肝郁、胃热、肾阳虚等证。《景岳全书·呃逆》："凡杂证之呃，虽由气逆，然有兼寒者，有兼热者，有因食滞而逆者，有因气滞而逆者，有因中气虚而逆者，有因阴气竭而逆者，但察其因而治其气，自无不愈。"《类证治裁·呃逆》说："呃逆皆是寒热错杂，二气相搏，故治之亦多寒热相兼之剂。"可知呃逆常虚实、寒热夹杂，故治疗用药不能单纯温补、降逆，应结合病情，运用宣通肃降、寒热并调、补泻兼施等法。

方中旋覆花、代赭石、丁香、柿蒂、刀豆子重镇降逆，温中止呃；竹茹、法半夏、生瓦楞子化痰和胃止呃；陈皮、青皮、枳壳宽胸理气；黄连、吴茱萸清肝和胃；茯苓、猪苓、泽泻、白术、桂枝、车前子、黄芪、防己健脾理气，温阳化气，利水消肿；益智仁补肾助阳，固精缩尿；瓜蒌利气宽胸，润肠通便。诸药配伍，共济健脾理气、利湿化痰、温中降逆之效。

针灸攒竹穴可调理气机，降逆止呃；颈夹脊可疏通经络，调和阴阳，补益气血，增强脏腑功能。合用以健脾和胃，降逆止呃。

钮老在治疗呃逆疾病时，常四诊合参，明辨病机，巧用药对。如旋覆花、代赭石，一宣一降；枳壳、白术，一泻一补；半夏、竹茹，黄连、吴茱萸，一寒一热；丁香、柿蒂，一散一敛等。以此达到寒热平调、虚实同治的效果，故能效如桴鼓。

二、针药结合治疗杂病之探讨

钮雪松

[**作者简介**] 钮雪松，男，1974 年生于北京，副主任医师。现任北京市东城金针研究学会会长、海运仓中医门诊部主任，北京朝阳国医之家中医医院副院长。北京针灸学会理事，北京针灸名家学术继承工作委员会委员，中国针灸学会流派研究与传承专业委员会委员。1995 年毕业于北京中医药大学，随后调入北京市公安医院针灸科工作。2005 年转到金针研究学会海运仓中医门诊部，任内分泌综合治疗组主任。师承"金针世家"钮韵铎教授，系统学习金针流派学术思想，针药结合，主攻内分泌系统相关病症的治疗。近年来曾发表"麻黄连翘赤小豆汤治疗复发性口腔溃疡""六腑俞加膈俞的临床应用"等多篇文章。曾参加《金针再传》一书的整理，主编《金针大师王乐亭》《毫发金针胡荫培》两部学术专著。

古人云："医者，一针、二灸、三用药。"意思是说，医生治病应首选针刺，第二步再取艾灸，然后才考虑用药。还可以理解为医生应该是既能针、善灸，而又娴熟遣方用药者，方能称得上是技术全面的医生。

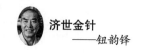

　　从古至今，历代医家及近代名医，能"针药并施"的佼佼者不胜枚举，众多前贤为我们后学树立了楷模。我辈比较熟悉者当数我的外公"毫发金针"胡荫培教授，他老人家以施门弟子问世，兼有祖传三代世医之针法，誉满京城。他擅长"针药结合"，治愈的疑难病症难以数计，数十年弘扬医道，众门人受益匪浅。今将个人几例临床资料展示分析，以供褒贬。

（一）针与药结合，相辅相成

　　董某，男，51岁，因排尿困难而插导尿管1年4个月。患者6年前开始出现泌尿系感染，经检查发现膀胱残余尿存在30%以上，虽常服利尿药、消炎药，日久最终酿成尿潴留。由于长期插导尿管，刺激尿道而发生慢性炎症，常因急性发作而体温达39.5℃以上。经中西药多方治疗，均未从根本上解决痼疾。为了解决尿路刺激性炎症感染，泌尿科曾提出做膀胱造瘘术来解除导尿管，但患者畏惧手术。刻下症：面黄，神威，手足厥冷，大便稀溏，舌质淡红苔白，脉沉细滑。生化检查示肾功能正常。

　　诊断：癃闭（尿潴留）。

　　辨证：肾阳虚弱，膀胱闭阻，气化失司。

　　治法：温肾助阳，疏利膀胱，益气利尿。

　　方案：针药并施，利用温肾助阳的药物优势；配合针灸疏导膀胱经气的作用，两者结合，以求消除感染、控制炎症、恢复自行排尿。

　　针灸：①命门、肾俞、八髎、秩边、太溪。命门加灸10分钟。②中脘、气海、关元、中极、阴陵泉、大敦、大钟。关元加灸10分钟。以上两组配穴，交替使用，留针30分钟。

　　方药：

冬葵子30g	石韦片15g	益智仁30g	车前子30g
山瞿麦15g	滑石块30g	菟丝子20g	大熟地20g

生黄芪 30g　　　潞党参 20g　　　云茯苓 20g　　　生甘草 10g

肉桂面 2g^{（分冲）}　　　黑附片 12g^{（先煎 30 分钟）}

5 剂，水煎服，每日 1 剂。

另用杏仁、紫苏叶、枇杷叶各 10g，每日 1 剂，煎汤代茶饮。

5 天后，患者发现在关闭导尿管的情况下，自己收缩少腹，尿液可以从导尿管的四周溢出，说明膀胱括约肌功能已部分恢复。再经过 7 天治疗，导尿管拔除后，患者可以排尿。继续巩固治疗 20 天后，患者排尿正常，由于排除了尿路的异物刺激和清除了膀胱内残余尿液的存在，彻底避免了感染途径，从而消除了炎症的发生，患者没有再出现发热现象。针药并施治疗 32 天，其中针灸 28 次，服中药加减 30 剂，完全治愈，其疗效好于针与药的单一疗法，取得预期效果。

按语：

1. 取肾俞、八髎、秩边疏导膀胱经气；命门补火助阳；太溪、大钟补益肾气；大敦、阴陵泉疏肝健脾；中脘调气和中，配气海、关元、中极培补元气。

2. 中药处方以《证治汇补》石韦散加味，组成治疗尿潴留的"冬葵合剂"。冬葵子、石韦相辅相成，通利膀胱；益智仁、车前子通利水道、攻补相佐，促使膀胱气化；瞿麦、肉桂一温一通，温化利水；甘草、滑石取其导滞滑窍之用；再加熟地黄、菟丝子补肾助阳；生黄芪、党参、茯苓益气健脾；妙在黑附片补火助阳，温肾利水。代茶饮的小配方仅 3 味草药，其功用是宣畅肺气以助水道通畅，为"提壶揭盖法"。

3. 癃闭是小便不通，即膀胱内充满尿液而不能自行排出的症状，称为尿潴留。常由排尿困难发展而来，尿潴留急性者多责之膀胱，慢性者可及于肾。一般实证居多，产后、久病、老人以虚证为多。本案患者 6 年前由于膀胱残余尿而导致尿路感染，日久治疗失误发展为癃闭，故以安置导尿管定时排尿来解决尿潴留。

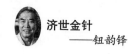

这种迫不得已的办法诱发了慢性炎症，所以出现经常性的高热，将导致走向膀胱造瘘的结局。实践证明了中医针药结合治疗的优越效果，及时为患者解除了烦恼和病痛。

（二）针与药相配，作用互补

吴某，女，53岁。心情压抑、精神抑郁5年。患者情绪低落，悲观失望，时而烦躁悲泣，彻夜难眠，经常出现紧张甚至恐惧。多年来一直服用精神科药物，时好时差。半年前开始两腿无力、行走不稳、眩晕耳鸣、惊悸汗出，有肢体筋脉蠕动、抽搐的现象。虽每晚服用大剂量安眠药，但仍睡眠不实。患者非常痛苦，有厌世情绪，曾服药自杀，经洗胃抢救脱险。由于服西药时间太久，病情仍不见好转，所以转投中医治疗。证如上述，面色青黄，表情淡漠，大便稍干不畅，舌质微红，苔白厚，脉沉弦稍数。

诊断：郁证，失眠。

辨证：肝郁气滞、心脾两虚、神志不宁。

治则：疏肝解郁、补益心脾、镇静安神。

方案：以针刺督脉穴位镇静安神、补脑益髓；同时配合中药疏肝解郁、补益心脾。针药相配，作用互补，平衡脑神与脏神及脏神之间的阴阳失调。

针刺取穴：百会、四神聪、风府、大椎、陶道、身柱、神道、至阳、筋缩、脊中、悬枢、命门、腰阳关、长强、内关、神门、三阴交。

手法：皆用补法，留针30分钟。

方药：

浮小麦 45g	大红枣 10g	炙甘草 10g	远志肉 10g
九节菖蒲 10g	茯神木 30g	醋柴胡 10g	广郁金 10g
杭白芍 15g	白头翁 30g	川黄连 10g	小青皮 10g

广陈皮 10g   苦秦皮 10g   炒黄柏 10g   炒酸枣仁 45g

羚羊角粉 1.2g ^(代，分冲)

针刺当日即能入睡 3 小时，患者与家属的治疗信心顿时倍增。服药针刺 15 次后，诸症明显好转，病家提出欲停所有西药。为了防止停药后的病情反弹，嘱患者只能逐渐减量，切不可操之过急，否则欲速则不达。按治疗方案执行略有加减，坚持治疗 4 个月后，患者情绪稳定，每晚能睡眠 6 小时；原有的眩晕、耳鸣、惊悸汗出、肢体抽动、烦躁哭啼、紧张恐惧等症状完全消失，抑郁症状彻底改变。唯有口干、眼干症状突出，表现为阴虚津液不足的燥毒证（干燥综合征），故改投一贯煎与玉女煎合方加减，善后调理。内源性抑郁症治疗 4 个半月，其中针刺 95 次，服中药加减 120 剂，临床获得显效。两年后患者情况仍较好，疗效巩固。

按语：

1. 督脉上行风府，入于脑，贯脊属肾，肾主骨生髓，脑为髓海，补督脉则能补脑益髓。脑主神明，为精神、意识、思维、聪明之府。"神志病"即五神（心神、肝魂、肺魄、脾意、肾志）与五志（喜、怒、思、悲、恐）相互交杂、影响和谐而发生脑的控制紊乱，所以产生抑郁等神经系统疾病，故督脉可以起到安神定志的作用。取诸阳之会的百会和四神聪、风府以醒脑开窍；大椎、陶道宣通阳气，补阳通络；身柱、神道镇惊健脑通脉；至阳、筋缩、脊中安神志、强腰脊；悬枢、命门、腰阳关健脾补肾，为元阳之根，命门之火；最重要的是长强，为督脉起始第一穴，是督脉的根基。再配合心包经的络穴内关，有宽胸安神、理气疏肝之作用；取神门、三阴交，有交通心肾、养血安神之功效。

2. 由于七情六欲使脑神与脏神失调，从而导致失眠、烦躁、多愁善感、疑虑妄想、惊悸恐惧、喜怒悲泣等神经官能症，为内

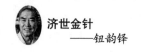

源性抑郁症。方用《金匮要略》甘麦大枣汤为主，配合远志丸、白头翁汤等合方加减。浮小麦补养心脾，甘草、大枣润燥缓急；远志、九节菖蒲、茯神交通心肾，理脾安神；柴胡、白芍、郁金疏肝解郁，理气和血；配合青皮、陈皮行气疏肝、化痰散结；白头翁、秦皮、黄连、黄柏四味药原本为治血痢而设，经多年临床验证，白头翁汤具有凉血、清热、息风、缓筋之功能；更加酸枣仁除烦安神；贵在羚羊角粉（代），凉肝、息风作用最强。

（三）针与药"补虚、泻实"各有优势

刘某，男，69岁。两下肢膝以下至足浮肿3个月。按之如泥，深凹不起，精神疲倦，恶寒喜暖，两膝发凉，手足不温，食少腹胀，大便稀溏，小便清长。近日头晕、夜寐多梦、耳鸣心烦，经某医院诊断为2级高血压，血压174/106mmHg，心电图（-），尿常规（-），生化检查示肾功能正常。曾服中药治疗，以化湿消肿的春泽汤、实脾散合方加减调治，但浮肿不消。伴血压较高、头晕耳鸣，每日坚持服用2种降压药，但收效甚微。查面色黄垢，情绪稳定且开朗，舌质淡白，苔白厚而滑腻，脉沉滑。

诊断：水肿（合并2级高血压）。

辨证：脾肾阳虚、水湿泛滥、发为浮肿。

治则：温肾健脾、化湿利水、消肿轻身。

方案：虽然以下肢浮肿为主诉，但2级高血压客观存在，其治疗很难两者兼顾。针对阳虚浮肿，理应选择温阳益气之品，但对高血压又有"实实"之嫌；若先治高血压的阳亢，法当滋阴潜阳、平肝息风，而对阳虚浮肿，必然会有"虚虚"之害，两者在治疗大法上存在明显差异，所以实难两全。经过再三思考，决定用药补虚消肿，以针刺泻实、潜阳、降压，双重措施同时发挥各自优势，力争稳妥中求功效。

针刺：①百会、风府、曲池、合谷、中脘、太冲、降压沟。

②风池、大椎、内关、肝俞、肾俞、下髎、太溪、涌泉。

手法：以上两组配穴，交替使用，留针30分钟。

方药：

灵磁石40g	茯苓块30g	杭白芍15g	淡干姜15g
茅苍术10g	炒白术10g	全当归10g	潞党参20g
豆黄卷20g	建泽泻15g	生黄芪15g	紫肉桂4g
白通草3g	车前子30g	汉防己30g	冬瓜皮20g
缩砂仁10g	白蔻仁10g	草红花10g	

黑附片20g^{（先煎30分钟）}

7剂，水煎服，每日1剂。

治疗两周后下肢明显消肿，尿量增多，头晕减轻，血压有下降趋势（156/88mmHg），手足见温，精神稍好，纳可便调。为进一步调理，原方黑附片增量为30g，灵磁石改为60g，连续治疗6周后，患者精神状况明显好转，下肢浮肿基本消失。血压144/76mmHg，无附子中毒情况发生。

按语：

1.针刺百会有清脑安神的作用；风府有散风解表之功；风池是足少阳与阳维脉之会，可散风解表、潜镇头痛；曲池是手阳明合穴，有清热、潜阳、降压的作用；合谷为手阳明的原穴，有通调气血之功；大椎为督脉、手足三阳经交会穴，有清心宁神之能；中脘为足阳明胃经之募穴，八会穴之一，腑会中脘，是任脉与手太阳、手少阳、足阳明经交会穴，可调理中焦、健脾利湿、和胃降逆，亦有治疗高血压病的作用；内关宽胸安神、清热除烦；太冲泄肝火、清头目、行气血、化湿热；下髎通调二便，是治疗高血压的经验用穴；肝俞、肾俞（膀胱）滋补肝肾；太溪、涌泉二穴相配滋肾潜阳，疗效明显；降压沟虽是新穴，但历史悠久，临床应用有一定作用。群穴协调，分为两组，交替使用。

2.本方以《伤寒论》真武汤、《金匮要略》防己黄芪汤为基

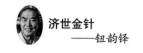

本方，主治少阴虚寒，水气内停。取茯苓、白术培土制水；姜、附温中散寒；芍药敛阴和阳，且治腹痛腹胀。诸药配伍，偏重于温散，以逐水气。为图功效，再增生黄芪、党参、苍术、豆黄卷益气健脾、化湿消肿；当归配黄芪具有补血汤之寓意；泽泻、通草、车前子、冬瓜皮利湿逐水；而汉防己专治下肢浮肿，是防己黄芪汤的重要组成；砂仁、蔻仁和胃醒脾，红花活血化瘀；肉桂与黑附片均为辛热药，有温补肾阳的作用，都能治阴寒之证。附子祛寒，可通行十二经，无所不至，走而不守。肉桂祛寒偏于局部，尤其下腹冷痛，非用肉桂不温。该方同时使用桂、附、姜，同类温热药相比较，附子性烈，能回阳救逆；肉桂性缓，能引火归原；干姜温中散寒，善治里寒之证。方中首味药用灵磁石，是突出的妙用法，磁石具有潜阳之功，附子为温阳要药，两者相配，磁石可以抑制附子辛燥升浮之害，这种温潜结合是"温阳潜镇"法的合理配伍。

（四）针药结合，分别治疗"标与本"

孙某，女，45岁。左小腿外侧红肿硬痛2天。左腿丹毒，每年春天必发，每次发作时以输液治疗为主，约4周后能治愈，已经连续第12年发病。现左小腿前外侧红肿发硬且疼痛，逐渐蔓延，上至膝关节以上，下至脚面，呈红肿硬边界清楚，且无水疱，左侧腹股沟淋巴结肿大。伴发热恶寒，体温38.5℃，头痛，恶心，小便色黄，大便正常，舌质红，苔白厚，脉滑数。

诊断：丹毒（急性发作）。

辨证：血燥风湿、热毒内蕴、凝滞脉络。

治则：凉血清热、祛湿解毒、散瘀通络。

方案：针药结合，以中药凉血清热、祛湿解毒攻其内、治其本，再取毫针刺经络、通血脉而治其标，内外兼治，以求捷报。

针刺：环跳、秩边、委中。

方药：

紫草茸 15g	紫花地丁 15g	金银花 40g	杭菊花 15g
蒲公英 15g	茜草根 15g	全当归 10g	青连翘 15g
赤小豆 25g	茅苍术 15g	炒黄柏 10g	滑石块 25g
炒栀子 10g	粉丹皮 15g	生薏苡仁 30g	水牛角粉 30g^(包)

针药结合治疗 1 周后，左腿丹毒明显好转，体温正常（36.5℃），局部肿硬变软，红色病灶转为浅色，疼痛症状消失，腹股沟淋巴结不肿，二便正常。舌质淡红，苔薄白，脉沉滑。再拟前方案略做调整，继续治疗 12 天后临床完全治愈。共针刺 9 次，服中药加减 18 剂，疗程共计 19 天。

按语：

1. 环跳为足少阳、足太阳经交会穴，具有疏通经络、驱风散寒之功，善治下肢水肿、湿毒风疹、脚气等症，治疗下肢丹毒疗效甚佳；秩边清湿热、理下焦、通血脉、化瘀浊，与环跳配伍，加强其功效；委中为足太阳膀胱经合穴，有舒经脉、解血毒之功能，善治下肢丹毒、疔疮、痈疡等皮外科疾病。

2. 该方取《医宗金鉴》五味消毒饮、《丹溪心法》二妙散及当归连翘赤小豆汤合方加减组成。用紫草、紫花地丁、茜草、牡丹皮凉血清热，活血化瘀；重用金银花、菊花、蒲公英、连翘清热解毒；苍术、黄柏清热燥湿；生薏苡仁、滑石块、赤小豆利湿理脾化浊；当归和血，栀子清三焦之热；再加水牛角粉作用甚佳，凉血定惊、清热解毒，主治温病高热、神昏谵语、发斑发疹、吐血衄血之症，是犀角粉的代用品。

3. 丹毒因其发病时皮肤突然发红如染丹脂，伴有发冷发热，而且又为火毒所诱发而名。慢性经常复发的丹毒（尤以下肢多见），主要是因为湿热之毒蕴于肌肤，缠绵不愈致使下肢肿硬。急性发作期间还是要重用凉血化湿、解毒清热的药物。如何防止

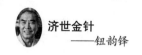
复发？首先要忌食辛辣等燥热的食物，以减少湿热之内生。对于慢性丹毒患者，可以用生薏苡仁 1 两，水煎服，每日 1 剂，连续服用一阶段，取其健脾、利湿之功效，有一定作用。

4. 针药结合，患者疗效满意，体现在几方面。①比往年缩短疗程约 1/3 的时间。②花费少，相当于原来医药费的 1/4。③减少了抗生素对人体的毒副作用。④过去发病治愈后都有体虚乏力的现象，这次用中药与针刺治愈后体力甚好，没有出现体虚乏力的感觉。

（五）针与药同时治疗两大主症

张某，男，39 岁。患三叉神经痛 2 年余，偶尔发生，发作时左侧颜面出现阵发性闪电剧烈疼痛，状如火灼刀割，持续时间约 4 秒钟或 1 分钟发作 6 ～ 7 次。有时伴有同侧面部肌肉抽搐，发作部位以面神经的第 2 支、第 3 支之间为重点，经服西药卡马西平维持，病情稳定。但患者两天前发现左脚的大趾关节红、肿、热、痛，活动受限，经医院检查，血尿酸 864mmol/L，诊断为痛风。左脚大趾关节夜间跳痛严重，不能下地行走，由于脚痛，彻夜难眠，因此诱发三叉神经痛，致使患者颜面与足大趾同时发作并产生剧烈性抽痛，其痛苦难以言表。虽服对症药物，均未有效，接诊医生亦无两全之策，故推荐中医治疗。证如上述，患者两目红肿、精神疲惫、口唇焦干，舌质淡红，苔白，脉弦细稍数。

诊断：①痛风；②三叉神经痛。

辨证：气血瘀滞、痰湿阻络、肝风上扰。

治则：活血化瘀、除湿通络、缓痉息风。

方案：以缓解疼痛为当务之急。面痛与趾痛很难分清主次，都是严重影响睡眠的根源，故两大主症必须同时解决。所以选择取针治疗面痛，用药调理痛风，上下并举，共起沉疴。

针刺：颧髎、列缺、合谷、照海、太冲、头维、厉兑。

方药：

①内服方

忍冬藤 30g	夜交藤 30g	桂枝 10g	威灵仙 15g
北细辛 3g	生地黄 15g	熟地黄 15g	广地龙 15g
汉防己 15g	油松节 10g	全当归 10g	茅苍术 10g
京赤芍 10g	生白芍 10g	炒黄柏 10g	大川芎 10g
净桃仁 10g	草红花 10g		

②外用方

草红花 20g	全当归 15g	赤芍药 15g	大川芎 15g
嫩桑枝 15g	川羌活 15g	川独活 15g	桂枝 10g
紫丹参 20g	泽兰叶 15g	苏木屑 30g	制乳香 10g
制没药 10g			

上药煎汤，每日外洗浸泡患足 2 次，每剂药可以使用 3 次，切勿烫伤。

③代茶饮：车前草 15g，车前子 30g，煮水代茶饮，每日 1 剂。

治疗 2 天，三叉神经痛明显减轻，左大趾关节红肿见消，疼痛基本消失，可以下地负重行走。患者情绪稳定，夜间睡眠基本恢复正常。继续执行治疗方案 10 天后，颜面与足趾的疼痛消失，足面红肿痊愈，再巩固治疗 7 天后，复查血尿酸为 322mmol/L（正常值 210～416mmol/L）。共针刺 12 次，服中药加减 19 剂，使用外洗药 10 剂，服用代茶饮小药方 18 剂，疗程共计 20 天，结束治疗。3 个月后随访情况良好，未再复发。

按语：

1. 颧髎通经活络、散风止痛，是手少阳、手太阳经交会穴，能疏导面部经气。主治面痛、面抽、面瘫的经验用穴；列缺配照海益气养阴；合谷配太冲平肝息风；足阳明胃经的"根"穴厉兑

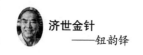

配"结"穴头维是"根结法"的一组配穴，运用于临床治疗脏腑及经络循行所出现的虚寒性病变。以上从三方面协同调理三叉神经痛，可以取得良好的止痛效果。

2.内服方以《医宗金鉴》桃红四物汤及二妙丸、桂枝汤合方加减而成。取熟地黄滋阴补血为主药；当归补血养肝、和血调经；白芍和营养肝；川芎活血行滞；再加桃仁、红花活血化瘀；苍术、黄柏清热燥湿；桂枝、白芍调和营卫；忍冬藤、首乌藤、威灵仙、地龙、油松节疏通经络、清热化湿；赤芍清热凉血、散瘀止痛；汉防己消肿除湿；细辛祛风化痰、止痛降浊。群药共济活血化瘀、除湿通络之功效。

外用方之组成都是活血通络、化瘀消肿的药物，经过多年的临床应用，对痛风病的红、肿、热、痛均有良好疗效。

以车前草、车前子煮水代茶饮，有清热、通利、降浊的作用，对于痛风患者有降低嘌呤含量的功能。此方法来源于民间，但用之有效。

3.痛风是体内嘌呤代谢紊乱的疾病，与长期食用高嘌呤食物有关，这些食物又是餐桌上的美味，因此痛风又被称为"富贵病"。高尿酸血症是痛风的重要标志，尿酸盐沉积于关节、肾、结缔组织会引起细胞浸润，且导致局部的疼痛、肿胀及发热等炎症反应，所以痛风患者应控制饮食。

该患者素喜膏粱厚味，嗜酒如饮水，日久痰湿阻络，足患痛风。由于局部红、肿、热、痛而诱发面痛（三叉神经痛），两痛并发，难以忍受。经多年临床总结略有体会，凡面痛、面抽的患者应当特别注意四个因素：①缺觉；②疲劳；③感冒；④生气。若有两方面的因素同时存在，就极有可能诱发三叉神经痛或面肌痉挛。

（六）体会与讨论

1. 体会

通过以上 5 份病例的治疗情况，笔者认为采用针与药的结合运用，为临证治疗一些疑难杂病提供了新的思路。当然药物与针灸都能分别治疗脏腑病和经络病，而且这方面经验相当丰富。多年来人们都有共同的习惯认识，即脏腑病以药物治疗为首选，经络病选择针灸治疗最适宜；无论脏腑病还是经络病，针药结合，内外兼治，由表入里或由里达表，两者配伍，共同调治，必然有突出疗效，其结果应当是 1+1 > 2。

2. 讨论

病例 1：若医生总是在控制尿路炎症的治疗中徘徊，显然处于被动之中。中医认为"治病必求于本"，该患者的"本"即是肾阳虚，膀胱气化失职而尿液难以排泄。通过温肾助阳、疏导膀胱、针药相结合，针由表及里，药由里达表，相辅相成，目标一致，共同协力拔除了导尿管，并恢复了膀胱的功能，这种理想的效果在短期内获得成功。若使用单一的方法，估计难以实现。

病例 2：患者有些症状是长期服用镇静药的副作用，例如精神紧张、两腿无力、行走不稳、惊悸汗出，但为了解决睡眠，还是离不开安眠药。故选择针刺督脉，其镇静安神作用较快，而且没有任何副作用；配合疏肝、补心、健脾的方药调节神志，平衡阴阳以求功效。充分发挥了针与药的各自优势，令其作用互补，经过 120 天的共同努力治好痼疾，展示了针刺络脉达脏腑，药从脏腑通脑神，使典型的神志病获得治愈。

病例 3：脾肾阳虚，下肢浮肿的患者同时并发高血压，这样典型的病例并不多见。经过反复思考认为，两方面的疾病很难设想出使用一张处方可以同时兼治，取得两全。最后在诸多矛盾之中选择利用针药结合的方法，发挥各自的优势来寻求出路。实践证实：针刺达到了降压作用，为温热药治疗虚性浮肿保驾护航，

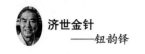

济世金针
——钮韵铎

无实实之嫌；用针刺调理经络，并不防碍化湿消肿，其结果保持了血压稳定，下肢浮肿取得了较好的治疗效果。

病例4：针刺治疗丹毒疗效肯定，但凉血、化湿确实不是针灸的优势。因此考虑用药来配合，利用针与药分别标本兼治。经过19天的治疗一举成功，使初涉中医药领域的患者产生信任而得到满意。

病例5：两痛并存，病因不同，孰主孰次，治法各异，一方一法，难以胜任，故针药结合，分别调治。取针刺应对面痛（三叉神经痛）；用3种不同剂型的中药围攻趾痛（痛风），上下结合，内外呼应，使复杂症状3周平息。

三、祖传小验方：一针见黄、降逆止呕

钮雪梅　苏　杭

[作者简介] 钮雪梅，女，1967年生于北京，现任北京市东城金针研究学会秘书长，北京朝阳国医之家中医医院院长。师承"金针世家"钮韵铎教授，系统学习金针流派，协助钮老整理"针刺能否促进脊髓再生"的基本材料。曾参加整理《金针再传》《金针大师王乐亭》《毫发金针胡荫培》三部学术专著。

苏杭，钮雪梅之子，现正跟随钮老学习金针与方药。

穴位：四缝。
位置：在手指掌面，示、中、环、小指中节横纹中点。
主治：小儿消化不良、疳积、百日咳。
针法：用三棱针点刺，挤出无色透明的黏液。
祖传的经验是治疗胃气上逆，恶心欲吐者，使用缝衣服的钢针，只刺"四缝"之中的中指缝，称为"中缝"一穴，其出血中

400

伴有黄色或白色黏液，一般当即可以缓解恶心呕吐之现象，起到降逆止呕的作用。

医案举例

例1：孙某，男，26岁。初诊日期：2013年7月10日。

主诉头晕、恶心呕吐1天。外出旅游感暑，头晕、恶心呕吐，自服十滴水，头痛头晕缓解，但恶心欲吐加重。观患者面红赤，神情烦急，身倦乏力，大便水泻数次，体温37.4℃。无其他慢性疾病。舌质红，舌苔白，脉滑数。证属暑热兼感、胃肠失调。治宜祛暑清热、利水和肠。降逆止呕为当务之急。取三棱针急刺左手中缝穴，出其黄白血水，立即恶止不呕，神清气爽。再拟藿香正气汤加味，3剂，水煎服，日1剂。

二诊：体温36.8℃，恶心欲吐未再发作，小便增多，大便正常，唯食欲还差，再拟调胃助消之剂，水煎服，3剂，结束治疗。

例2：孟某，女，47岁，外地务工人员。初诊日期：2011年11月30日。

主诉煤气中毒5小时。天冷，室内生火炉取暖，致CO中毒，幸被救出，移至室外。现头脑清醒，唯恶心欲吐，全身疲乏无力，舌淡红，苔白，脉细。急取三棱针刺左、右中缝穴，挤出不少的黄白血水后，患者长出一口气，恶心欲吐之症完全消失。怜其贫寒，未收诊费，患者感谢再三。

例3：张某，女，42岁。初诊日期：2014年5月14日。

主诉每日晨起恶心呕吐10天。患者为西医大夫，化验均无阳性指征，自认为神经性呕吐，虽服西药但效微，故延中医调治。观其面色黄暗少泽，所吐之物为食物和黄色苦水。纳食无味，夜寐多梦，大便溏，日解1～2次，月经提前2～3天。舌淡红，苔白腻，脉沉滑。证属脾虚痰浊内阻、胃气上逆。治宜燥湿化痰、和胃降逆。患者惧痛畏针。故先予小半夏加茯苓汤加味煎服。当天下午患者电告，一闻中药味即恶心欲吐，无法服用。

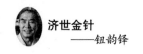

遂嘱其下次来复诊时将药热好带来。

二诊：告知患者需在其手上试扎一针，患者合作。于是在其右手中缝穴以三棱针点刺，挤出一些黄血水后再令患者服药，竟没再吐。

三诊：中药4剂服尽，没再恶心呕吐。要求再开药巩固疗效。

例4：刘某，男，36岁。初诊日期：2004年6月28日。

主诉呕吐4个月。饮水则呕，进食则吐，天天如此难得安宁，日渐消瘦。刻下症：头晕头沉、汗多心烦、胃中灼热且吞酸，急躁易怒，夜寐不安，转侧难眠，二便通调。两颊发红，舌微红，苔黄白相兼，脉弦滑。西医诊断为浅表性胃炎。中医辨证属脾虚胃热，湿浊瘀阻，气机失降。治宜化湿浊、降胃逆、调气机。拟小半夏加茯苓汤加味。

姜半夏25g，生姜5片，茯苓30g，北秫米30g，陈皮15g，竹茹10g，吴茱萸2g，黄连10g，桑叶30g。7剂，水煎温服，每日1剂，煎两次，混合兑匀频服。

但患者闻中药味即恶心，拒服之，故采用如下方法：先刺中缝穴放血，然后少量频服中药，即每间隔10分钟服用1小勺，当天服尽。

按上法，每日上午8时先刺中缝放血，再少量频服汤药。3天后呕吐明显减轻。7天后头不晕，夜能寐，汗出止，胃中灼热吞酸基本消失。舌淡红，苔转薄白，脉弦。唯不思饮食，口苦心烦。再拟小柴胡汤加减，继续调治两周后病告愈。

按语：本法来源于余父钮雪松的外祖父赵梅岑先生，刺中缝穴治恶心是他的绝活。临床上广泛应用，疗效满意。

以上四例验案，由于病程、病因、兼症、体质的不同，刺中缝穴也扮演着不同的角色，有主角，有配角，有先锋，有随从。例1是中暑引起的胃肠功能失调，刺中缝有急先锋的作用，胃气降，呕恶平，保证了藿香正气散加味发挥作用。例2煤气中毒，患者囊中羞涩，单选三棱针刺中缝取得全胜。例3患者闻药则呕，利用刺中缝穴协助降胃气，起开道之作用，使药能入胃发挥作用。例4小半夏加茯苓汤加味正治法，其"闻到中药气味就恶心"，故设计克服恶心的三项服药措施，解决了难题。

四、针药结合治疗糖尿病神经源性膀胱 1 例

闫松涛

[作者简介] 闫松涛，主治医师，男，生于1972年。现担任北京朝阳国医之家中医医院副院长，北京市东城金针研究学会副会长。2002年毕业于北京中医药大学，之后师承针灸名家钮韵铎教授，侍诊多年，深得真传，为金针学术流派技艺传人，是金针大师王乐亭教授的再传弟子。临床中擅于运用针、药结合的方法治疗临床诸科疾病。曾参与《金针大师-王乐亭》《毫发金针-胡荫培》两书的编写，个人撰写发表了《针刺治疗失语症的体会》《针灸治疗心动过缓的体会》《针药结合临床应用体会》《针灸结合刺络放血治疗带状疱疹107例疗效观察》《督脉十三针在情志病治疗中的临床应用》等文章。

糖尿病神经源性膀胱是一种以发病率高为特点的慢性糖尿病自主神经病变。由于自主神经特别是副交感神经障碍所引起的排尿反射异常、膀胱功能障碍，主要表现为尿无力、尿潴留。目前西医对于此病的治疗主要采用支持疗法，即在控制血糖的同时对患者进行营养神经、扩展血管和导尿治疗。但大量研究证实，支持疗法不能取得确切的疗效。本例病案采用针药结合的方法取得了临床治愈的理想效果，现整理介绍如下。

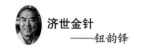
宋某，女，32岁，待业。初诊日期：2014年5月7日。

主诉尿潴留1年。患者于2012年偶然发现血糖异常，伴"三多一少"症状及周身疼痛，未及时就诊，仅寻求按摩治疗。其后出现了下肢水肿、小便不畅，遂至外院急诊降糖、消肿治疗后暂时缓解。2013年5月因急性肾盂肾炎入外院治疗，入院诊断为：①急性肾盂肾炎；②糖尿病神经源性膀胱；③尿潴留；④2型糖尿病周围神经病变。经降糖、消肿治疗后出院，并留置导尿管。出院后经注射胰岛素控制血糖及中药、针灸治疗，至9月，周身疼痛得以缓解，但尿潴留未见改善。2013年10月至2014年4月间患者多方求治尿潴留，均未获得改善，且病情进一步加重，外院均表示预后欠佳，须长期留置导尿管，后经人介绍，于2014年5月7日来我院门诊就诊。

刻下症：患者尿潴留已留置导尿管1年，一年间反复出现泌尿系感染致发热，糖尿病病史2年，目前注射胰岛素治疗，闭经多年，患者面容痛苦，情绪悲观，面色㿠白，面睑及下肢水肿，大便无法自持，每于进食后即欲便，一日多行；头晕目眩、气短乏力。舌淡红，苔薄白，脉细。

既往史：糖尿病病史2年。家族糖尿病史，父亲及兄长均患有糖尿病。

查体：外院B超提示双肾弥漫性病变；膀胱壁增厚；查肝肾功能，丙氨酸氨基转移酶：128U/L；谷氨酰转肽酶：216U/L；碱性磷酸酶：474 U/L；天冬氨酸氨基转移酶：159 U/L；肌酐：85μmol/L；尿素：10.79mmol/L；葡萄糖：11.7mmol/L；尿酸：480μmol/L。

西医诊断：糖尿病神经源性膀胱，尿潴留。

中医诊断：癃闭。

辨证：脾肾阳虚，气化失司。

治法：健脾温肾，利水通淋。

方药：石韦散加味。

冬葵子 30g	车前子 30g	滑石块 30g	南石韦 15g
茯苓 25g	全瞿麦 15g	大熟地 20g	益智仁 30g
生黄芪 30g	台党参 20g	菟丝子 20g	生甘草 10g
苦桔梗 10g	生麻黄 8g	伏龙肝 30g	怀山药 15g
白扁豆 20g	建泽泻 15g	肉桂面 2g	

水煎服，7 剂。

针灸取穴：中脘、气海、关元、中极、足三里、阴陵泉、三阴交。留针 30 分钟，隔日治疗 1 次。

复诊（2014 年 5 月 14 日）：因仍插尿管，置尿袋，故未能感觉排尿功能是否得到缓解，大便日 4～5 次，已可自控，舌淡红，苔白有齿痕，脉细。拟原法治疗，守上方续服。

三诊（2014 年 5 月 21 日）：患者自觉体力增，大便渐成形，但近日出现视物模糊，时有胃脘胀满连及两胁，舌微红，苔白，脉弦滑。此为肝郁血虚之故，拟原方配合叶天士滋补肝肾丸。

四诊（2014 年 5 月 28 日）：视物模糊明显改善，胃脘两胁痛止，几日前尝试拔掉尿管后已可自行排尿，尿量日渐增多，但因排尿无力，担心尿残余量再次增多而复插尿管，大便日一行，气短乏力，时头晕，舌淡红，苔薄白，脉细。处方以二诊处方为基础，加娑罗子 15g，继服 7 剂。

五诊（2014 年 6 月 4 日）：治疗信心明显增强，已拔除尿管 1 周，自行排尿基本无碍，残余尿量基本无，小腹不胀，排尿略需使劲，蹲起时略有头晕，大便可，小便略浑浊。舌微红，苔白，脉弦细。至此，经过近 1 个月的治疗，患者已可拔除尿管自行排尿，为巩固疗效，继服前方。

患者六诊（2014 年 6 月 11 日）时尿潴留基本痊愈，遂改方治疗其他症状，至十诊（2014 年 7 月 9 日）时小便利，尿潴留未反复。一诊至五诊的一个月中共行 10 次针灸治疗。

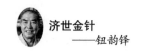
按语：据报道糖尿病神经源性膀胱在糖尿病患者中的患病率高达27%～85%。该病在临床上可引起下尿路感染，呈隐匿起病，常常发生严重的尿潴留和尿路感染甚至肾衰竭时才得以发现、诊治。不幸的是这位患者正是因长期糖尿病出现了糖尿病神经源性膀胱、糖尿病周围神经病变、糖尿病肾病，符合该病的发展规律。

尿潴留属于中医癃闭范畴。癃闭是指排尿困难，小便量少，点滴而出，甚至闭塞不通为主的病证。一般以小便不利、点滴而短少，病势较缓者称为癃；而以小便闭塞、点滴不通，病势较急者称为闭。

癃闭的病位在膀胱，但与三焦、肺、脾、肾的关系最为密切。膀胱气化不利；肺气不能通调水道下输膀胱；脾气不运，水湿不行；肾气亏虚、命门火衰、三焦决渎失职等，均是癃闭的病机。

本案患者脾虚失运，肾精蒸腾气化不利，则不能行气利水，发为面肿腿肿；膀胱气化失司，发为癃闭。病机关键在于脾肾阳虚，为本虚标实。治以健脾温肾、利水通淋。方中冬葵子、石韦、泽泻、瞿麦通利膀胱；益智仁、车前子促进膀胱气化；滑石、甘草化湿清热；山药、白扁豆健脾止泻；熟地黄、菟丝子补肾助阳；桔梗、麻黄宣肺利水；生黄芪、党参、茯苓益气健脾。方中画龙点睛的一味药是2克肉桂，温肾阳而不温燥，如冬日盆中之水结冰，倒置而不能出，此时只需置于火上微微加热，则盆热冰出。以上诸药配伍，共济健脾温肾、疏导膀胱、益气排尿之功。

临床予以患者针灸治疗，取效明显。针方中中脘、足三里补中益气，培补后天生化之源；气海、关元温补肾阳，助膀胱之气化；中极为任脉、足三阴经之会，足太阳膀胱经之募穴，募为经气聚集之处，针之以调节膀胱气化、通利水道；阴陵泉为脾之合穴，有通利水道之功。三阴交则健脾补气、疏肝益肾。诸穴配合，以振奋膀胱气化，通利小便。

本病的诊断并不难，是典型的癃闭。但难在治疗！患者自发病开始到来我院就医的近2年时间里，先后在北京三甲级的中医院、西医院就诊治疗，但均未取得理想的疗效。笔者在患者诸多症状中，不是面面俱到都去治疗，而是抓住了疾病的关键点，即尿潴留，以其为突破口。再通过健脾益气、疏肝解郁之法进一步改善次要症状，如乏力、便溏、心烦等症。这就好像是辩证法中主要矛盾与次要矛盾的关系。

多种治疗方式的运用是本病案的一个治疗特点。治疗中以汤药为主要治疗手段，配合针灸辅助治疗，在短时间取得了明显效果。由此可见，针、药在临床上的有机结合，往往会事半功倍，取得"一加一大于二"的效果。

目前西医对于此病的治疗主要采用支持疗法，即在控制血糖的同时对患者进行营养神经、扩展血管和导尿治疗。但大量的研究证实，支持疗法并不能取得确切的疗效。虽然本文介绍的病例只有1例，但毫无疑问的是，中医运用针药结合方法治疗糖尿病神经源性膀胱的疗效是值得肯定的！

五、针刺治疗膝关节痛的体会

王　霞

[医师简介]王霞，女，1975年生于北京，医师。金融专业本科毕业。1999年嫁钮雪松为妻，对中医针灸产生浓厚兴趣，遂离职自学六年，2005年正式拜钮韵铎教授为师，侍诊左右，潜心学习中医理论及针刺技法，于2013年考取执业医师证书，随后，又拜胡荫培教授亲传弟子——王桂菊老中医为师，学习胡氏

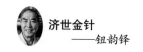

针法，掌握了毫发金针的应用技能。临床擅长针刺治疗甲状腺疾病、乳腺疾病及常见妇科疾病。2014 年参与整理《金针再传·跟师王乐亭临证随笔及经验选穴》一书。

膝关节痛是指膝部疼痛、肿胀，影响正常活动的临床表现。历代医籍多列入痹症、鹤膝风、历节风等。《素问·脉要精微论》指出："膝者筋之府，屈伸不能，行则偻俯，筋将惫矣。"《证治汇解·腰膝门》说："鹤膝风乃调摄失宜，亏损足三阴经，风邪乘虚而入，以致肌肉日瘦，内热食减，肢体挛痛，久则膝大而腿细，如鹤之膝，故名之。"现代医学认为：膝关节肿痛有可能为风湿性关节炎、类风湿关节炎。在门诊的医疗过程中还经常发现由于运动不当所致的创伤性滑囊炎，以及更年期过后的老年妇女往往膝关节有退行性病变，经常膝痛，再行远路而容易发生膝肿痛。总之，膝痛常由湿邪久居，气血痹阻而致，或从寒化，或从热化而为痹痛。又有膝部运动、负重、外伤、劳损，每致气血瘀滞、热毒侵袭，或肝肾不足、气血亏损、筋骨受损、经脉失养，从而形成症情较为复杂的膝关节痛。现举三例临床资料进行探讨。

（一）医案介绍

病例 1：风湿性关节炎

患者男，52 岁，2009 年 6 月 29 日初诊，机关干部。

主诉双膝关节疼痛已 3 年，近 1 周来加重。患者 3 年前出现两膝关节疼痛，每逢气候变化则疼痛加重，右腿较重。西医院诊断为"风湿性关节炎"。服西药后自觉症状缓解，但效果不稳定，时好时痛。1 周前右膝关节突然肿大，因膝痛而行走不便，并感觉右下肢小腿肌肉萎缩，膝关节发凉，腰脊酸痛。纳可眠安，大小便，正常。舌质紫暗，舌苔白厚，舌体胀大、有齿痕，脉弦滑。

辨证：寒湿阻络、经脉不通。

治法：温经散寒、化湿通络。

取穴：鹤顶、梁丘、血海、犊鼻、膝眼、足三里、阳陵泉、阴陵泉；膝中（灸）。

手法：以毫针刺，全部采用平补平泻法，取双侧。留针30分钟，隔日针治1次。自己在家用艾条灸膝中穴，每日早晚各灸15分钟，切勿烫伤。

二诊（7月10日）：经过5次针灸治疗后，右膝关节肿胀已消，疼痛减轻。左膝关节疼痛明显减轻。舌质淡红，苔白，脉沉滑。再拟前法治之。

三诊（7月22日）：再继续针灸治疗5次，两膝关节疼痛基本消失，唯腰脊酸痛时有发生。再拟前方加刺委中穴，继续巩固治疗。

三诊（8月12日）：针灸共治疗18次，两膝关节肿痛完全消失。近日阴雨天膝关节疼痛亦未复发，两小腿粗细无差距，已不存在肌肉萎缩现象，膝部温度正常，局部没有发凉的现象。

随访：2009年12月2日，患者因流感前来就诊，自述两膝关节经过一个半月针灸治疗已完全治愈，今冬未再复发，为此再次致谢。

病例2：创伤性滑囊炎

患者女，34岁，幼儿园教师，2009年8月26日初诊。

主诉左膝关节肿痛5天。患者左膝关节稍有疼痛约20天，5天前携带重物远行后左膝疼痛严重，关节渐浮肿且局部发热。骨科诊断为"创伤性滑囊炎"，卧床休息，局部外敷消肿药后红肿、积液减轻，但疼痛不减，左腿不能下地负重，家属背来求治。观患者痛苦病容，左膝疼痛红肿微热，纳少，烦急，大便不畅，月经正常。舌质淡红，苔白，脉弦滑。

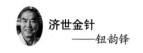

辨证：创伤瘀滞、经脉痹阻。

治法：活血化瘀、疏通经脉。

取穴：鹤顶、梁丘、血海、犊鼻、膝眼、阳陵泉、足三里、阴陵泉、膈俞。

手法：以毫针刺上穴，皆用捻转泻法，取患侧，留针30分钟。唯膈俞取双侧点刺，隔日针治1次。

二诊（2009年9月4日）：针刺4次后左膝红肿发热基本消失，疼痛明显减轻，可以下地站立，但仍不能行走，烦急有所缓解。二便通畅，舌脉同前。再拟前法继续针治。

三诊（2009年9月18日）：继续针刺7次后，患者可以扶单拐行走。左膝不红不肿也不发热，伸屈自如，关节疼痛较强，活动力量稍差。余无他苦，月经正常。舌质淡红，苔薄白，脉沉弦。再拟前法减去膈俞，继续针治，但手法完全改为捻转补法，留针30分钟，隔日针治1次。

四诊（2009年10月14日）：遵前法再针治9次后行走自如，不必再扶拐杖，左膝已不疼痛，精神佳，面色红润，食欲好，夜寐安，患者计划要恢复上班工作，可以结束治疗。预约两周后复查。

2009年10月28日复诊：经对症治疗后并针刺治疗20次，历时50天，临床痊愈。现膝关节功能活动恢复正常，疗效满意。

病例3：膝关节退行性病变

患者女，52岁，2010年4月26日初诊，退休干部。

主诉双侧膝关节疼痛半年，加重20天。半年前发现两膝关节疼痛，开始时不能远行，继则上楼梯费劲，行走渐困难。X线片检查，诊断为两侧膝关节退行性病变。予膝关节内注射治疗4次，效果不明显。近20天来由于房间停暖气，两膝关节疼痛加重，虽经服中药、按摩疗效不理想，故前来求治。两膝部不红不肿，局部温度正常，膝关节屈伸自如，未见关节畸形。关节疼痛与气候变化关系不大。患者已绝经五年，精神疲惫，消瘦，心悸气短，睡眠不实，纳差，便难。舌质淡红，苔薄白，脉沉细。

辨证：气血两虚、筋脉失养。

治法：益气活血、养血荣筋。

取穴：中脘、气海、梁丘、血海、膝眼、犊鼻、足三里、阳陵泉。

手法：毫针刺之，皆用捻转补法，两侧皆取。留针30分钟，隔日治疗1次。

二诊（2010年4月30日）：治疗两次后，两膝关节疼痛略有改善，精神状态有所好转，患者很有信心，继续执行治疗方案。

三诊（2010年5月14日）：继续针治6次后，两膝疼痛明显见轻，可以上街购物。精神转佳，纳可，便调，心悸气短有改善，睡眠多梦。舌质淡红，苔薄白，脉沉缓。再拟前法治疗。

四诊（2010年6月7日）：再针10次后两膝疼痛已除，行走轻快，上、下楼并不吃力，其余诸症均已基本消失。建议患者再行巩固治疗6次后结束治疗。

取穴：中脘、气海、阳陵泉、足三里、三阴交、内关，手法皆用补法。

随访：2010年8月13日，患者因血管神经性头痛前来就诊。自述两膝关节的疼痛经针刺治疗24次，其疗程历时54天，取得临床痊愈，未再复发。

（二）讨论

1.膝关节肿痛为痹症之一，《素问·痹论》指出："风寒湿三气杂至，合而为痹。"临床可分为风痹、寒痹、湿痹和热痹四种。《内经》按病变又分为：筋痹、骨痹、脉痹、肌痹和皮痹，这些痹症的进一步发展还可能引起五脏痹。因肾主骨，肾虚则骨痿弱不能行走，关节肿胀强直不能弯曲，故称为鹤膝风，属于五脏痹

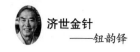

之肾痹范畴。鹤膝风应当是膝部骨关节病程度最严重的，一般在门诊基本见不到典型的病例。

2. 以上医案虽都是膝关节疼痛，但三者疾病有本质区别。例1为风湿性关节炎，其特点是气候变化影响着膝关节的疼痛；例2为创伤性滑囊炎，主要是患者先有膝关节痛，理应注意休息，其反而携带沉重之物远行，使膝关节在负重的情况下再次磨损并产生相当的渗出液，积存在滑膜或滑囊之中，而使膝关节肿大且疼痛；例3为老年妇女更年期之后，内分泌失调兼有气血两虚，使筋脉失其所养而发生膝痛。但是经络痹阻是三者的共同特点。

3. 三例病案均选用了王乐亭教授所创的"鹤膝通络法"治疗。"鹤膝通络法"组方为犊鼻、膝眼、阳陵泉、足三里，功能祛寒渗湿、健步宣痹、疏通经络、和营止痛，主治风寒湿所致膝关节肿痛。阴虚血亏加血海，阳明气弱加气海、梁丘。

六、针药结合治疗反流性食管炎的体会

鄢伟伦

[作者简介]鄢伟伦医师，男，生于1985年，来自中国台湾新竹。自少年时代即受亲人的启蒙和熏陶，对中国传统文化产生了浓厚兴趣，萌生了学习中医、悬壶济世、造福病患的想法。2013年毕业于广州中医药大学，硕士研究生学位。师承于针灸名家钮韵铎教授，佐诊临床多年，深得金针学术理论精髓，针药并施，针对失眠、脾胃病、颈椎病、腰椎病等积累了一定经验。在刻苦学习专业知识的同时，积极开展科学研究工作，其研究成果"白术对小鼠肠道菌群调节作用的实验研究"，在中文核心期刊《山东中医杂志》上发表。

医案介绍

马某，男，72 岁，退休人员。初诊日期：2014 年 3 月 10 日。

主诉胃脘不适伴烧灼感 4 天。患者因进食时出现胸前至心窝处不适，有堵闷伴烧灼感，于 2014 年 3 月 10 日前来就诊。就诊前两天有感冒，现时有心窝处隐痛、饥饿感，尤以进食粗糙食物时出现胸前至心窝处不适，有堵闷伴烧灼感加重，欲嗳气但不易出，大便可，近日血压控制稳定，情绪急躁。既往有癫痫史、高血压史。舌质红，苔薄白。脉沉滑。

辨证：肝胃不和。

治法：疏肝健脾，和胃降逆。

取穴：章门、中脘、气海、天枢、内关、足三里。

手法：取毫针刺之，采用平补平泻法，留针 30 分钟，隔日治疗 1 次。

方药：

旋覆花 10g^(包)	生赭石 15g	北柴胡 10g	广郁金 10g
白芍药 15g	炒青皮 10g	广陈皮 10g	生地黄 20g
黑玄参 15g	麦冬 20g	天冬 20g	川石斛 15g
厚朴花 10g	玫瑰花 10g	醋香附 10g	台乌药 10g
炒枳壳 10g	川厚朴 10g	全瓜蒌 20g	生麦芽 30g
生谷芽 30g	生稻芽 30g	草红花 20g	金银花 30g
青连翘 15g	蒲公英 15g	韭菜子 15g	西红花 0.5g^(兑)

7 剂，水煎服，每日 2 次，早晚分服。

一诊共服药 7 剂后，电话随访患者，诸症已愈。

讨论：反流性食管炎是由于胃、十二指肠内容物反流进入食管，引起烧心、胸痛等症状，并引起食管黏膜慢性炎症改变及食管外组织损伤等并发症的一种慢性病、常见病、难治性疾病，严重者可并发食管溃疡或狭窄。虽然中医学中没有反流性食管炎的具体病名，但多数学者运用中医学辨证论治的理论结合现代医学

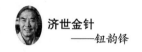
对本病的认识，总结出了反流性食管炎的病因病机并有所发挥。根据反流性食管炎常见的反酸、烧心、进食不畅、胸痛等主要症状，多数医家认为本病可归属于中医学"吐酸""嘈杂""噎膈"等疾病的范畴。虽然反流性食管炎的病位在食管，但食管与胃紧密相连，《灵枢·四时气》载："食饮不下，膈塞不通，邪在胃脘。"其病因主要在于情志失和，忧郁恼怒，肝失疏泄，横逆脾胃，气机升降失调，胃气上逆；或因饮食不节，过食辛辣，或烟酒过度，损伤脾胃，胃失和降，胃气上逆；或劳倦伤脾，脾气虚弱，运化失职，而胃失和降，胃气上逆；三者皆可兼杂化热、生痰、生湿、致瘀的病理变化。

脾胃同居中焦，为气血生化之源，脾主升清，胃主和降，二者是人身血气的枢纽。若脾胃和降失常，运化不利，则容易肝木乘土，故肝、脾、胃常需同治。取中脘（任）和胃降逆、健脾利湿，气海（任）升阳补气、益肾固精，天枢（胃）健脾化湿、理气调中，三穴共同调气和中。取章门（肝）疏肝理气、调和脾胃，内关（心包）和胃止痛、降逆止呕，两穴协同疏肝降逆。再取足三里（胃）补益脾胃、扶正固元、和胃调中。诸腧穴共奏和胃疏肝之功效。

该患者平素急躁易怒，肝气郁结，疏泄失职，胸胁胀痛；肝气横逆，气滞于胃，胃气上逆，胃脘胀痛，呃逆嗳气；气郁胃中而生热，可见吞酸嘈杂。方药采用钮韵铎教授学术思想，以疏肝健脾、和胃降逆法治疗肝胃不和型反流性食管炎，选用旋覆代赭汤合柴胡郁金汤为主方，根据患者的症状进行加减。旋覆花消痰平喘、降气止呕；生赭石平肝泻热、镇逆降气。厚朴花利湿宽中、化湿解郁、健胃止痛；玳玳花理气宽胸、疏肝和胃、开胃止呕。青皮行气于左，陈皮理气于右，共奏疏肝和胃、理气止痛、调中快膈之功。枳壳理气消胀，郁金行气解郁止痛。柴胡、白芍伍用，起清胆疏肝、和解表里、解郁止痛之效。香附、乌药伍用，直奔下焦，共奏行气消胀、散寒止痛之效。生地黄、玄参、麦冬、天冬、石斛伍用，共奏滋阴润燥、生津止渴、降虚火之效。厚朴、瓜蒌伍用，共奏行气消积、燥湿除满、降逆之效。生麦芽、生谷芽、生稻芽伍用，取生发之气，共奏疏肝气、和胃气、生津液、养胃阴、开胃口、增食欲之效。因先前感冒余热未清，故以金银花、连翘、蒲公英伍用，用以清热解毒。韭菜子理气降逆，有温阳作用，盖肾为先天之本，藏元阴元阳，"五脏之阳非此不能温，五脏之阴非此不能滋"，考虑患者年事已高，肾阳虚损，故加用温肾阳之药，乃治病求本，双管齐下。红花20g与西红花0.5g同用，活血祛瘀、促进炎症吸收外，又减轻患者经济负担。以行气降逆为主，而加用血分药，充分体现师门气血辨证的特色。

七、妇人脏躁（癔病）

王 平

[作者简介]王平，主治医师，男，2006年毕业于北京中医药大学中医临床系。毕业后一直在国医之家从事中医临床工作，期间曾在协和医学院学习三年并取得硕士研究生学位。2010年开始侍诊钮老，学习中药处方与针灸。并于2014拜钮老为师，成为金针流派弟子。在工作期间，潜心研究临床各科疾病，并在皮肤科领域不断探索和创新，形成了独具特色的"内服＋外治"相结合的综合治疗方案。尤其擅长湿疹、银屑病、过敏性皮炎、脱发等皮肤病的治疗。在国内核心期刊以及《中国中医药报》发表文章数篇。

"脏躁"，顾名思义，是指阴液不足，内脏失于润养，以至

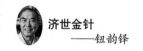
于产生精神忧郁、烦躁不宁、悲忧善哭、喜怒无常、哈欠频作等一系列临床表现的情志性疾病。该词始见于《金匮要略·妇人杂病》篇："妇人脏躁，喜悲伤欲哭，象如神灵所作，数欠伸，甘麦大枣汤主之。"由此可见，脏躁多因七情内伤，情志过极所致。在侍诊钮老期间，遇到过数例脏躁病患，现摘录一例与大家探讨。

张某，女，53岁，职员。初诊日期：2014年3月3日。

主诉失眠、心慌、心悸、烦躁五个月。五个月前被流浪狗追咬摔倒后开始出失眠、头痛、心慌、脸肿等症状，一直不能缓解，遂至宣武医院行CT、MRI等各种检查，未见异常。后服用西药"劳拉"后睡眠好转，但开始噩梦连连，梦中常被恶狗追咬而惊醒。后至东直门中医院求治于中医，先后服用温胆汤与加味逍遥散，症状有所缓解，但仍有失眠、心慌、心悸等症状。

现症：失眠，心慌，心悸，烦躁欲死，面肿，夜尿频数，全身燥热，惊惕不安，恍惚不宁。舌绛，苔白厚，脉沉细。

辨证：肝郁气滞，心肾不交，发为脏躁。

治法：疏肝理气，交通心肾，缓急润燥。

取穴：督脉十三针加神门、三阴交。

手法：补法，留针30分钟，每周3次。

方药：

浮小麦45g	炙甘草10g	大红枣10g	炙远志10g
石菖蒲10g	云茯神30g	北柴胡10g	广郁金10g
白芍药10g	炒青皮10g	广陈皮10g	白头翁30g
川黄连10g	西秦皮10g	川黄柏10g	炒栀子15g
淡豆豉15g	炒酸枣仁40g	浮萍草15g	益智仁30g
车前子30g	羚羊角粉1.2g(代，冲)		

水煎服，7剂，每日2次，早晚分服。

2014年3月10日二诊：症状消失大半，夜寐稍安，心慌心悸好转，头晕明显，疲乏，头痛以巅顶痛为主，舌红苔白，脉沉细。

方药：

酒川芎 20g	花茶叶 3g	荆芥穗 6g	薄荷叶 6g
北防风 6g	川羌活 6g	香白芷 6g	辽细辛 3g
蔓荆子 15g	杭菊花 15g	全蝎虫 6g	炒僵蚕 20g
生甘草 10g	香薷本 10g	浮小麦 30g	大红枣 10g
北柴胡 10g	广郁金 10g	白芍药 15g	炒青皮 10g
东白薇 15g	白蒺藜 30g	双钩藤 15g	
羚羊角粉^(代) 1.2g		大蜈蚣 2 条	

羚羊角粉^(代)1.2g 应为：

羚羊角粉(代)1.2g　　　大蜈蚣2条

水煎服，7剂，每日2次，早晚分服。

取穴：头痛八针加手足十二针。

手法：泻法，留针30分钟，每周3次。

两周后电话随访患者，告知笔者，已痊愈。

讨论：该患者突受惊恐，恐则精却，以致精血内亏，浮火妄动，气机逆乱，上扰心神而发脏躁。初期由于受到惊吓，心神被扰而出现失眠、心慌心悸，病情迁延日久，阴血不足、心脑失其所养，心慌心悸等症状进一步加重。阴液不足，浮火妄动，致肝胆郁热，故烦躁欲死、身燥热并伴有绛红舌；气机逆乱，上冲于头部则出现头痛、面肿。

综上所述，本病应以宁心安神、疏肝理气、清肝胆热为法，方用甘麦大枣汤合以升降散、柴胡疏肝散、白头翁汤、栀子豉汤加减。

甘麦大枣汤为治疗脏躁之主方，其中小麦为君，善养心气，并有消烦利溲止汗之功；甘草、大枣甘润生阴，以滋脏器而止燥

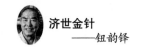

缓急；由于患者气机逆乱，柴胡疏肝散加减，疏肝解郁，调达肝气，以治气机逆乱；方中柴胡疏肝理气，白芍养肝敛阴，相反相成，共为主药；配郁金行气开郁活血，青皮、陈皮破气，加强疏肝理气的功效。白头翁汤既能入阳明血分，又可清厥阴经之热。其中白头翁苦寒凉血，黄连凉心清肝，黄柏泻火补水；秦皮苦寒能清肝凉血。栀子豉汤主治身热懊𢙏，虚烦不得眠。栀子味苦性寒，泄热除烦，降中有宜；淡豆豉体轻气寒，升散调中，宜中有降。二药相合，共奏清热除烦之功。远志、菖蒲、茯神配炒酸枣仁可宁心安神、交通心肾，浮萍草专治颜面浮肿，羚羊角粉（代）可清肝热，益智仁配车前子可达缩尿之功，缓解其夜尿频多之症状。

二诊时，患者脏躁症状已缓解大半，头痛头晕之症较突出。头为诸阳之会，精明之府，髓海所居处，既有经络与内脏相连，又有诸窍与外界相通。正如《类证治裁》所说："头为天象，诸阳经会聚，若六气外侵，精华内痹，郁于空窍，清阳不运其痛乃作。"患者自述得病初时，因自觉身热，常打开窗户睡觉，加之自身精血亏虚，使头部感受风邪，故以川芎茶调散为主方加减。方中川芎善治少阳、厥阴头痛；羌活善治太阳经头痛；白芷善治阳明经头痛；细辛、薄荷、荆芥、防风辛散上行，以疏散风邪。头痛以巅顶痛为主，此为厥阴头痛之特点，同时伴有头晕，为肝气上冲巅顶之表现，加用蔓荆子炭、菊花、全蝎、僵蚕、蜈蚣疏肝气、泻肝火、平肝阳。止头痛同时，继续使用甘麦大枣汤与柴胡疏肝散巩固脏躁的治疗效果。

按语：

1.中医在治疗情志疾病上有巨大优势。脏躁、偏头痛都属于典型的情志疾病，多由于喜、怒、忧、思、悲、恐、惊等七情过极而致。日久不愈，必然伤及脏腑，使气机升降失序，气血功能紊乱，最终导致神不守舍、精神紊乱等一系列症状。中医学对于情志病的认识久远而深刻，《素问·阴阳应象大论》云："怒伤肝""思伤脾""忧伤肺""恐伤肾"。《灵枢·本神》曰："怵惕思虑者则伤神，神伤则恐惧流淫而不止。"张仲景的《伤寒论》和《金匮要略》中记载的情志病包括百合病、脏躁、不寐、梅核气、奔豚气等数十种。在治疗疾病时也非常重视"调"神，《灵枢·本脏》有："志意和则精神专直，魂魄不散，悔怒不起，五脏不受邪矣。"当今社会，生活节奏非常快，各种压力蜂拥而至，情志病越来越普遍，而现代医学的诊疗只重视有形之物质，对于各种情志性疾病可谓是"黔驴技穷"。该患者先后做了CT、磁共振等检查，未发现任何异常，患者本人却几欲崩溃，状况越来越差，服用抗抑郁药物情况更糟。最后不得已求治于钮老，在钮老的悉心治疗下，仅仅两周时间，症状几乎完全消失。

2. 针药结合疗效好。针药结合的治疗方法自古有之，有谓：一针、二灸、三服药。《黄帝内经》曰："微针治其外，汤液治其内。"临床诊治中，应根据患者病情，结合针药之长短，当针则针，当药则药，当针药配合则针药兼施。针对该患者病情，第一周针刺督脉十三针加神门、三阴交。督脉十三针是王乐亭教授1958年确定的，是治疗脑病和脊髓病的基本配方。督脉上行风府，入于脑；脑主神明，为精神、意识、思维、聪明之府。神志病是由脑的控制功能紊乱而产生的，故补督脉可起到安神宁志的作用；配合神门、三阴交，既能加强宁心安神之功效，又可交通心肾。治疗一周后，患者脏躁症状已缓解大半，针刺改为"头痛八针"加"手足十二针"。头痛八针包括：百会、风府、风池（双）、太阳（双）、合谷（双）。这组穴位能疏通头面经络，疏风止痛。手足十二针包括双侧曲池、合谷、内关、阳陵泉、足三里、三阴交，具有调和阴阳、气血双补之功。

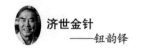

八、耳聋病案分析

倪国勇

[作者简介]倪国勇，主治医师，男，生于 1982 年，2006 年毕业于北京中医药大学中医临床系。现任北京市东城金针研究学会理事。师承于针灸名家钮韵铎教授，随师学习针药结合治疗临床各科疾病。先后参与编写《金针大师王乐亭》《毫发金针胡荫培》。临床中潜心学习及运用中医传统疗法治疗临床各科疾病，擅于运用针药，结合按摩、火罐、刺络、耳穴等传统技法治疗腰颈椎、五官科及内外科常见病，并取得显著疗效。

病例：郑某，女，30 岁，职员。初诊日期：2014 年 5 月 12 日。
主诉双耳听力下降 1 个月余。

现病史：患者 2014 年 4 月 10 日于家中情绪激动，大怒后出现耳聋，全不能听，伴见耳胀、耳痛，胸胁胀痛，遂于附近医院耳鼻喉科就诊，诊断为"突发性耳聋"，给予泼尼松片及奥司他韦口服治疗，口服药物一周后病情有所缓解。近 2 周耳聋症状又加重，高音勉强能听见，为求进一步治疗于我院就诊。

刻下症：双耳听力严重下降，高音勉强能听见，伴见耳胀耳痛，口苦咽干，头身困重，面红，易怒，双耳道通畅，少许黄色分泌物，无发热，后背毛囊炎多发，小便黄，末次月经 4 月 22 日，带下量多色黄，舌红苔腻，脉弦滑。既往有右耳慢性中耳炎史 20 年。

辨证：肝气不舒，郁而化火，循经上扰于耳，发为耳聋。
治法：清肝泄火通窍，兼利湿消肿。

方药：

龙胆 10g	青连翘 15g	金银花 30g	蒲公英 20g
赤芍药 15g	败酱草 15g	板蓝根 30g	大青叶 10g
土茯苓 30g	马齿苋 30g	炒栀子 15g	淡豆豉 15g
牡丹皮 15g	白茅根 15g	净蝉蜕 10g	石菖蒲 10g

羚羊角粉 1.2g ^{（代，分冲）}

水煎服，7 剂。

方解：患者因情志郁怒，导致肝胆火热，循经上扰耳窍而发为耳聋，故治以清肝泄热、泄热通窍，兼利湿解毒消肿。龙胆、板蓝根、大青叶、羚羊角粉（代）、炒栀子、淡豆豉、牡丹皮、白茅根以清肝凉血、开郁泄热，赤芍、蝉蜕、石菖蒲活血通窍，连翘、金银花、蒲公英、败酱草、土茯苓、马齿苋清热利湿、解毒消肿。

取穴：耳门、听宫、听会、翳风、太冲、行间、丘墟、中渚。留针 30 分钟，隔日治疗 1 次。

穴解：方取手少阳三焦经之耳门，手少阳小肠经之听宫，足少阳胆经之听会，三穴共与翳风相配合，以泻胆经、通经络、清分热、开耳窍。《百症赋》说："耳聋气闭，全凭听会翳风。"此四穴为治聋要穴。太冲为足厥阴肝经原穴，泻此穴能直泻亢奋的肝阳而清头目；行间为肝经荥火穴，具有清肝泻火、除热凉血、疏经活络之能。丘墟为足少阳胆经原穴，具有疏利肝胆、清热泻火之功；中渚为手少阳三焦经五输穴之输穴，属木，有清热通络、开窍益聪之功。诸穴共奏清肝泄热、通络开窍之功。

二诊（2014 年 5 月 26 日）：听力下降较前好转，双耳稍痒，末次月经 5 月 21 日。舌质红，苔白，脉弦。加马勃 4g，黄连 10g，继服 7 剂。

三诊（2015 年 6 月 9 日）：听力好转，耳痒止，大声对其说

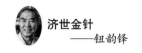

话久时自觉耳痛，近日眠差梦多。

方药：

龙胆 10g　　　青连翘 15g　　金银花 30g　　蒲公英 20g

土茯苓 30g　　马齿苋 30g　　净蝉蜕 10g　　广木香 6g

茯神木 30g　　朱远志 10g　　炒酸枣仁 30g　生黄芪 10g

台党参 10g　　京芍药 15g　　生龙齿 30g　　苦桔梗 6g

炙甘草 6g　　羚羊角粉^(代)1.2g

水煎服，7 剂。

四诊（2015 年 6 月 18 日）：听力正常，耳痒耳痛好转，睡眠改善，后背毛囊炎减轻，末次月经 6 月 16 日，经行 5 天。继续治疗后背毛囊炎。

方药：

全紫草 20g　　白花蛇舌草 30g　龙胆 10g　　桑白皮 15g

地骨皮 20g　　生大黄 10g　　川黄连 10g　　酒黄芩 10g

金银花 15g　　青连翘 15g　　净蝉蜕 0g　　薄荷叶 10g

茜草根 10g　　紫花地丁 20g　　土茯苓 30g　　青黛粉 10g

马齿苋 30g

水煎服，7 剂。

按语：

1.突发性聋指突然发生的感音神经性听力损失，是耳鼻喉科的常见病和多发病，也是耳科的一项急症。患者通常在短时间内听力下降至最低点，可伴有耳鸣、眩晕及耳闷胀感。突发性耳聋的致病原因较多，发病机制和病理改变目前尚未有一致的认识。一般认为，本病病因与内耳供血障碍/病毒感染有关。西医的治疗方法主要以改善局部血液循环、营养神经、改善神经阻滞和抗焦虑为主，往往不能取得满意的疗效。中医治疗耳鸣耳聋，以经络辨证和脏腑辨证为主，采用针药相结合，在临床上收到了满意的疗效。

2. 此病中医称之为"暴聋"，多从"火""瘀"论治。"火"即肝火，中医素有肝火上扰清窍则暴聋的说法。肝为刚脏，主疏泄，其性升发，疏泄适度，则清阳得升，耳窍得养。若升发太过，肝气上逆，冲犯两耳，可致暴聋；肝失疏泄，气机不畅，三焦水道不通，水液停聚，随肝胆上扰耳窍，或是肝失疏泄，不能调配气血，瘀血阻于耳窍，则耳窍难以听声音，若暴怒伤肝，肝气郁结，厥气上逆阻滞耳窍致厥聋。肝胆互为表里，经脉相互络属。胆足少阳之脉，其支者从耳后入耳中出走耳前。若肝胆失调，邪滞胆经，少阳经气不舒，经脉痞塞则耳胀耳闭，影响听觉；或是肝胆偏胜，为风热所遏，胆经有热，上逆于耳而为病。暴聋突发，实则为火热上扰，气血瘀滞，耳窍失于濡养所致。"瘀"可为肝火上扰之果，亦为暴聋重症之因。现代医学对突聋的研究表明，突聋与耳蜗循环障碍、内淋巴积水及病毒感染等相关，尤以耳蜗循环障碍为主，此与中医学的"瘀"不谋而合。该患性情急躁易怒，长久可导致肝气郁结，郁而化火，上犯耳窍，形成肝火上炎之证，故听觉失灵，突发耳聋。临床以疏肝泻火、活血通窍为治疗大法，疗效显著。该患者除了使用清肝泻火之龙胆、板蓝根、大青叶、羚羊角粉（代）等，方中还用赤芍、牡丹皮、白茅根等，活血以防肝火上扰而成瘀。临床上常用的通窍药有蝉蜕、菖蒲、路路通、通草等，以使窍道通利，耳聋复聪。

3. 诸多医家均认为，各种病因最终会发展为血瘀耳窍，文献研究中发现，突发性耳聋各证型往往相互夹杂或转化；其中与血瘀关系最为密切，血瘀是突聋发病的病理基础，因此，无论气滞血瘀、痰瘀互结，还是血虚血瘀、气虚血瘀，最终均会导致气血凝滞，耳窍脉络不通，耳窍失用而发生暴聋。血瘀耳窍是暴聋发生的中心环节，而且贯穿于暴聋的始终。因此治疗上，在辨证施治的基础上应酌加活血化瘀通窍之品。从现代医学的角度看，突发性耳聋与内耳血循环障碍相关，其论点与传统中医血瘀理论有

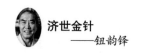

一定的相关性，有学者对突发性耳聋患者的血液流变学进行研究，也论证了血瘀观点。

4.《内经》有关耳聋的治疗主要体现在针刺方面。其取穴方法有耳周取穴和选经取穴，并采用了试针法。如《灵枢 厥病》：耳聋无闻，取耳中。耳中即听宫穴，是治疗耳聋的要穴。

九、关于闭经的案例分析与探讨

孟进兵

[作者简介]孟进兵，主治医师，男，生于1982年。2006年毕业于北京中医药大学中医学专业。师从京城针灸名家钮韵铎教授，传承金针技艺及处方用药之法，是金针大师王乐亭及毫发金针胡荫培的再传弟子。临床注重"针药结合""治养结合"，擅长结合患者体质及病症特点，运用中医综合疗法，治疗内科、妇科、皮肤科等病症，以及心理疾病。2013年参与北京市"京城针灸名家学术思想脉络研究课题"，2014年协助整理《金针再传·跟师王乐亭临证随笔及经验选穴》。

月经病是妇科常见的多发病，主要指月经的周期、经期和经量发生异常，以及伴随月经周期出现明显不适症状的疾病。其主要机制是脏腑功能失调，气血不和，导致冲任二脉受损。病因主要为外感邪气、情志内伤、房劳多产、饮食不节等。其中，闭经作为妇科多发病和常见病之一，严重影响着很多女性的身心健康。

（一）医案介绍

陈某，女，30岁，已婚。初诊时间：2014年5月9日。

主诉：闭经 3 个月。

现病史：患者既往月经周期 28 ～ 30 天，于 2012 年顺产一名男婴，产后出现月经后错，近一年来月经后错 1 个月左右。末次月经 2014 年 2 月 5 日，至今已有 3 个月没来，故前来就诊。否认怀孕可能，早早孕试纸检测阴性（自测）。

刻下症：患者面色偏红，体形略胖，平素急躁易怒，偶有头痛及小腹胀痛不适，睡眠不实，梦多，纳食可，喜食辛辣之物，二便调。舌质微红，舌苔白，脉弦涩。

既往史：既往体健，否认传染病史，否认家族遗传病史。

辨证：肝郁气滞，血瘀经闭。

立法：活血化瘀，理气通经。

方药：

全当归 15g	酒川芎 20g	赤芍药 15g	泽兰叶 15g
益母草 30g	桃仁泥 15g	草红花 15g	广木香 6g
醋香附 10g	怀牛膝 10g	西红花 1g兑	

7 剂，水煎服，每日 1 剂，早晚分服。其中西红花嚼极细，药液送服。

二诊（5 月 16 日）：患者一周后复诊，自述服药 3 天后来月经，行经 5 天，经量可，无痛经，余无不适，对调理效果相当满意。因其同时存在脱发困扰，故遵循其意愿针对脱发调理。并嘱其下次月经来临前，继调月经，以期巩固疗效。

（二）讨论

1. 中医对闭经的记载，最早见于《内经》，称之为"女子不月""月事不来"。《金匮要略》称为"经水断绝"。本病病因复杂，主要分为功能性闭经和器质性闭经两类。功能性闭经多与精神因素及脏腑功能失调有关，中药及针灸疗效较好；器质性闭经多因遗传、先天发育不良、生殖系统病症等导致，调理效果相对

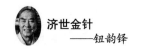
欠佳。另外早期妊娠的症状表现与闭经有相似之处，一定要注意认真鉴别。

2. 分清虚实、辨证施治。闭经的发病机制主要是冲任气血失调，总体可以分为虚实两类，虚者治应补益肝肾、健脾益气、滋阴养血等；实者应行气活血、温通经脉、清热化瘀等。《景岳全书·妇人规》中将闭经的病机分为血枯与血隔两类，"血枯之与血隔，本自不同，盖隔者，阻隔也；枯者，枯竭也。阻隔者，因邪之阻滞，血有所逆也；枯竭者，因冲任之亏败，源断其流也"。临床治疗中应以辨证施治为纲领，分清寒热虚实，不可一见闭经即用大量活血化瘀之品。

3. 闭经与心脾关系密切。《素问·阴阳别论》讲："二阳之病发心脾，有不得隐曲，女子不月。"指出闭经的发生与脾胃功能和精神情志有关系。"二阳"指阳明，为胃与大肠二经。隐曲指难以言说之事情。所愿不遂及肠胃受损，都会伤及心脾，心失所主、脾失健运，而致气机滞涩不通，气血生化乏源，发为闭经。

4. 治疗宜针药结合。中药以活血化瘀、理气通经；针刺以理气血、调冲任、通经络。该患者虽只采用了中药治疗，但因为辨证准确，用药合理，仍然取得了良好的效果。本方当归以养血为主，川芎以行气为要，二者相伍，气血兼顾，有养血调经、行气活血、散瘀止痛之功。桃仁破瘀力强，红花活血行血力胜，二者相伍，活血通经、祛瘀止痛的力量增强。赤芍、泽兰、益母草均可活血、化瘀、通经。"气滞则血瘀，气行则血行"，香附、木香可疏理气机，气机通畅则血行通畅，从而能够起到调血调经之作用。牛膝活血通经，并可引药下行。西红花为活血化瘀调经之上品。诸药配伍，共奏活血化瘀、理气痛经之功。

5. 治养结合、预防为先。为预防闭经的发生，平时应注意以下几个方面：①保持心情舒畅，避免过怒和多思多虑等不良情绪的影响；②忌吃过于寒凉及辛辣油腻食物；③养成早睡早起的习惯；④注意劳逸结合，适度加强体育锻炼，以强健体质；⑤注意经期卫生，经期不宜劳累或者触冒严寒酷暑，避免房劳过度，导致肾精虚损；⑥如果出现经量少、经期错后的情况，应及时治疗，否则就容易发展成为闭经。

十、钮韵铎教授针药结合治疗痹证经验

曾瀚琳

[**作者简介**] 曾瀚琳医师，男，生于 1982 年，2008 年毕业于湖北咸宁医学院。师承"金针世家"钮韵铎教授，系统学习金针流派学术经验，针、药、按摩相结合，主攻中医骨伤科相关病症。

痹，从造字上来说，从"疒"旁，"畀"可解释为蒸架；从发音上来说，痹同"闭"音，有闭塞不通之意。痹证，就是使人肢体经络闭塞不通，气血运行不畅，从而疼痛难忍、活动受限，犹如被固定的蒸架一般，患者只有喘息之力，严重时甚至丧失劳动能力。西医学中的风湿性关节炎、类风湿关节炎、强直性脊柱炎、增生性骨关节炎、痛风等，当出现痹证之临床表现时，均可以中医针药结合之法辨证施治。

痹证是肢体经络病，从痹证的成因来说，外感风寒湿邪、阻滞经络是主要原因，疼痛是最大的特征，病机的本质即所谓"不通则痛"。又因人体质不同、正气是否充足、感受邪气不同等，而见外感病邪或留滞于肌表关节局部，或游走于关节筋脉各处，或深入脏腑，或郁而化热，因而有阴阳、表里、虚实、寒热之不同辨证方法。《素问·痹论》中说："风、寒、湿三气杂至，合而为痹。其风气胜者为行痹，寒气胜者为痛痹，湿气胜者为着痹

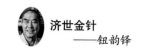

也。"故可分为以风邪偏胜的行痹；以寒邪偏胜的痛痹；以湿邪偏胜的着痹。另有，以热邪偏胜的热痹；痹证日久，邪聚津以为痰、聚血以为瘀，形成痰瘀阻滞的有形之痹；以及痹证耗损人正气已久，以致肝肾不足、筋脉失养引起的顽痹等。其中，现代西医之痛风，中医文献中早有提及，中医亦称为痛风，又名白虎历节、历节风，因疼痛剧烈，痛有定处，入夜尤甚，故多认为属痛痹。朱震亨《格致余论·痛风》中提到："彼病风者，大率因血受热，已自沸腾，其后或涉水，或立湿地，或偏取凉，或卧湿地，寒凉外搏，热血得寒，污浊凝涩，所以作痛，夜则痛甚，行于阴也。"这种疾病成因与发展的认知和现代西医学对痛风的认识相近，指导了我们用中医辨证论治痛风的观念。

总而言之，不管何种痹证，其发生都与体质因素、气候条件、生活环境、饮食习惯密切相关。平时应加强体育锻炼、增强体质、劳作有节，在气候变化时注意自我防护，注意防风、防寒、防潮，避免工作生活在寒冷潮湿的环境中。汗出后避免受风、贪凉、沐浴冷水。一旦患病，应保持心情愉快，急性期充分休息，缓解期在身体允许的范围内尽量多康复活动，积极治疗，避免因病致残。另外对于有痛风家族史、血尿酸高的人群，平素应避免食用高嘌呤食物，清淡饮食，不饮酒。

（一）病案介绍

病例1：张某，女，62岁。初诊日期：2014年12月3日。
主诉：双下肢疼痛50余年，加重半个月。
现病史：患者自幼双下肢发育不对称，无法进行体育运动。17岁时下乡至云南，居住在阴冷潮湿之地，长年重体力劳动，导致病情加重。下乡期间在田间劳作时不慎跌仆摔伤右膝致骨折，但因医疗条件所限，治疗不及时，导致右下肢骨折愈合不良、膝关节僵硬变形、下肢轴线偏离，现每逢阴雨寒冷天气则双下肢疼痛更甚。

既往史：双膝骨关节炎 40 余年，右下肢骨折史。

现症：双下肢疼痛，以双膝部为重，入夜尤甚。下肢活动受限，膝关节僵硬变形，不能久行，负重不能。面容痛苦、情绪不佳易怒，夜寐不安，纳少，二便如常。

舌脉：舌质淡紫，苔白，脉沉细。

辨证：寒邪兼夹风湿留滞经脉，陈瘀闭阻经络，气血流转不畅，日久肝郁气滞，枢机不利。

治法：散寒通络，祛风除湿，化瘀止痛，疏肝解郁，活血理气。

方药：

炙黄芪 30g	嫩桂枝 10g	杭白芍 15g	全当归 30g
酒川芎 30g	北防风 10g	炙乳香 8g	炙没药 8g
鸡血藤 30g	金银藤 30g	草红花 10g	怀牛膝 10g
炙水蛭 3g	穿山甲 (代) 4g	三七粉 3g (兑)	

水煎服，7 剂，每日 2 次。

针刺：隔日一次针灸，血海、梁丘、曲泉、膝阳关、犊鼻、内外膝眼、阴陵泉、阳陵泉、足三里。

2014 年 12 月 10 日二诊，患者自诉夜间疼痛略有缓解，但因长期病痛所累，故情绪仍不佳易怒，夜寐不安。舌质淡红苔白，脉沉。

方药：

北柴胡 10g	嫩桂枝 10g	炙黄芪 30g	杭白芍 20g
全当归 30g	草红花 10g	酒川芎 30g	北防风 10g
炙乳香 8g	炙没药 8g	怀牛膝 10g	鸡血藤 30g
青枫藤 30g	海枫藤 30g	夜交藤 30g	金银藤 30g
穿山甲 (代) 4g	广郁金 10g	川楝子 10g	三七粉 3g (兑)

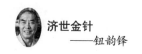

水煎服，7剂，每日2次。

针刺：隔日一次针灸。秩边、环跳、承扶、殷门、风市、委中、承山、阳陵泉、悬钟、昆仑、涌泉。

患者自二诊后，下肢疼痛逐渐好转，情绪及睡眠渐安。按照隔日一次针灸的频率，用以上一诊、二诊之针药结合处方为基础，辨证加减，当年冬天，疼痛症状较前大为减轻。

病例2：陈某，女，55岁。初诊日期：2014年9月10日。

主诉：类风湿关节炎十余年，手脚麻凉、周身关节疼痛。

现病史：患者长年务农，劳累过度，汗出后及冬日时常手沾冷水。十余年前患类风湿关节炎后，双手关节晨僵、疼痛明显，近2年累及周身关节持续酸楚疼痛，自觉手指及足趾麻凉。

既往史：类风湿关节炎史十余年。

现症：周身关节酸楚疼痛，自觉双手手指、双足足趾麻凉甚，双手关节晨僵、疼痛明显，畏寒喜暖、手足不温，纳少，乏力，语细声低，精神不振，小便可，大便2日一行，睡眠不佳。

舌脉：舌淡红，苔白，脉细。

辨证：风寒湿邪闭阻经络，气血流转不畅，病久损耗气血，正气不足。

治法：祛风除湿，散寒止痛，补气养血，活血通络。

方药：

炙黄芪30g	嫩桂枝10g	杭白芍15g	全当归30g
酒川芎30g	北防风10g	炙乳香8g	炙没药8g
草红花10g	嫩桑枝10g	川羌活10g	片姜黄10g
怀牛膝10g	青枫藤30g	海枫藤30g	鸡血藤30g
首乌藤30g	金银藤30g	穿山甲(代)4g	千年健15g
追地风15g			

水煎服，7剂，每日2次。

针刺：隔日一次针灸，每周一次火针，火针均选择上下肢阳经。曲池、内关、合谷、阳陵泉、足三里、三阴交、八风、八邪。

病例 3：刘某，女，25 岁。初诊日期：2013 年 8 月 7 日。

主诉：高举重物后致右肩疼痛、活动受限 1 个月。

现病史：患者 1 个月前高举重物、用力不当，当时致右肩疼痛、活动受限，后经热熨、外用止痛药膏后仍疼痛持续，外院检查后诊断为"右肩袖损伤"。

既往史：右肩袖损伤史 1 个月。

现症：右肩疼痛不适，上举及外展活动受限，肩臂乏力，纳可，二便调，眠安。

舌脉：舌微红，苔白，脉细滑。

辨证：外伤后瘀阻筋脉，气血不畅。

治法：活血化瘀，通络止痛。

方药：

柴葛根 15g	炙黄芪 20g	全当归 15g	台党参 15g
杭白芍 20g	嫩桂枝 10g	霜桑叶 15g	嫩桑枝 15g
川羌活 10g	片姜黄 15g	草红花 10g	桃仁泥 10g
炙乳香 8g	炙没药 8g	鸡血藤 30g	青枫藤 30g
海枫藤 30g	夜交藤 30g	三七粉 3g$^{(兑)}$	

水煎服，7 剂，每日 2 次。

针刺：隔日一次针灸。风池、肩井、肩髃、肩髎、肩贞、腋缝、臂臑、手五里、曲池、手三里、外关、合谷、中渚。

（二）讨论与体会

1."温通法"火针的运用 遵钮韵铎师教导，对于痹症尤其是痛痹，以"寒者热之"的原则，对因寒邪致病的痛痹运用温通法，有针对性地选用火针治疗，收效良好。在火针的操作中，最重要的是部位的选择及施针者的手法：首先选择患者麻凉疼痛显

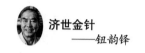
著部位的阳面，注意施针时避开大血管及神经，尽量不在阴面施针，因为阴面血管丰富，容易引起出血；其次，施针者手法应稳、准、快，在充分暴露施针部位并消毒后，施针者左手持火焰，右手持火针针柄，靠近患者，以火焰外焰烧灼针尖至通红，看准位置，迅速翻腕，趁针尖通红时刺入皮下组织，不可触及骨质，即刻敏捷拔出，一般进针时间为 0.5～1 秒，并在出针后用干棉球按压针孔，减少出血及不适。在火针使用过程中，亦要避免火针过度烧灼而引起针柄过烫和针体弯曲。因火针较为疼痛，患者容易心生恐惧，故在施针之前应充分解释、安抚，避免患者过度紧张而产生晕针。施针后当日 12 小时内不应洗澡沾水，注意局部清洁，避免感染。

2. 针传感应的运用　对于痹症之机制，"通则不痛，通则不痛"。对于外邪阻滞肢体经脉而造成的气血闭塞不通，通过针刺来疏导经气效果甚佳，且寻找针传感应尤为重要。钮韵铎老师常教导："如果施针时没有酸麻胀痛之针传感应，效果将大打折扣。"

在寻找针传感应中，第一，须注意进针位置、针尖方向，进针深度要准确，犹如蒙眼探井取物，位置及方向找不准或深浅把握不当，都寻找不到相应的针感。例如腋下的极泉穴，对肩臂疼痛麻木效果良好，针刺须用雀啄法，让针感向指尖方向传导，但不熟悉者成功率往往不高，钮韵铎老师所教授之极泉穴部位与教科书所示并不完全相同，并非腋窝正中，而是在肩臂垂直外展时，腋窝正中靠外上的部位，进针 0.5～1 寸后以雀啄法轻巧寻找针感，如果未能第一时间找到针感，应灵活变换针尖方向。针感达到后，患者立即"啊"声回应，自诉针感达到指尖，此时应迅速起针，不留针。再如环跳穴，老师常道，环跳一穴可向不同方向感应，一可去会阴，二可去足尖，全凭施针者手法，所针对症状各不相同，必须在反复实践中琢磨。

第二，须注意捻转方向，进针后用捻转补泻法。简而言之，因痹症乃气血闭塞不通，多有经络气血不足，故常用补法。施针者右手持针，针刺患者右手阳经时，大指向前捻转为补，右手阳经之捻转方向与左下肢阳经相同；而针刺患者左手阳经时，大指向后捻转为补，左手阳经之捻转方向与右下肢阳经相同。其余阴经对应阳经方向相反。

3. 针药结合，疗效 1+1 大于 2 对于痹症而言，致病内外因甚多，疼痛部位不同，所选用针法系统、统一，应循症加减、循部位加减、循经加减。针灸除可直接疏导气血经络，使经络通则不痛之外，使用汤药通过辨证论治结合治疗，才能从根本上解决问题。正所谓钮韵铎老师经常教导之"针药结合，疗效 1+1 大于2"。老师施药灵活、随症加减，在"通则不痛，痛则不通""治风先治血，血行风自灭"的原则指导下，重视补气血、活血通络，选用补气养血活血药，并依痹症表现部位不同而加以不同的引经药，比如上肢疼痛选用桑叶、桑枝、羌活、片姜黄；下肢疼痛选用牛膝、独活、千年健、追地风；腰背疼痛选用川续断、杜仲、桑寄生、狗脊、牛膝；筋脉不舒选用藤类药，如鸡血藤、海枫藤、青枫藤、首乌藤、金银花藤等；外伤瘀血阻络选用桃仁、红花、三七粉、水蛭、地龙等；痹症日久顽固选用穿山甲（代）或蛇类；更有病久情绪郁闷不佳，肝郁气滞明显，故选用柴胡、郁金、川楝子疏肝理气止痛。

十一、卵巢萎缩（闭经）的治疗

杨 坤

[作者简介]杨坤，男，主治医师。生于1982年，2006年毕业于北京中医药大学。师从"金针世家"钮韵铎教授，跟诊学习多年，深受钮老的针灸技艺及处方用药之影响，于2017年成为

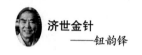
金针门派弟子，继承王乐亭、胡荫培两位金针大师的学术思想。在临床上注重辨证论治，针药结合，运用综合疗法诊治内、妇、儿科疾病，取得一定成绩。

高某，女，45 岁，职员。初诊时间：2015 年 8 月 19 日。

主诉：月经 3 个月未行。

现病史：患者月经 3 个月未行，前来我院就诊。症见面部生小疖肿，唇周较重，小腹发凉，喜暖。末次月经 2015 年 5 月。后因家中有事，生气急躁后，月经 3 个月未行。时有头晕、烦躁。既往月经提前。

刻下：患者末次月经 5 月 15 日。现月经 5 个月未行，否认妊娠，口唇周围生红色小疖肿。易急躁，乳胀，乳痛。小腹寒凉，喜暖。双下肢沉重，未见双下肢水肿，身材微胖，面色灰暗，二便可。

查体：外院查 B 超示左侧卵巢萎缩。

既往史：既往高血压病史。

舌脉：舌质淡红，苔薄白，脉沉细。

西医诊断：卵巢早衰。

中医诊断：闭经。

中医辨证：肝郁血虚、气血两虚、胞宫寒凉。

中医治法：养血疏肝、气血双补、温暖胞宫。

方药：自拟温经汤加减。

阿胶珠 15g	炙甘草 10g	台党参 20g	酒川芎 30g
生白芍 20g	全当归 12g	嫩桂枝 10g	麦冬 15g
法半夏 10g	吴茱萸 10g	炮姜炭 10g	益母草 30g
香附米 10g	小茴香 10g	炒橘核 15g	荔枝核 15g
小青皮 10g	广陈皮 10g	净桃仁 10g	草红花 10g

紫丹参 15g　　　鸡血藤 30g　　　北柴胡 10g　　　广郁金 10g

西红花 1g

水煎服，14 剂，每日 2 次。

针灸治疗：针足三阴经、气海、石门、中极、关元、曲骨、太冲、足三里。

患者针灸、中药治疗两周后，月经未行，前来复诊。急躁，乳胀好转，小腹寒凉自觉好转。但是月经未行，舌质淡红，苔薄白，脉沉细。

二诊：给予中药，自拟气血双补、补宜肝肾、活血化瘀方。

全当归 10g　　　熟地黄 10g　　　京赤芍 15g　　　紫丹参 15g

泽兰叶 15g　　　香附米 10g　　　茺蔚子 20g　　　云茯苓 15g

鸡血藤 20g　　　益母草 30g　　　女贞子 15g　　　墨旱莲 15g

蓬莪术 10g　　　炮姜炭 10g　　　净桃仁 15g　　　草红花 15g

西红花 1g$^{(兑)}$

水煎服，14 剂，每日 2 次。

三诊（9 月 23 日）：患者未见明显不适，但是月经仍未行。试其脉相沉细中隐约有力。继续中药口服，前方加减 14 剂。

四诊（10 月 27 日）：患者述 10 月 18 日月经来潮，行经 8 天，有少量血块。现仍有少量出血。

方药：

煅龙骨 30g　　　煅牡蛎 30g　　　嫩桂枝 10g　　　酒白芍 15g

金樱子 15g　　　芡实米 15g　　　怀山药 20g　　　阿胶珠 15g

蒲黄炭 10g　　　女贞子 15g　　　墨旱莲 15g　　　川续断 15g

枸杞子 15g　　　海螵蛸 15g　　　生甘草 10g　　　淡猪苓 15g

水煎服，7 剂，每日 2 次。

五诊（11 月 4 日）：患者述阴道少量出血，服药 4 天后则无，诊其脉仍沉细无力，偶有腰背酸痛。左手关尺更甚。给予处方，

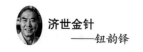
补宜肝肾、滋阴养血，为下次月经打基础。

方药：

生龟甲 15g   菟丝子 15g   制何首乌 15g   怀山药 15g
熟地黄 15g   阿胶珠 15g   全当归 10g   川续断 10g
牡丹皮 15g   枸杞子 15g   女贞子 15g   墨旱莲 15g
肉苁蓉 15g   山茱萸 15g   生鳖甲 10g   杜仲炭 15g
桑寄生 15g

水煎服，7 剂，每日 2 次。

六诊（11 月 11 日）：经前 7 天。给予第一次复诊方剂加减。7 剂口服。后患者未再来复诊。电话随访，其月经 1 月 18 日准时来潮，月经行经 6 天，量可。外院查右侧卵巢萎缩好转。

按语： 此患者既往月经提前，每年较平常女性多来潮 2～3 次。《黄帝内经》曰："六七，三阳脉衰于上，面皆焦，发始白。七七，任脉虚，太冲脉衰少，天癸竭，地道不通，故形坏而无子也。"此患者既往过度月经提前而致气血过度耗伤，又因情志因素而致气血瘀阻，气血不畅，胞宫虚寒。因此导致卵巢早衰，卵巢功能不全而致闭经。对其辨证论治，每次诊治层次有度，循序渐进。首诊，因其素体气血消耗过度，胞宫寒凉，给予金匮温经汤加茴香橘核丸，温暖胞宫、养血通经、理气活血、温暖下元，给予 14 剂中药后，胞宫虚寒见好转，但是其疾病的根本问题没有解决。

第一次复诊，用当归、熟地黄、西红花养血；赤芍、丹参、泽兰、香附、茺蔚子、鸡血藤、益母草、桃仁、红花理气活血通经；女贞子、墨旱莲滋阴补肾；莪术、炮姜炭温暖胞宫、破血逐瘀。复诊两次，都用此方，养血、养阴、活血同用。此后，10 月 18 日月经来潮。

第三次复诊，出现经血不断的现象，用桂枝加龙骨牡蛎汤合二至丸，加金樱子、芡实、山药、阿胶珠、蒲黄炭、川续断、枸杞子、海螵蛸，调阴阳、和营卫、燮理阴阳、交通心肾、滋阴止血、养血补肾，以守其真。服药4天后，阴道出血即止。患者顿时信心倍增。

第四次复诊，由于患者素体阴血大量耗伤，肝肾不足，在月经来潮前大量使用滋阴血、补肝肾的药物，以求经血有所来源。

第五次复诊，月经前再次使用第二次的方药以活血通经，而后月经来潮准时，复查卵巢情况见卵巢萎缩缓解。

在整个治疗过程中运用针灸针刺足三阴经穴，气海、石门、中极、关元、曲骨、足三里。足三阴经穴包括足少阴肾、足太阴脾、足厥阴肝经的穴位，使用补法以补此三脏的气血。加足三里是为善补阴者，以阳中求阴，而且足三里为足阳明胃经的合穴，有补益气血之效，再配以气海、石门、中极、关元、曲骨，有补气通经之效。

卵巢萎缩在中西医妇科中均属于难治之症。但是从此病例中可以发现，只要辨证准确，在不同的月经周期时间中使用不同的方法，是可以使其缓解，甚至预防其早衰现象。中医药在此方面非常有优势。

十二、督脉十三针结合中药治疗抑郁性失眠的体悟

赵元辰

[作者简介]赵元辰，男，生于1988年，中共党员，医师。北京中医药大学针灸推拿学院硕士研究生，中国中医科学院在职博士研究生，现任职于中国中医科学院广安门医院。自2006年起跟随针灸名家钮韵铎教授和钮雪松副主任医师学习针灸技法及

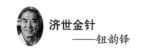

临床用药心得，经多年学习总结，掌握了金针大师王乐亭及毫发金针胡荫培两位老先生的针灸技法，并全面汲取了钮韵铎教授的中医诊疗经验。2010年起跟随研究生导师——中国中医科学院广安门医院副院长花宝金教授学习中西医结合肿瘤学，从事中西医结合肿瘤方向相关临床及科研工作，期间参与了2项国家自然科学基金项目，并全面学习总结了临床中医药治疗恶性肿瘤的经验。2013年起任职于中国中医科学院广安门医院，目前作为住院医师于临床各科室病房管理患者，从事中医内科临床诊疗工作。目前已在国家核心期刊以第一作者署名发表4篇文章，以共同第一作者署名发表SCI文章3篇。擅长针药结合治疗各种中医内科病症、中医药治疗中晚期恶性肿瘤、放化疗后并发症等。

　　"督脉十三针"是我国著名金针大师王乐亭所创，原为王老治疗中风的"中风十三治"当中一治，亦为其治疗瘫痪的"治瘫十一法"当中的一法，使用身背正中督脉上的十三个穴位，以循经取穴为特征，从而达到疏通督脉、补益脑髓的功效，应用甚广，疗效显著。本人跟随王老弟子钮韵铎先生行医过程中，发现针刺"督脉十三针"并结合中药治疗抑郁性失眠也有较满意的疗效，现将体会介绍如下。

（一）督脉十三针用于治疗情志病的理论依据

　　"督脉十三针"取穴于督脉，从上至下依次为：百会、风府、大椎、陶道、身柱、神道、至阳、筋缩、脊中、悬枢、命门、腰阳关、长强。配穴从百会至筋缩，以通督镇痉为法，从脊中至长强，以培元补肾为法，总体上则有疏通督脉、补益脑髓、调和阴阳、镇定安神的功效，临床上主治中风偏瘫、癫痫、腰背痛、脑和脊髓损伤所致瘫痪、失眠等证。

　　督脉乃"阳脉之海"，手、足三阳经均交会于此，故督脉有着调节全身阳气的作用。《素问·骨空论》中提到督脉"上额交巅，上入络脑"，表示督脉通于脑，脑亦为诸阳之首，所以督脉与脑关系密切。《黄帝内经》中又提及督脉"上贯心"，而心是五脏六腑之大主，精神之所舍，可见督脉起到贯通心脑、统领神明的作用。若督脉经气逆乱，则可"气血凝滞脑络"而生多种情志疾患。所以针刺"督脉十三针"可达到疏通督脉经气、通髓达脑的效果，可用于治疗情志病。

（二）抑郁性失眠的中医治疗思路

抑郁性失眠是伴发于抑郁症的躯体症状，主要特点为快速眼动相（REM）睡眠潜伏期缩短、早醒、深睡眠及REM睡眠量减少、醒后难以再次入睡、每晚睡眠时间明显减少，失眠的严重程度通常与抑郁症严重程度有直接关系。文献指出，失眠是抑郁症常见的临床表现，其中早醒、睡眠感缺乏是抑郁症的特征性症状。有研究估计，抑郁症中70%的女性以及80%的男性患者存在入睡和（或）维持睡眠困难或早醒。同时治疗抑郁症和失眠是此疾病目前的主要治疗手段，药物主要以单胺氧化酶抑制剂（MAOI）为主。中医治疗方面目前尚无特定治疗方案，有研究表明，给予确诊为抑郁性失眠的女性患者服用以四物汤合归脾汤加减的中药汤剂能使该病的治疗有效率和治愈率提高。

抑郁证属于中医郁证范畴，是以抑郁善忧、情绪不宁、胸胁及脘腹胀闷疼痛或易怒善哭为主症的疾病，多由情志不舒，气机郁滞，思虑伤脾所致。《丹溪心法》中"气血冲和，百病不生，一有怫郁，诸病生矣"的论述则更能说明情志的抑郁会引发出更多机体疾病。中医认为失眠的病机中也有因思虑过度、损伤心脾、心神失养、情志抑郁不舒造成的，二者病机的相同之处也说明二者关系之密切，所以情志的长期抑郁可以最终导致失眠。因此，治疗抑郁性失眠归根结底还是要条畅情志、镇静安神，因此

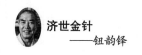
针刺"督脉十三针"结合中药治疗不失为一种很好的方法。

（三）临床应用

1. 辨证分型 综合门诊所见的患者，按中医辨证论治大致可分为 4 型。

（1）肝郁化火型：心烦不能眠，胸胁苦满，急躁易怒，口干苦，目赤，大便秘结，小便色黄，舌红，苔黄，脉弦数。

（2）心脾两虚型：眠中易醒，多梦，心悸，健忘，头晕目眩，神疲乏力，大便或稀溏，舌淡，苔薄白，脉沉细。

（3）心胆气虚型：心悸胆怯，夜不能寐，善惊多恐，舌淡，苔薄白，脉弦细。

（4）阴虚火旺型：虚烦少寐，烦躁易怒，哭笑无常，五心烦热，舌红少津，苔薄，脉弦细数。

2. 治疗方法

（1）针灸处方：所有患者均针刺"督脉十三针"，肝郁化火型加合谷、太冲，用泻法，以镇静安神、疏肝清热；心脾两虚型加神门、三阴交，用补法，以补益心脾；心胆气虚型加通里、阳陵泉，平补平泻，以安神定志、养心壮胆；阴虚火旺型加太溪、太冲，太溪以滋阴降火，泻太冲以安神宁心。每周针刺 3～4 次。

操作方法：采用 0.35 mm×40 mm 的毫针，针刺"督脉十三针"时应从百会至长强，从上至下针刺，针刺后采用捻转补法使其得气，而后留针 30 分钟。特别应注意针刺时手法宜轻，则更能达到安神定志之功效。

（2）中药处方

肝郁化火型：以柴胡疏肝散合酸枣仁汤及白头翁汤为主，加远志、菖蒲、龙胆、羚羊角粉（代）等，以疏肝解郁安神，除肝胆之热。

心脾两虚型：以归脾汤为主，加菖蒲、浮小麦等，以健脾养心、养血解郁。

心胆气虚型：以温胆汤合半夏秫米汤为主，加远志、柏子仁等，以补益心气、温胆和胃安神。

阴虚火旺型：以升降散合酸枣仁汤为主，加黄柏、栀子、水牛角粉（代）等，以清热降火、养阴安神。

依据患者情况，每隔 1～2 周调整一次处方。

3. 治疗效果 在门诊治疗中，往往在经过前两周治疗后患者会自觉明显好转，夜间睡眠时间明显延长，睡眠质量也有很好改善。情志方面的恢复则较慢，一般 1 个月左右会好转很多，自觉情绪压抑程度好转，烦躁易怒症状减轻。同时在治疗过程中我们也一再对患者强调，此病的疗效好坏与患者本人自我的情志调节密不可分，在治疗期间尽可能多休息、多运动，避免情志上的再度刺激，并且一定要坚持治疗，不轻言放弃。虽然最终治愈的患者是少数，但是好转者却是多数，如果能坚持治疗，其效果自然会更好。

（四）典型案例

患者，男，55 岁，2010 年 10 月 15 日初诊。

主诉失眠 2 个月余，伴情志抑郁半年。患者半年前因家庭问题导致心情抑郁，现整日自觉苦闷、疲倦，时而烦躁易怒，胁肋部胀闷不适，在多家西医医院被诊断为抑郁症，但未服用西药抗抑郁治疗。

症见：体型消瘦，神疲乏力，胸胁苦满，情志不畅，入睡困难，纳食一般，大便质干，小便可，舌质淡红，苔白厚，脉弦。

西医诊断为抑郁性失眠；中医诊断为失眠，郁证。辨证属肝郁化火型。治以疏肝解郁、养心安神。

中药处方：柴胡疏肝散加减。

北柴胡 15g　　生白芍 20g　　广郁金 20g　　炒枳壳 10g

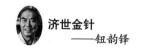
川厚朴 10g	酒川芎 10g	肥知母 10g	生甘草 10g
云茯苓 30g	石菖蒲 15g	全瓜蒌 30g	薤白 10g
牡丹皮 15g	羚羊角粉 1.2g^(代,兑)		

水煎服，14剂，每日2次。

针灸处方："督脉十三针"加合谷、太冲，用泻法，隔日1次。治疗2周后，患者自觉睡眠稍有改善，胸胁苦满症状消失，但情志仍抑郁不舒，遂在上方基础上加龙胆10g，栀子15g，并嘱其坚持针灸治疗，针刺治疗变为每周3次。患者坚持治疗3个月后，症状基本消失。间隔2个月后，因节日劳顿加之病情尚未完全缓解，又出现急躁焦虑症状，再次予上方去瓜蒌、薤白，加白头翁汤（白头翁30g，秦皮15g，黄连10g，黄柏10g）以泻肝胆郁火，并继续每周3次针灸治疗。此后患者症状基本缓解，每隔1个月于门诊处微调中药处方，并坚持针灸治疗，至2011年7月17日最后一次就诊时已基本痊愈。

综上所述，在正确的对症施治和患者坚持治疗的配合下，以针刺"督脉十三针"为主加之中药对症治疗的方法治疗抑郁性失眠，能够取得一定满意的疗效，今后在临床上可以进一步加以总结并推广。

附 录

钮韵铎先生生平年表

1938 年，生于山西省文水县。

1944 年，随母亲离乡，移居北平，投靠经商的父亲。

1957 年，考入伤寒学家陈慎吾创立的北京汇通中医讲习所，接受中医启蒙教育。

1959 年，转入由北京汇通中医讲习所与北京中医进修学校合并组成的"北京中医学校"，在专科一班。

1961 年，于北京中医学校毕业，分配到北京中医医院内科工作。同年，被选为医院第二批"师带徒"中的老专家学术继承人，拜著名内科专家魏舒和为师，计划学习 3 年。

1964 年，因魏舒和先生患癌症住院无法带教，被重新安排到针灸科工作，转拜金针大师王乐亭教授为师。

1965 年，在北京中医医院学委会中负责编辑工作。筹办全市的大型学术报告会，并参与出版《中医临床验案选》《中医学术论文选集》。

1965 年 8 月，与胡益萍女士结婚，成为王乐亭和胡荫培两位金针大师的共同传承人。

1968 年冬，调入医院"综合治瘫小组"并任组长。

1969 年 12 月，治瘫小组治好了第 1 例截瘫患者董某，在社会上引起了很大反响。

1972 年 4 月，与高益民共同主编《外伤性截瘫防治手册》，由人民卫生出版社出版，新华书店发行，字数 10.7 万字，印数 138 000 册。

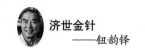
1980 年 2 月，主持的"中西医结合治疗外伤性截瘫"课题荣获北京市科学技术委员会的科技成果二等奖。

1981 年，北京中医医院针灸科担任临床教学工作。

1984 年，中国民间中医医药研究开发协会，任副秘书长、常务理事。

1986 年，成立中医保健研究院，任副院长、医务处长。

1988 年，成立北京市东四中医门诊部，担任法人、负责人。

1988～2002 年，经营中医门诊部 10 余年，取得良好的业绩和信誉。

1994 年，撰写《金针再传》一书，共 36 万字，由科学技术文献出版社出版发行。

1994 年，晋升为中医主任医师。

2003 年，因病退休，不再担任东四中医门诊部法人，退居二线。其女儿继续开办医疗机构，原门诊部迁址更名为"海运仓中医门诊部"。

2004 年 12 月，成立了"北京市东城金针研究学会"，任会长。

2005 年 1 月，成立了北京市东城金针研究学会海运仓中医门诊部，任首席专家。

2006 年 1 月 1 日，北京市东城金针研究学会海运仓中医门诊部被北京市劳动和社会保障局审核批准为"医保定点"医疗机构。

2011 年 11 月，成立北京朝阳国医之家中医医院，任名誉院长。

2011 年 12 月，创立"北京金针学术流派"，任掌门人；同时成立了"北京金针学术流派传承工作室"。

2012 年 12 月，指导其子钮雪松医师主编《金针大师王乐亭》《毫发金针胡荫培》两部学术专著，并由中国中医药出版社出版发行。

2013 年 10 月，经名老中医施小墨先生引荐，收中国台湾的鄢伟伦为徒。

2014 年 3 月，由金针研究学会组织，收青年医师王平、倪国勇、孟进兵为徒。

2014 年 10 月，再度整理编写《金针再传·跟师王乐亭临证随笔及经验选穴》一书，由中国中医药出版社出版发行。

2014 年 11 月，北京市东城金针研究学会召开第三届理事会，经改选，担任学会名誉会长。

2014 年 12 月，由金针研究学会组织，收青年医师曾瀚琳为徒。

2016 年 1 月，被北京朝阳国医之家中医医院聘为名誉院长。

2016 年 5 月，投资拍摄《北京金针》宣传片，申报"金针疗法"为北京市东城区非物质文化遗产项目，担任该项目的代表性传承人。

2017 年 2 月，由金针研究学会组织，收青年医师杨坤为徒。

2017 年 6 月，"金针疗法"正式入选"第五批东城区级非物质文化遗产代表性项目名录"。

2017 年 7 月，荣获北京市第三届"首都国医名师"荣誉称号。

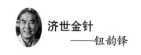
先师魏舒和教授最后一课讲稿——论心痛

《内经》云：论心痛，未有不兼五脏为痛者，独详于心而略于胸腹，举一以例其余也。心为君主，必不受邪，受邪则本经自病，名真心痛，必死不治。然经有云：邪在心则病心痛，喜悲眩仆。此言包络受邪，在府不在藏也。又云：手少阴之脉动则病嗌干心痛，渴而欲饮。此言别络受邪，在络不在经也。其络与府之受邪，皆因怵惕思虑，伤神涸血，是以受邪持虚而分论九种：曰饮、曰食、曰热、曰冷、曰气、曰血、曰悸、曰虫、曰疰。苟不能辨识病形，将何以为治耶？

胃属刚土，列处中焦，为水谷之海，五脏六腑十二经脉皆受气于此。壮者，邪不能干；怯者，著而为病。偏热、偏寒、水停、食积，皆与真气相薄而痛。肝木相乘，而为贼邪，肾寒厥逆为微邪，夹他藏而见证，当与心痛相同。但或泄、或胀、或呕吐、或不能食、或吞酸、或大便难、或泄利面浮而黄。本病与客邪必参杂而见也。胸痛即膈痛，其与心痛对者，心痛在歧骨陷处，胸痛则横满胸间也。其与胃脘痛别者，胃脘在心之下，胸痛在心之上也。经曰：南风生于夏，病在心，腧在胸胁，此以胁属心也。肝虚则胸痛引背胁，肝实则胸痛不能转侧，此又以胸属肝也。夫胸中实肺家之分野，其言心者，以心之脉，从心系却上肺也；其言肝者，以肝之脉贯膈，上注于心肺也。胁痛归从肝治，不知肝固内含胁肋，何以异于心肺，内含膺胁哉？若为肝经，所过而痛，何以异于足少阳，心主所过而痛哉？若谓经脉夹邪而痛，何以异于经脉所过而痛哉？故非察色按脉，细审各经气变，卒不能万举万当也。且左右肝肺气血阴阳，亦有不可尽拘，而临证者可无详察耶？

腹痛分为三部。脐以上痛者，为太阴脾；当脐而痛者，为少阴肾；少腹痛者，为厥阴肝及大小肠、冲、任四经。每部各有五贼之变化，七情之发，六气之苦，五运之邪，至纷至博，苟能辨气血、虚实、内伤、外感而为之调剂，未有不中痛情者矣。

夫心者，君主之官，一身之所听命焉，故五藏失治，此为心痛之病。经中刺治分经理甚明悉，若是金针用药，尤宜详察。肾心痛者，多由阴邪上冲，故善瘈，如从后触真心。胃心痛者，多由停滞，故胸腹胀满。脾心痛者，多当寒逆中焦，故其病甚。肝心痛者，多由木火之郁，病在血分，故色苍苍如死状。肺心痛者，多由上焦不清，病在气分，故动作则痛益甚。若知在气则顺之，在血则行之，郁则开之，滞则通之，火多实则清之散之，寒多虚则温之补之，必随手取效也。凡诸经心痛，心与背相引，心痛彻背，背痛彻心，宜急温其经。诸府心痛，难以俯仰，小腹上冲，卒不知人，呕吐泄泻，其势甚锐，急宜温其府。至藏邪乘心，各真心痛，手足青至节，不可救药者，多宜急温其心包，并注邪别脉。然心痛甚者，脉必伏，以心主脉，不胜其痛，其脉自伏也，切不可因其脉伏神乱赅为心虚，而用地黄、白术补之，盖邪得温药则散，得寒腻药则不散，不可不慎之也。温散之后，方可阴阳平补之。

后世治痛之法，有曰痛无补法者，有曰通则不痛、痛则不通者，有曰痛随利减者。人皆传补，以此为不易之法，凡是痛症，无不执而用之。不知痛而闭者，固可通之，如经云：热结小肠，闭而不通之类是也，痛而泄者，不可通也，如经云：寒客小肠，后泄腹痛之类是也。观王荆公解"痛、利"二字最妙，曰"治实法"云：诸经为寒，痛随利减，后世以利为下也。假令痛在表者，寒也；痛在里者，实也；痛在血与气者，亦实也。故在表者，汗之即愈，在里者，下之即愈，或在气血者，散之行之即愈，岂可以利为下乎？宜作"通"字训则可，此说甚善，得治

447

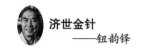
实之法矣。然痛证亦有虚实，治法亦有补泻，其辨之之法，不可不详。凡痛而胀闭者多实，不胀不闭者多虚；痛而拒按多实，可按者为虚；喜寒者多实，爱热者多虚；饱而甚者多实，饥而甚者多虚；脉实气粗者多实，脉虚气少者多虚；新病壮年者多实，越攻越剧者多虚；痛在经者，脉多弦大；痛在藏者，脉多沉微。必兼脉证而察之，则虚实自有明。辨实者可利，虚者亦可利乎？不当利而利之，为害不浅，凡治表虚而痛者，阳不足也，非温经不可；里虚而痛者，阴不足也，非养营不可。上虚而痛者，心脾实伤也，非补中不可；下虚而痛者，脱泄亡阳也，非速救脾肾、温补命门不可。夫以温补而治痛者，非不多也，奈何医者未执"痛不可补气"之说，岂良法哉？

昔年学习资料关乎心痛理论，此编前一段分析心痛、胸痛、胃脘痛、胁痛、腹痛。均有析辨别的一段，心痛，痛无补法。有分解症，临床上有用资料。希望后来学者在旧理论基础上结合现代临床实践，寻求规律，发扬光大祖国医学。能使祖国医学在国际间大放异彩，后来学者努力之。

韵铎同学勉励吧
一九六五年六月十五日　舒和记

[注]该文是先师魏舒和教授住院病危期间用文字给钮韵铎讲的最后一节课的内容。后111天先师因癌症病逝，时间为一九六五年十月四日，当时钮韵铎在通县宋庄医疗队工作，闻讯痛心疾首。